HEYNE <

MARIANNE FALCK

Zuckerfrei von Anfang an

Wie wir unsere Kinder ganz einfach
ohne das süße Gift ernähren können
Für gesunde und ausgeglichene Kinder!

WILHELM HEYNE VERLAG
MÜNCHEN

Sollte diese Publikation Links auf Webseiten Dritter enthalten, so übernehmen wir für deren Inhalte keine Haftung, da wir uns diese nicht zu eigen machen, sondern lediglich auf deren Stand zum Zeitpunkt der Erstveröffentlichung verweisen.

Alle Angaben basieren auf dem aktuellen Wissensstand und wurden von der Autorin sorgfältig überprüft. Dennoch kann keine Garantie auf deren Richtigkeit übernommen werden. Leserinnen und Leser sind aufgefordert, sich im Zweifelsfall von Spezialisten beraten zu lassen und die Fachinformationen der Hersteller zur Kontrolle heranzuziehen. Hinweise auf etwaige Unstimmigkeiten oder Fehler nimmt der Verlag gern entgegen. In diesem Buch sind eingetragene Warenzeichen (geschützte Warennamen) nicht besonders kenntlich gemacht. Es kann also aus dem Fehlen eines entsprechenden Hinweises nicht geschlossen werden, dass es sich um einen freien Warennamen handelt.

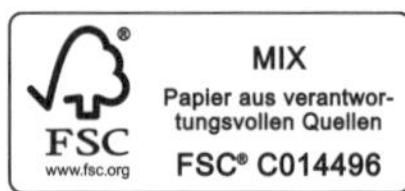

Verlagsgruppe Random House FSC® N001967

Originalausgabe 01/2020

Redaktion: Sabrina Kiefer
Illustrationen: Nadine Roßa
Umschlaggestaltung: Martina Eisele Design, München,
unter Verwendung eines Motivs von:
Plainpicture / Westend61 / HalfPoint
Satz: Satzwerk Huber, Germering
Druck und Bindung: GGP Media GmbH, Pößneck
Printed in Germany
ISBN: 978-3-453-60523-7

www.heyne.de

Für Emil und Amelie

Inhalt

Vorwort

Seit ich Mutter bin, gleicht der Gang durch den Supermarkt einem Risikoparcours: An jeder Ecke lockt die schrille Welt aus Joghurtbechern mit Knusperecken, Milchschnitten, Frosties, Säften, Softdrinks und vielem mehr, durch die wir uns als Familie mit aller Willenskraft durchkämpfen müssen. Stark wie ein Tiger lassen meine Kinder und ich alles, was mit bunten Bildchen, Comichelden und Tierfiguren beworben wird, links liegen. Wir steuern die kleinen Inseln mit den unverarbeiteten Lebensmitteln an. Doch sie sind wirklich klein, sehr klein sogar.

Wir leben in einer krank machenden Umgebung, in der Sie und ich kaum eine Wahl haben. Etwa 600.000 verschiedene Produkte liegen in den Regalen amerikanischer Supermärkte, bei 80 Prozent von ihnen sei Zucker zugesetzt, rechnete einer der bekanntesten Zuckerkritiker Prof. Robert Lustig einmal vor. Für Deutschland wurden bisher keine Daten erhoben, aber der Wert dürfte ähnlich hoch sein.

Eine gesunde Ernährung fällt vielen von uns so schwer, weil wir sie nie gelernt haben. Wie unsere Kinder essen die meisten von uns eben nur das, was sie mögen und was sie kennen. Wie kann sich das ändern, wenn überall die uns seit Jahrzehnten bekannten hochverarbeiteten Lebensmittel in den Regalen stehen? Und wenn diese Produkte mit viel Zucker, Fett, Salz und Zusatzstoffen locken, damit wir sie immer wieder kaufen? Gewöhnen sich bereits Kinder an künstliche Zusatzstoffe, Zucker und Co., ist dies durchaus im Sinne der Lebensmittelproduzenten. Denn je früher der Geschmackssinn irregeleitet und geprägt wird, desto eher greifen sie auch als Erwachsene zur Industrienahrung.

Die Konsequenzen unseres Ernährungssystems sind dramatisch. Denn wer regelmäßig übermäßig viel Zucker konsumiert, wird krank. Zu viel Zucker bringt uns – buchstäblich – um. Und die Lebensmittelindustrie setzt kaum Impulse, um das zu ändern.

Seit einigen Jahren gibt es zwar in Deutschland eine rege gesellschaftliche Debatte rund um den zu hohen Zuckerkonsum und die damit verbundene Fehlernährung, doch eine Besserung ist nicht in Sicht. Im Gegensatz zu anderen Ländern, wie etwa Großbritannien, Belgien, Irland, Portugal oder Frankreich, wo man mit steuerlichen Anreizen Fehlernährung, Fettleibigkeit und Diabetes bekämpft, überlässt die deutsche Politik den Lobbyisten das Spielfeld. Zwar schreiben sich einige Handelsketten und auch Lebensmittelhersteller das Thema Zuckerreduktion auf die Fahne, doch die Umsetzungen sind oft halbherzig, nur einige wenige Produktlinien wurden bis heute reformuliert. Gezuckerte Produkte sind im Lichte neuester Studien zur großen Bedrohung unserer Gesundheit geworden. Das gilt für Kinder ganz besonders.

Selbst gut informierte Verbraucher durchschauen nicht alle Tricks der Lebensmittelindustrie und lassen sich von Werbung blenden – oder von Zutatenlisten. So haben die Verbraucherzentralen in einem Marktcheck 2013 neben dem Begriff »Zucker« 70 weitere Bezeichnungen für süßende Substanzen auf den Lebensmittelverpackungen ausfindig gemacht. Noch immer gibt es viel Widerstand dagegen, Zucker in herzhaften Produkten wegzulassen oder ein generelles, wirksames Werbeverbot für Kinderlebensmittel zu erlassen. Zwar hat sich die Wirtschaft darauf eingelassen, auf freiwilliger Basis bis 2025 Zucker, Fette und Salz in Fertiglebensmitteln zu reduzieren, doch bis dahin werden unnötig viele Kinder und Jugendliche erkranken; etliche davon lebenslang. Freiwillige Selbstverpflichtungen seitens der Industrie hätten zudem noch nie etwas gebracht, monieren unabhängige Gesundheitsexperten. Sogar die Weltgesundheitsorganisation (WHO) übt ziemlich deutliche Kritik. Sie warte gespannt auf Ergebnisse, gerade hinsichtlich der Zuckerreduktion, ließ sie verkünden. Sie kenne keinen Fall, in dem freiwillige Vereinbarungen mit der Industrie wirkten, wenn die Regierung keine Druckmittel einsetze.

Deshalb müssen wir selbst etwas verändern. Wir Mamas, Papas, Großeltern, Tanten, Onkel, Freunde mit unseren kleinen und großen Kindern. Und wissen Sie was? Wir schaffen das – auch Sie!

Dieses Buch ist nämlich *kein* extremes Experiment, bei dem sogar Milch oder Joghurt aufgrund des natürlicherweise enthaltenen Milchzuckers aus dem Warenkorb fliegen. Ich mache mit Ihnen auch keine »Challenge«, denn Ihr Familienalltag ist sicherlich ähnlich wie meiner: Herausforderung genug. Dieses Buch ist ein praktischer Ratgeber für Ihren Weg aus dem Zuckerdschungel. Ich zeige Ihnen, wie Sie Zuckerfallen vermeiden und Werbelügen durchschauen. Ich gebe Ihnen einfache Rezepte mit auf den Weg, damit Ihnen eine langfristige Umstellung auf eine zuckerarme bis zuckerfreie Ernährung so leicht gelingt wie mir. Und ich erkläre Ihnen auch die Hintergründe, zeige auf, wer von dem vielen Zucker profitiert.

Zuckerfrei zu essen, bedeutet neugierig zu sein. Auf eine fantastische (neue) Welt natürlicher Nahrungsmittel. Glücklicherweise bringen Kinder ja von Beginn an eine besonders große Portion Neugier mit. Als Mutter von zwei Kindern möchte ich Ihnen auch mit meinen Erfahrungen Mut machen. Meine Erlebnisse und Tipps sollen Ihnen einen entspannten Gang durch den Zuckerparcours ermöglichen.

Auf zu den zuckerfreien Inseln, auf dass diese bald größer werden!

Viel Spaß beim zuckerfreien Genuss wünscht Ihnen

Ihre
Marianne Falck

Einleitung: Zwei Tage, an denen sich alles änderte

Ich wuchs in einem Land auf, das es nicht mehr gibt. In einem Land, dem es an vielem fehlte, in dem Zucker und Fett aber im Übermaß verzehrt wurden.[1] Das Land, von dem ich rede, war die DDR. Es herrschte Mangelwirtschaft. Weil Devisen für Rohstoffe knapp waren, fälschten Lebensmittelchemiker an Universitäten und volkseigenen Forschungsbetrieben, was das Zeug hielt. Auf Anordnung von oben sollten sie Geschmack und Konsistenz teurer Importe wie Früchte, Nüsse, Kaffee und Kakao aus dem kapitalistischen Ausland kostengünstig nachahmen. Nur merken sollte es natürlich keiner. Der Plan ging nicht ganz auf. Insbesondere funktionierte das nicht mit Kaffee,[2] aber auch nicht mit Kakao, einer der Hauptzutaten für gute Schokolade. So landeten schokoladenähnliche Produkte wie die Schlager-Süßtafel in den Kaufhallen. Der Name Süßtafel – statt Schokolade – erlaubte dem Hersteller den teilweisen oder sogar völligen Verzicht auf Kakaobestandteile. Zucker war dagegen reichlich enthalten. Die Schlager-Süßtafel war zwar allgemein beliebt, nach Schokolade aber schmeckte sie nicht. Für echte Schokolade musste ich auf eines der seltenen Westpakete warten. Meist schickten unsere Freunde aus München eine Packung Bohnenkaffee, ein oder zwei Tafeln Vollmilchschokolade, eine Damenstrumpfhose für meine Mutter und andere Dinge des täglichen Bedarfs, die in der DDR nicht oder nur sehr schwer erhältlich waren.

Wie es sich anfühlte, als Kind in einer Diktatur in Ostberlin aufzuwachsen, weiß ich noch heute. Dieses Gefühl vergeht nicht. Für mich brannten sich zwei Bilder besonders scharf ins Gedächtnis. Fuhr ich mit meinen Eltern in der S-Bahn durch das zwischen Schönhauser Allee und Pankow gelegene Niemandsland, drehten sich die Köpfe fast aller Fahrgäste in Richtung Westberlin. Wir konnten hinter der grauen Mauer mit den scharf gemachten Schäferhunden die andere Seite der Stadt gut erkennen. An der Fensterscheibe drückte ich mir die Nase ganz platt, ich wollte *alles* sehen. Bloß nichts verpassen. Die S-Bahn ratterte stoisch weiter. Und dann ist da noch diese andere Erinnerung: Wir reisten ein-, zweimal im Jahr mit dem Auto zu meinen Großeltern nach Prag und wieder zurück. Mit den tschechischen Grenzern redete nur meine tschechische Mutter, mit den DDR-Grenzern nur mein deutscher Vater. Die Anspannung meiner Eltern beim Grenzübertritt hätte Glas zerspringen lassen können. Keinen Fehler machen. Nicht auffallen. Ich durfte keinen Ton sagen.

Häufig drehten sich die Gespräche an unserem Abendbrottisch um die politische Lage. Meine Eltern besaßen kein rotes SED-Parteibuch. Als Wissenschaftler mussten sie daher berufliche Nachteile in Kauf nehmen. Wer nicht im sogenannten Reisekader war, konnte auch nicht zu wichtigen Konferenzen ins nicht sozialistische Ausland fahren. Um in den Reisekader zu kommen, musste man politisch-ideologisch »zuverlässig« sein. Der Vorgesetzte musste dafür bestätigen, dass der »Kandidat« nach erfülltem Auftrag wieder in die DDR zurückkehren würde. Insbesondere mein Vater, der als Immunologe in der Charité tätig war, hätte sich gerne mit anderen Wissenschaftlern aus westlichen Staaten ausgetauscht. Doch diese Unbedenklichkeitserklärung zum Reisen erhielt er nie. Im Gegenteil. Meine Eltern wurden von der Stasi überwacht.

Über Machtgefälle zwischen Starken und Schwachen, zwischen Großkonzernen und Verbrauchern, berichte ich seit Jahren in meiner Arbeit als Journalistin und Filmemacherin. Sicherlich beeinflusst mich meine Kindheit, das Aufwachsen in einem Unrechtsstaat, bis heute. Auf jeden Fall bewegte mich das Schreiben dieses Buches dazu, wieder zurückzublicken in die 1980er-Jahre, in die Zeit, als ich selbst noch ein Kind war.

Der Alltag in der DDR also war durch Versorgungsprobleme gekennzeichnet. Dies betraf Möbel, Kleidung, Fahrzeuge, Unterhaltungselektronik ebenso wie Lebensmittel. Nein, hungern musste niemand, Schweinefleisch, Kartoffeln und Brot gab es immer. Grundnahrungsmittel waren sehr billig. Das Brötchen, in Berlin liebevoll Schrippe genannt, kostete von Anfang bis Ende der DDR fünf Pfennige. Immer und überall. Dennoch sorgte die Grundversorgung nicht gerade für Begeisterungsstürme bei den DDR-Bürgern. Auch bei mir nicht. Immer wieder mussten meine Eltern und ich mich vor Geschäften in Schlangen anstellen, wenn beliebte Produkte kurzzeitig ins Angebot kamen. Dabei hatte ich es noch gut in Berlin, dem »Schaufenster der Republik«. In der Provinz war die Versorgungslage nämlich deutlich schlechter. Es gab noch weniger, die Schlangen waren noch länger. Im Alter von neun Jahren zog ich mit meinen Eltern ins Umland von Berlin und konnte mich selbst davon überzeugen. In meiner Erinnerung lagen in dem örtlichen Gemüseladen lediglich Zwiebeln, Kohl und Kartoffeln ständig aus. Hörte ich also von einer Nachbarin, dass die begehrten Orangen aus Kuba eingetroffen waren, so rannte ich los. Um mir dann vor dem Geschäft mit dem Einkaufsnetz die Beine in den Bauch zu stehen, so lang war die Schlange. Trotzdem hatten wir immer genug zu essen. Neben Mischbrot und zu viel Fleisch sowie Wurst landeten vor allem frisches Gemüse und Obst aus eigenem Anbau auf unseren Tellern. Das war nicht selbstverständlich, denn Gemüse und Obst waren tatsächlich Mangelware in der DDR. Doch meine Eltern werkelten gerne in unserem Garten. So bin ich mit allem, was wir an heimischen Kräutern, Gemüse und Obst erwirtschaften konnten, groß geworden. Ich weiß, wie viel Spaß und zugleich Arbeit es macht, vier lange Erdbeerbeete im Sommer abzuernten, wie eine frisch aus der Erde gezogene Karotte schmeckt, wie herrlich eine Suppe aus gelben Bohnen duftet, und welche Köstlichkeiten man aus Walnüssen, Äpfeln, Pflaumen und Brombeeren zubereiten kann. Zucker verwendeten wir lediglich zum Backen von Kuchen oder für das feine Gebäck zu Weihnachten, für das Einkochen von Erdbeermarmelade und für Johannisbeersaft. Süßigkeiten gab es selten. Manchmal rührte ich mir in den Ferien eine Kaltschale aus der Packung an oder probierte aus Neugier eine Tütensuppe. Meine Eltern jedoch kauften – abgesehen von wenigen Süßigkeiten – keine industriellen Fertiglebensmittel. Nie. Dann kam der 9. November 1989. Und damit änderte sich plötzlich vieles.

Als wir das erste Mal nach Westberlin fuhren, hatten wir das Begrüßungsgeld in der Tasche und zwei Ziele. Wir wollten den Flughafen in Tegel und den Ku'damm besuchen. Nachdem wir etlichen Flugzeugen beim Starten und Landen zugeschaut hatten (mein Vater wollte früher einmal Pilot werden), ging ich also mit meinen Eltern in den kleinen Supermarkt im Flughafengebäude. Freudestrahlend verließ ich ihn mit Schaumküssen und Gummibärchen in der Hand. Wir fuhren weiter mit unserem Auto Richtung Ku'damm. Irgendwo, mitten in der Stadt, wurden wir aus dem regen Verkehrsstrom gewunken. Warum mein Vater, der am Steuer saß, überhaupt darauf reagierte, weiß ich nicht. Es war ja schließlich nicht die Polizei. Sondern Coca-Cola. Die netten Mitarbeiter des Getränkekonzerns überreichten uns vier Pakete mit Getränkedosen und ein Plakat. Ich fand das damals toll. Coca-Cola! Das schmeckte nach Westen. Nach Amerika. Nach Freiheit.

Wie ich bei der Recherche für dieses Buch feststellte, war das natürlich kein Zufall.

Die Westberliner Dependance von Coca-Cola bewies in diesem historischen Moment ihren Sinn für eine außerordentlich gute Gelegenheit, die Marke noch bekannter zu machen. Der Getränkehersteller schickte bereits einen Tag nach dem Mauerfall mehrere Laster vollgeladen mit Coca-Cola auf die Meile am Kurfürstendamm, zu der die Menschen strömten, um die Grenzöffnung zu feiern und sich »den Westen« anzuschauen.[3]

Die nächsten Wochen schlürfte ich also die zuckrige Brause. Ich trank sie aber nicht einfach zu Hause, sondern nahm die kleinen roten Dosen mit zum Schulsport. Denn dann war ja »Zeit für Coca-Cola«. Genau so wünschte es sich seit Anfang der 1980er-Jahre der Hersteller: »Sport, Freizeit, Lebensfreude und Genuss finden in der Coca-Cola-Werbung zu einem gemeinsamen Nenner.« Diese Botschaft hatte ich selbstverständlich verstanden, konnte sie durch die Mauer aber erst einige Jahre später in die Tat umsetzen. Sport ist gleich Spaß ist gleich Cola. Das konnte sich jedes Kind merken. Und wieder öffnete ich eine Dose.

Meine Eltern und ich testeten in der Folgezeit viele Westprodukte. Das Einkaufen machte wieder Spaß, das Warten vor den Geschäften war Geschichte – so wie die DDR. Meine Eltern, die vorher nie Fertiglebensmittel gekauft hatten, schleppten wöchentlich vom Discounter exotisch schmeckenden Maracuja-Passionsfrucht-Nektar (mit zugesetztem Zucker), Mirácoli-Spaghetti (mit zugesetztem Zucker), Dosenravioli (auch die: mit zugesetztem Zucker) nach Hause.

Rückblickend betrachtet waren meine Eltern als DDR-Bürger und ich als Kind die perfekten Marketingopfer. In der Nachwendezeit klingelten regelmäßig Vertreter an unserer Haustür, im Briefkasten stapelte sich Werbepost. Die große Zeit der Gewinnspiele und Kaffeefahrten brach an. Das interessierte meine Eltern alles nicht. Dagegen waren sie komplett immun, Vertreter wurden weggeschickt, die Reklamebriefchen landeten sofort im Mülleimer. Wir kauften keinen neuen Fernseher und auch kein neues Auto. Im Supermarkt aber, wohin meine Eltern ja gehen *mussten*, um Nahrungsmittel zu besorgen, da lockte und verführte die bunte Warenwelt. Zum Glück brachten sie wenigstens die Fertigmahlzeiten bald nicht mehr nach Hause. Ich glaube sogar, dass ich nicht ganz unschuldig daran war. Ich fand die Dosenravioli einfach ziemlich eklig. Viel lieber kochte ich, wenn ich aus der Schule kam. Die gezuckerten Fruchtjoghurts, Cerealien, Fruchtsäfte und Müsliriegel aber blieben, als vermeintlich gesunder Baustein in einer vollwertigen Ernährung. Es sollte noch etwas dauern, bis ich dem vielen Zucker auf die Schliche kam.

In meiner Jugend und auch als Studentin hatte ich immer wiederkehrende und zum Teil langwierige Atemwegsinfekte. Mich nervten Schnupfen, Husten und Fieber gewaltig. Ich war 24 Jahre alt und lebte inzwischen in München. Dort suchte ich mir einen Allgemeinarzt, der neben schulmedizinischer Basis mit Naturheilverfahren und Akupunktur im Sinne einer ganzheitlichen Sichtweise therapierte. Ich erzählte ihm von meinen Beschwerden. Er fragte, was ich denn so essen würde an einem gewöhnlichen Tag. Eigentlich ernährte ich mich schon damals recht gesund. Dachte ich jedenfalls. Der Arzt nickte vielsagend und forderte mich auf, ein Ernährungsprotokoll anzufertigen – und künftig den Zucker wegzulassen. Keinen Haushaltszucker beim Backen zu verwenden, keinen zugesetzten Zucker in Lebensmitteln, keine Trockenfrüchte, keine Bananen, keine Ananas, keine Trauben, keine Limonaden, keine Säfte. Sechs Wochen lang. Dann drückte er mir zum Abschied noch einen Artikel über den Darm, unser zweites Gehirn, in die Hand. So begann meine Reise zu einer zuckerarmen und zuckerfreien Ernährung. Damals war es gar nicht so einfach, dem vielen Zucker aus dem Weg zu gehen. Schließlich mussten die Lebensmittelhersteller den Zucker in der Nährwertkennzeichnung auf den Verpackungen gar nicht ausweisen. Das ist erst seit Dezember 2016 Pflicht. Und natürlich habe ich auch Anfängerfehler gemacht. So wollte ich unbedingt zuckerfreies Eis essen und landete bei Mangosorbet mit unglaublich viel Fruchtzucker.

Alles in allem fühlte ich mich blendend. Obwohl es mir nie darum ging, Gewicht zu verlieren, purzelten schnell ein, zwei Kilo. Was aber viel wichtiger war: Ich fühlte mich deutlich fitter. Konzentrierter. Die schweren Atemwegsinfekte hatte ich in die Flucht geschlagen. Und ich kam und komme mit weniger Schlaf aus – im Übrigen eine wirklich nützliche Begleiterscheinung für junge Eltern, wie ich finde!

Vor über 15 Jahren also begann meine Reise zu einem Leben mit weniger Zucker. Seit ich Mutter bin, habe ich auf diesem Weg zwei kleine Begleiter. Sie schärfen täglich meinen Blick auf die krank machende Umgebung, in der unsere Kinder aufwachsen. Sie ermutigen mich, Ihnen zu zeigen, wie auch Sie sich den Weg durch den Zuckerdschungel bahnen können.

1. WARUM ES SICH LOHNT, IHR KIND ZUCKERFREI ZU ERNÄHREN

Gefühlt werden wir fast täglich mit neuen Ernährungsweisheiten konfrontiert. Studie x hier, Studie y da. Gerade wir als Eltern sind da oft verunsichert, schließlich wollen wir alle das Beste für unser Kind. Warum also sollten Sie sich auf eine zuckerfreie Lebensweise einlassen? Weil es mehr als ein Trend ist! Anders ausgedrückt: Eigentlich ist das Thema »zuckerfrei« seit Jahrzehnten ein Dauerbrenner am Ernährungshimmel. Denn zuckerfrei bedeutet, sich möglichst naturbelassen zu ernähren. Oder kennen Sie etwa irgendwelche Diäten oder langfristige Ernährungskonzepte, die dazu raten, Zucker zu essen, um gesünder und fitter zu werden? Mir sind jedenfalls noch keine über den Weg gelaufen.

Wir wissen inzwischen aus unzähligen Studien unabhängiger Forscher, dass zu viel Zucker ungesund ist. Doch die (traurige) Wahrheit ist: Unsere Ernährung ist komplett überzuckert. Zugesetzter Zucker steckt eben nicht nur in Süßigkeiten, sondern beispielsweise auch in Gemüse- und Obstkonserven, Milchprodukten, herzhaften Fertiggerichten, Brot und Getränken.

Fangen wir zunächst einmal hiermit an: Die Weltgesundheitsorganisation (WHO) empfiehlt seit 2015, dass wir maximal 10 Prozent (»strong recommendation«), idealerweise aber nur 5 Prozent (»conditional recommendation«) unserer täglichen Kalorienmenge über zugesetzten Zucker zu uns nehmen sollten.[4] Diese 5-Prozent-Empfehlung ist übrigens ein Grenzwert, nicht das Ziel! Seit den 1950er-Jahren legt die Sonderorganisation der Vereinten Nationen Blaupausen für eine gesunde Lebensweise vor, an denen sich die Mitgliedsstaaten orientieren können. Anfang der 2000er-Jahre begann die WHO, eine globale Strategie zur Verringerung der Risikofaktoren für chronische Krankheiten, darunter auch für Adipositas, zu erarbeiten.

Schon 2003 wollte die WHO die international gültige Empfehlung abgeben, nicht mehr als 10 Prozent der täglichen Kalorienzufuhr durch

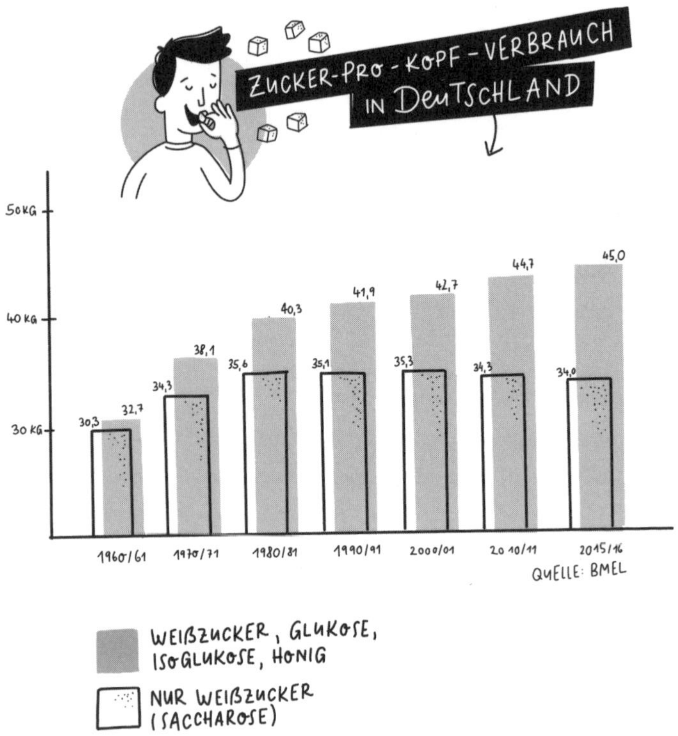

Zucker zu decken. Sie veröffentlichte einen Forschungsbericht, in dem empfohlen wurde, die Aufnahme von »freiem« (zugesetztem) Zucker auf 10 Prozent oder weniger der täglichen Kalorien zu beschränken. Das ging der Industrie, die sich für 25 Prozent (!) als Limit starkmachte, dann doch zu weit. Sie lief Sturm. Die damalige WHO-Chefin Gro Harlem Brundtland erhielt umgehend Post von der Sugar Association, der Interessenvertretung der US-amerikanischen Zuckerindustrie; auch Senatoren hatten den Brief unterzeichnet. Man werde »alle Möglichkeiten ausschöpfen« und drohte offen damit, im Parlament einen Antrag einzubringen, »die künftige Finanzierung der WHO durch die USA in Höhe von 406 Millionen Dollar im Jahr infrage zu stellen«. Mit den Fakten nahm es die Sugar Association allerdings nicht so genau. Es stellte sich nämlich heraus, dass die WHO damals lediglich 177 Millionen Dollar durch die USA als Finanzierungshilfe erhielt. Die obersten Gesundheitshüter gaben dem Druck jedenfalls nach. Als die WHO später (2004) ihre globale Strategie für Ernährung, körperliche Bewegung und Gesundheit veröffentlichte, wurde weder der Forschungsbericht noch die Empfehlung eines 10-Prozent-Zuckerlimits erwähnt.[5] Die Lobby hatte wieder einmal gesiegt, sie konnte weiterhin ihren Profit mehren. Mit jahrelanger Verspätung verkündete die WHO 2015 endlich ihre sehr deutliche Empfehlung, um die Zuckerflut einzudämmen.[6]

Auch nationale Fachgesellschaften haben sich positioniert. Die Deutsche Gesellschaft für Ernährung (DGE), die Deutsche Adipositas-Gesellschaft (DAG) und die Deutsche Diabetes Gesellschaft (DDG) zögerten zunächst; 2018 hielten sie die wissenschaftliche Studienlage für konkrete Obergrenzen ebenfalls für ausreichend.[7] Sie raten dazu, nicht mehr als 10 Prozent des täglichen Kalorienbedarfs in Form von freiem Zucker zu konsumieren. Bei einem Energiebedarf eines Erwachsenen von durchschnittlich 2000 Kilokalorien sind das maximal 50 Gramm zugesetzter Zucker, in welcher Form auch immer – ob als Haushaltszucker oder aber als Saft. Gegenwärtig wird diese Grenze von deutschen Konsumenten im Durchschnitt stark überschritten. Frauen verbrauchen aktuell 40 Prozent mehr, Männer 30 Prozent. Besonders alarmierend: Kinder und Jugendliche nehmen satte 75 Prozent mehr Zucker zu sich als empfohlen. Die deutschen Fachgesellschaften raten allen Altersgruppen, »Zucker generell einzusparen«.

Insbesondere Kinder sollten sich erst gar nicht an eine hohe Zuckerzufuhr und den damit verbundenen Süßgeschmack gewöhnen. Ein Punkt, der mir besonders wichtig scheint. Gerade in jungen Jahren wird der Geschmackssinn geprägt, weshalb ich persönlich das Limit von 10 Prozent zugesetztem Zucker für zu hoch halte. Daher orientiere ich mich mit meinen Kindern an der »maximal 5 Prozent«-Empfehlung der WHO.[8] Es ist das Ideal, das ich anstrebe. Das heißt für Kinder ganz konkret: 12,5 Gramm (bzw. drei Teelöffel) Zucker. Zu Hause bestimmen Sie als Eltern die Spielregeln, und es ist wirklich möglich, den Zucker wegzulassen – ganz entspannt, ohne Verzicht. (Außerhalb der eigenen vier Wände trifft Ihr Kind noch auf genügend gezuckerte Speisen. Doch Sie bilden die zuckerfreie Homebase, die Ihr Kind stark macht.) Das britische Scientific Advisory Committee on Nutrition (SACN) und auch die europäische Gesellschaft für Kinderärzte, die European Society for Paediatric Gastroenterology, Hepatology and Nutrition (ESPGHAN), sehen das genauso. Babys sowie Kleinkinder bis zu zwei Jahren sollten übrigens *gar keinen* zugesetzten Zucker konsumieren. Die Botschaft der Wissenschaftler ist eindeutig: Weniger Zucker verursacht weniger Gesundheitsschäden.

Das geht doch ganz leicht, finden Sie? Ihr Kind verzehrt nur »gesunde Sachen«? Es trinkt lieber Apfelsaft als Cola? Nun ja. Apfelsaft ist, zumindest was den Zucker anbetrifft, nicht gerade besser als Cola. In Apfelsaft steckt sogar genauso viel von dem süßen Stoff wie in der braunen Brause. Schon mit nur einem Glas (250 Milliliter) Apfelsaft oder Cola überschreitet Ihr Kind das täglich empfohlene Limit. Es trinkt etwa 25 Gramm, also sechs kleine Teelöffel Zucker. Der Zusammenhang zwischen dem Konsum von übersüßen Getränken und Übergewicht bzw. Fettsucht ist in Beobachtungsstudien überzeugend belegt. Studienteilnehmer, die täglich mehr als 250 Milliliter eines zuckerhaltigen Getränks zu sich nahmen, hatten ein etwa 1,8-faches Risiko, in den nächsten fünf Jahren an Diabetes zu erkranken, im Vergleich zu denjenigen, die weniger als 250 Milliliter pro Woche tranken.[9] Soll heißen: Ob sich Ihr Kind seinem Kalorienbedarf entsprechend ernährt oder mächtig über die Stränge schlägt, ist egal, wenn der Zucker über süße Getränke im Körper landet. Zuckrige Getränke schaden, täglich konsumiert, extrem.

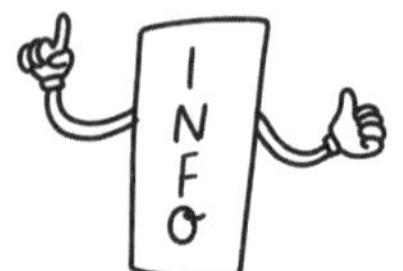

In Deutschland trinken knapp 17 Prozent der Mädchen und rund 22 Prozent der Jungen ein- oder mehrmals täglich zuckergesüßte Erfrischungsgetränke. Damit ist der Konsum zuckerhaltiger Getränke viel zu hoch.[10]

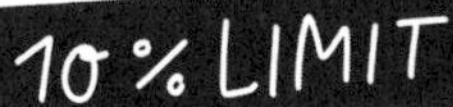
10 % LIMIT

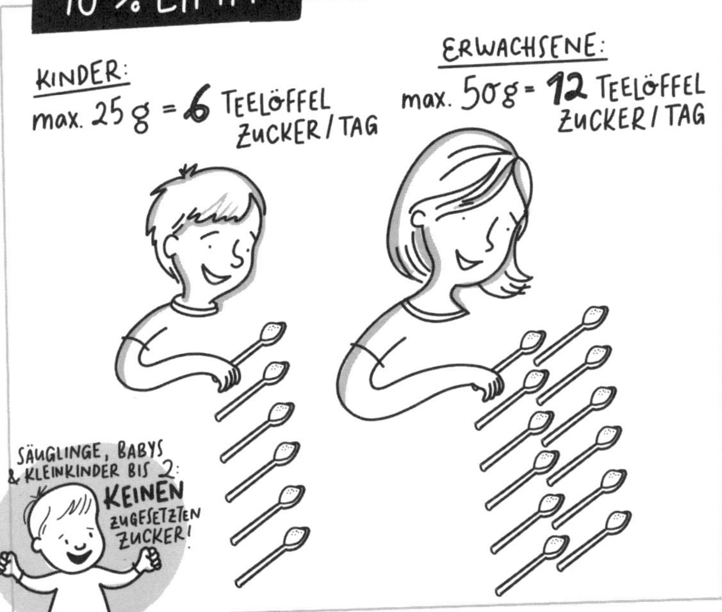
KINDER:
max. 25 g = 6 TEELÖFFEL ZUCKER / TAG
ERWACHSENE:
max. 50 g = 12 TEELÖFFEL ZUCKER / TAG
SÄUGLINGE, BABYS & KLEINKINDER BIS 2:
KEINEN ZUGESETZTEN ZUCKER!

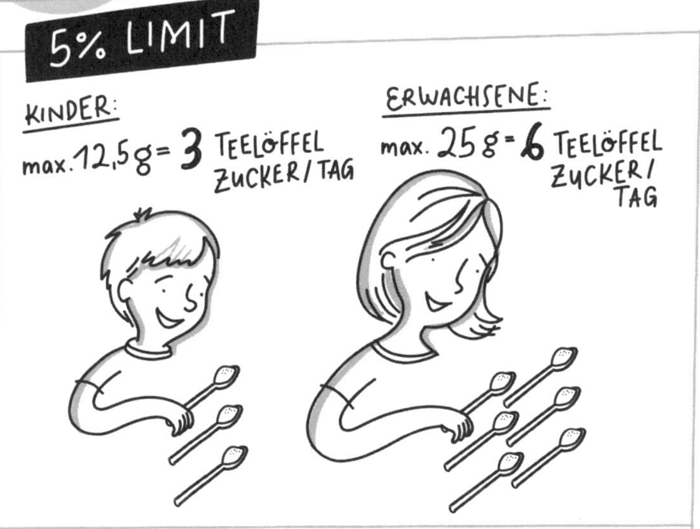
5% LIMIT
KINDER:
max. 12,5 g = 3 TEELÖFFEL ZUCKER / TAG
ERWACHSENE:
max. 25 g = 6 TEELÖFFEL ZUCKER / TAG

	Maximal 3 TL zugesetzter Zucker für kleine Kinder = 12,5 g Zucker → maximale Tagesmenge für ein kleines Kind	Maximal 6 TL zugesetzter Zucker für größere Kinder = 25 g Zucker → maximale Tagesmenge für ein größeres Kind	Wo können Sie gemeinsam schlemmen und wann sagen Sie besser Stopp?
Zartbitterschokolade, 50 Prozent Kakaoanteil = 45 g Zucker auf 100 g	Etwa ¼ Tafel	Etwa ½ Tafel	Dunklere Schokolade nennt man zwar (Zart-)Bitterschokolade, sie schmeckt jedoch nicht bitter, sondern richtig vollmundig-schokoladig. Wenn Sie den Kakaoanteil nach und nach steigern, werden Sie merken, dass dunklere Schokolade den Jieper auf Süßes schneller besänftigt.
Dunkle Schokolade/ Bitterschokolade, 85 Prozent Kakaoanteil = 15 g Zucker auf 100 g	Knapp 1 Tafel	Knapp 1¾ Tafel	Wir haben Schokolade mit mindestens 85 Prozent Kakaoanteil im Haus, meistens sogar noch dunklere.
Dunkle Schokolade/ Bitterschokolade, 95 Prozent Kakaoanteil = 4 g Zucker auf 100 g	3 Tafeln	6 Tafeln	Das ist natürlich nur ein Beispiel, um zu verdeutlichen, wie wenig Zucker eigentlich in dunkler Schokolade steckt. Ein bis zwei Stücke reichen schon als Nascherei!
Gummibärchen = 74 g Zucker auf 100 g	7 Gummibärchen	Fast 15 Gummibärchen	Rund 150 g Zucker stecken in einer 200-Gramm-Tüte mit etwa 85 Gummibärchen. Das entspricht 1,7 g Zucker pro Gummibärchen.

Müsliriegel = bis zu 36 g Zucker auf 100 g	Etwas mehr als 1 Müsliriegel	Fast 3 Müsliriegel	Dass ein Müsliriegel (25 g) bis zu 9 g Zucker enthält, ist keine Seltenheit (zum Beispiel Corny, Schoko-Banane).
Trockenfrüchte-Mix/ getrocknete Datteln/ Sultaninen/ Superfruit-Beeren-Mix = bis zu 68 g Zucker auf 100 g	19 g Trockenfrüchte (eine kleine Kinderhand oder eine halbe Erwachsenenhand)	37 g Trockenfrüchte (zwei kleine Kinderhände oder eine Erwachsenenhand)	Getrocknete Früchte haben es in sich: Egal, ob es sich um Rosinen oder ein Mix aus getrockneten Superfrüchten handelt.
Fruchtjoghurt = bis zu 15 g Zucker auf 100 g	75 g Joghurt (das ist nicht mal ein kleiner Becher)	150 g Joghurt (entspricht einem kleinen Becher)	Schauen Sie auch bei Naturjoghurt genau auf die Zutatenliste. Eigentlich sollte Naturjoghurt etwa 4,5 g Zucker auf 100 g Joghurt enthalten – so viel Laktose steckt natürlicherweise in der Milch. Doch viele Naturjoghurts sind wesentlich süßer. Ein Grund: Manche Hersteller verwenden nicht nur Milch, sondern auch Milchtrockenmasse. Darin steckt mehr Zucker als in frischer Milch, der Joghurt schmeckt also süßer. Die Hersteller müssen Milchtrockenmasse – anders als zugesetzten Zucker – nicht in der Zutatenliste aufführen.
Apfelsaft = 10 g Zucker auf 100 ml	125 ml Apfelsaft	250 ml Apfelsaft	In Sachen Zuckergehalt sind Säfte im Allgemeinen leider nicht besser als Softdrinks.
Cola = 10 g Zucker auf 100 ml	125 ml Cola	250 ml Cola	Neben herkömmlich gesüßter Cola sind auch Brausen mit Süßstoffen im Handel erhältlich – diese sind aber nicht unbedingt gesünder.

Der Zuckerstoffwechsel auf einen Blick

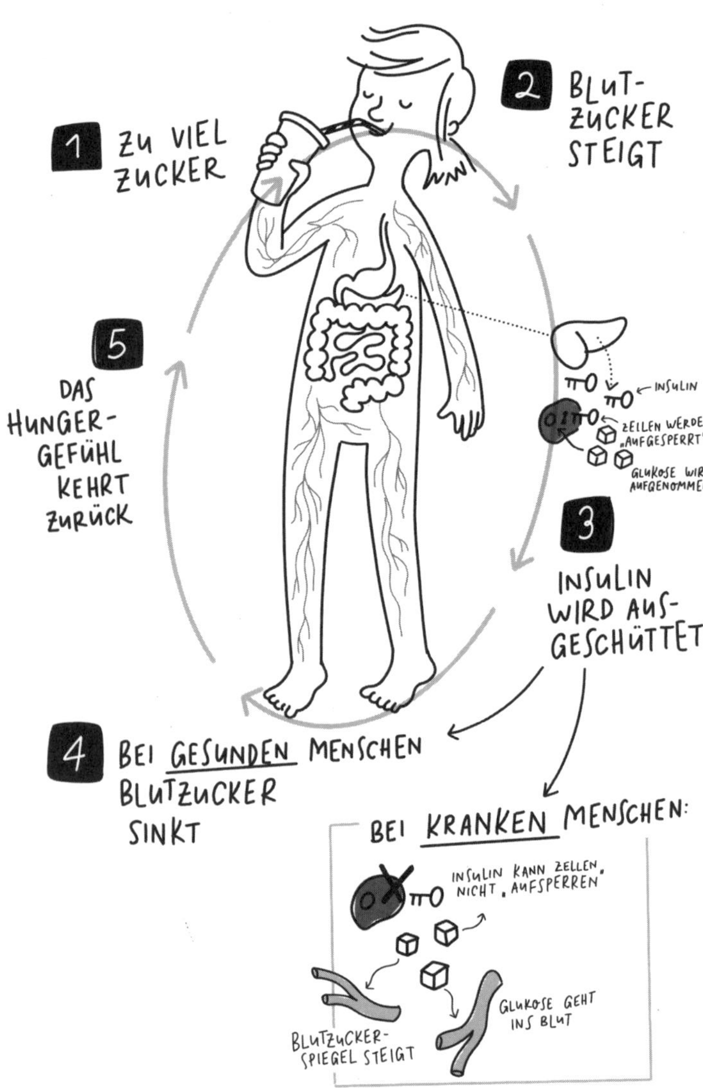

1. Wir verzehren zu viel Zucker

Im Gegensatz zu komplexen Kohlenhydraten landet der Zucker (50 Prozent Glukose + 50 Prozent Fruktose) aus dem Softdrink ohne Umwandlung im Dünndarm. Über die Darmschleimhaut gelangen die Glukosemoleküle in unser Blut.

2. Der Blutzucker steigt

Unsere Bauchspeicheldrüse misst dabei stetig den Blutzucker (Plasmaglukose). Nach dem Genuss des Softdrinks klettert der Blutzucker schnell nach oben.

3. Insulin wird ausgeschüttet

Unsere Bauchspeicheldrüse schüttet daraufhin das Hormon Insulin aus. Das ist eine Art Schlüssel, der dafür sorgt, dass die Körperzellen die Glukose auch wirklich aufnehmen können. Durch das Insulin kann die Glukose ihren Bestimmungsort erreichen, zum Beispiel unsere Muskelzellen.

4. Bei kranken Menschen: Der Blutzucker steigt

Typ-1-Diabetiker können kein Insulin mehr produzieren. Betroffene müssen ihrem Körper ein Leben lang Insulin zuführen. Typ-2-Diabetiker hingegen können zunächst noch Insulin produzieren, dessen Wirkung ist jedoch vermindert. Die Zellen verlieren allmählich ihre Fähigkeit, auf Insulin zu reagieren (Insulinresistenz). Insbesondere Muskel-, Leber- und Fettzellen nehmen weniger Glukose auf. Die Glukose bleibt also im Blut – die Folge: ein ständig erhöhter Blutzuckerspiegel. Zum Ausgleich schüttet die Bauchspeicheldrüse mehr Insulin aus. Ein dauerhaft erhöhter Blutzucker kann zu vielfältigen Zellschädigungen und Symptomen führen.

Bei gesunden Menschen: Der Blutzucker sinkt

Im mit Insulin angereicherten Blut sinkt der Blutzuckerspiegel schnell wieder – bis in die Unterzuckerung.

5. Das Hungergefühl kehrt zurück

Botenstoffe melden dem Gehirn diese Unterzuckerung – sofort entsteht wieder ein Hungergefühl. Wir wollen mehr davon trinken.

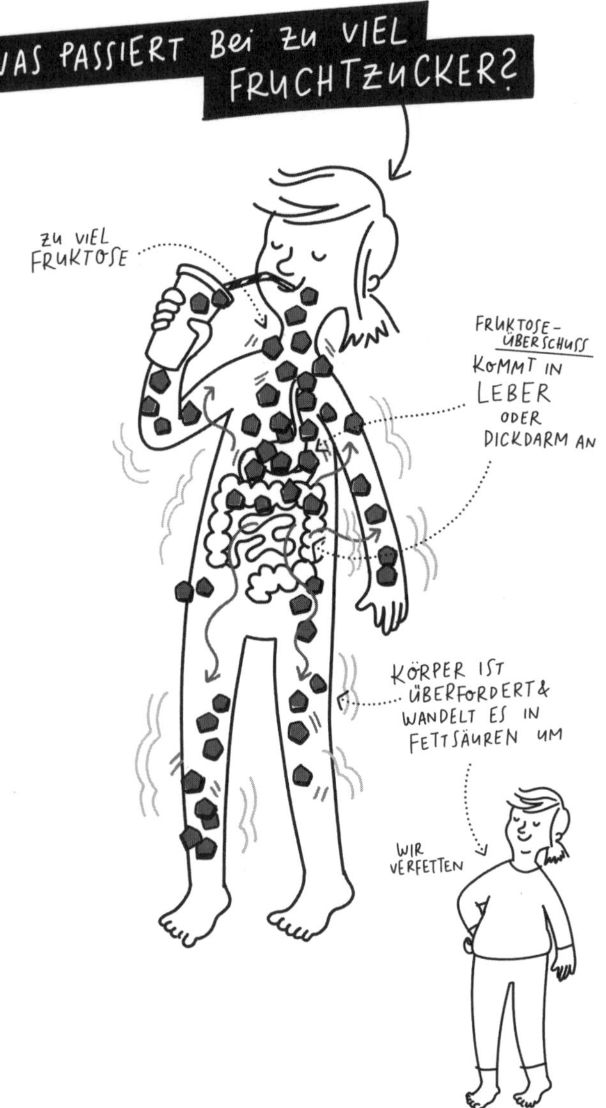
WAS PASSIERT BEI ZU VIEL FRUCHTZUCKER?
ZU VIEL FRUKTOSE
FRUKTOSE-ÜBERSCHUSS KOMMT IN LEBER ODER DICKDARM AN
KÖRPER IST ÜBERFORDERT & WANDELT ES IN FETTSÄUREN UM
WIR VERFETTEN

Und was passiert mit dem Fruchtzucker?

Nehmen wir nur wenig Fruktose, etwa aus frischen Beeren, zu uns, verdauen wir diese im Dünndarm. Durch einen Softdrink, Saft oder andere stark gezuckerte Speisen entsteht jedoch schnell ein Fruktoseüberschuss, den unser Körper loswerden will. Dieser Überschuss kann zwei Richtungen einschlagen. Entweder die Fruktose stürmt auf die Leber ein oder sie landet im Dickdarm, wo sich Billionen von Mikroorganismen befinden. Der wissenschaftliche Begriff dafür lautet »Mikrobiom«. Diese Dauergäste im Darm helfen uns nicht nur, Nahrung zu verwerten, sondern entscheiden mit, ob wir gesund oder krank, dick oder dünn, zufrieden oder schlecht gelaunt sind.

Fruktose können wir zur Energiegewinnung in den Zellen nutzen. Durch ein Enzym in der Leber kann Fruktose in Glukose umgewandelt werden. Ist aber zu viel Fruktose im Spiel, wird der Fruchtzucker in der Leber zu Fettsäuren verstoffwechselt – und wir verfetten.

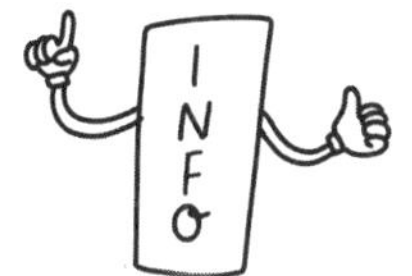

Unser Körper ist auf einen Blutzuckerspiegel eingestellt, der etwa zwei Stück Würfelzucker entspricht.

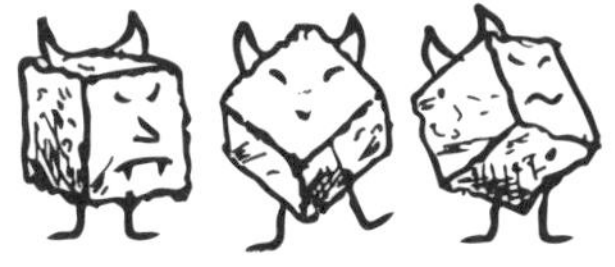

Wenn zu viel Zucker krank macht

Wer möchte nicht einmal im Leben einem Alligatoren die Zähne putzen? »Mama, heute war das grüne Krokodil in der Kita«, berichtet mein vierjähriger Sohn ganz aufgeregt. »Und ich habe eine neue Zahnbürste bekommen. Guck mal!« Freudig kramt er eine rote Zahnbürste aus seinem kleinen Rucksack. Mein Sohn putzt sich, meistens jedenfalls, gerne die Zähne. Und er geht auch gerne zum Zahnarzt. Klar, wer keine Löcher kennt, hat viel Spaß dabei, mit dem Behandlungsstuhl hoch- und runterzufahren. Der Zahnarzt weist uns Eltern regelmäßig darauf hin, Kindern nicht viel Zucker, vor allem keine gesüßten Getränke, zu geben. Das sei sehr wichtig für gesunde Zähne.

Ginge es nach der Zuckerlobby, würden solche Sätze in Zahnarztpraxen und aus unseren Köpfen für immer gestrichen werden. Unter dem Deckmäntelchen einer Wissenschaftskampagne versucht die zentrale Lobbyorganisation der deutschen Zuckerindustrie, die Wirtschaftliche Vereinigung Zucker (WVZ), den Zuckerkonsum zu verharmlosen. Die WVZ betreibt den Informationskreis Mundhygiene und Ernährungsverhalten,[11] und zwar schon seit über 40 Jahren. Dazu gehört ein Onlineportal, auf dem sogar Aktionsspiele und Zahnlieder für Kindergarteneinrichtungen zum Download bereitstehen. Sowohl auf der Webseite als auch in den Veröffentlichungen wird Zucker als Hauptverursacher von Karies und anderen Zahnschäden verheimlicht.[12]

Fakt ist: Wissenschaftler stellen immer wieder einen eindeutigen Zusammenhang zwischen dem Konsum von Zucker und der Entstehung von Karies und Parodontitis sowie als Folge Zahnverlust fest.[13] Unsere Mundbakterien ernähren sich nämlich überaus gerne von Zucker. Sie scheiden dabei eine Säure als Stoffwechselprodukt aus. Diese Säure greift den ungeschützten Zahnschmelz an und zerstört ihn. Karies entsteht, der Zahnschmelz wird entkalkt (demineralisiert heißt das in der Fachsprache). Und da wir quasi umzingelt sind von gezuckerten Lebensmitteln, finden unsere Mundbakterien immer etwas, worüber sie herfallen können.

Haben Sie immer etwas zum Snacken dabei? Das ständige Nahrungsangebot finden aber leider nicht nur unsere Kinder, sondern genauso ihre kleinen Mundbewohner hervorragend, unsere Zähne dagegen eher weniger. Ungezuckerte Snacks sind daher immer die bessere Wahl.

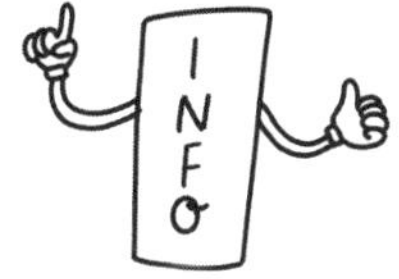

Raffinierter Zucker und Honig wirken sich ungefähr gleich stark auf die Kariesentstehung aus. Honig ist allerdings besonders gefährlich, da er klebrig ist und lange am Zahn haftet. Wenn es um die Entstehung von Karies geht, sind gesüßte Getränke besonders heimtückisch. Insbesondere, wenn Ihr Kind nur ab und zu ein Schlückchen trinkt, der Zahn also ständig mit Süßem umspült wird, und die Getränke zudem noch Säure enthalten.

Zugesetzter bzw. freier Zucker – was ist das eigentlich?

Als »freie Zucker« werden von der WHO alle Zuckerarten verstanden, die Speisen und Getränken durch Lebensmittelhersteller, Köche oder Konsumenten hinzugefügt werden. Außerdem gehört jener Zucker dazu, der in Honig, Sirup, Fruchtsaftkonzentraten und Fruchtsäften vorkommt. Der Begriff schließt nicht den Zucker ein, der in Obst oder Gemüse enthalten ist. In der aktuellen Diskussion um Zucker hat sich bei den wissenschaftlichen Fachgesellschaften neben »freier Zucker« auch die Bezeichnung »zugesetzter Zucker« etabliert. Der grundlegende Unterschied liegt dabei im Aus- bzw. Einschluss von natürlicherweise in Lebensmitteln enthaltenem Zucker. Da im öffentlichen Sprachgebrauch aber häufiger von »zugesetztem Zucker« die Rede ist, verwende ich diesen Begriff, in den ich auch natürlich vorkommenden Zucker in Honig, Sirup, Fruchtsaftkonzentraten und Fruchtsäften einschließe.

Wenn wir Journalisten für das Fernsehen einen Beitrag machen, halten wir nicht einfach die Kamera drauf und filmen los. Wir lesen uns ein, sammeln sehr viele, oft widersprüchliche Informationen, werten diese aus, sprechen lange mit unabhängigen Medizinern und Forschern, außerdem mit Lobbyisten, Verbraucherschützern sowie Betroffenen. Wir suchen kleine interessante Geschichten für große Themen und Menschen, die uns, aber auch der Öffentlichkeit, etwas von sich preisgeben wollen. Das erfordert viel Mut, insbesondere, wenn man jung ist und es um den eigenen Körper geht.

Als ich zusammen mit meinen Kollegen an der Dokumentation *Die süße Verführung der Zuckerlobby* für das Bayerische Fernsehen arbeitete, trafen wir nach einer gründlichen Recherche auf Gabriel aus Augsburg.[14] Mit 16 Jahren zog er für anderthalb Jahre in das Adipositaszentrum des Christlichen Jugenddorfwerk Deutschlands nach Berchtesgaden. In den drei Jahren davor hatte Gabriel sein Gewicht fast verdoppelt – von 70 auf 135 Kilo! Zu Hause hatte er den schulischen Anschluss verpasst. Im Adipositaszentrum konnte er dann seine Fachoberschulreife nachholen. »Also, ich hab das nicht gemerkt, dass ich so arg zunehme. Hab schon gemerkt, dass ich 'nen Bauch bekomme ... das hat so angefangen, dass Oma starb und ich in der Schule durchgefallen bin, mich mit dem Bruder auch nicht wirklich verstanden hab, immer im Zimmer gehockt bin, Computer gespielt hab, viel Cola getrunken, all die Sachen, die sehr süß sind und viel Zucker haben«, berichtete er. Damals konsumierte er nur Cola und Energydrinks. Täglich. Heute trinkt er ausschließlich Wasser.

Die Schlafräume liegen im ersten Stock. Bald machten ihm die Treppen nicht mehr zu schaffen. Früher war das anders: »Ich hab auch gemerkt, wenn ich Treppen hochgegangen bin, dass ich nach den ersten fünf Stufen schon geschnauft habe. Wenn ich nur Wasser getrunken hätte, wäre es nicht ganz so schlimm und extrem geworden ... Wenn man sich genug bewegt, könnte man sich diese Kalorien schon wegmachen, aber da müsste man ja schon mehrere Stunden Sport machen!«

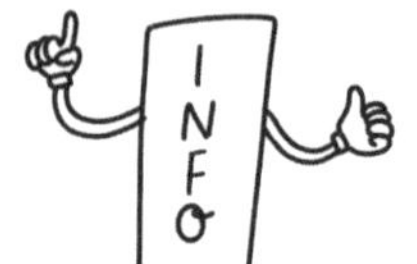

Seit den 1980er-Jahren ist die Anzahl an adipösen Jugendlichen in Deutschland um 200 Prozent gestiegen.

Das mit dem Sport ist so eine Sache. Bewegung hilft dabei, grundsätzlich fitter und gesünder zu werden. Eine schlechte Ernährung aber kann man nicht wegtrainieren. Sport hilft also nur bedingt. Und er hilft gar nicht, wenn man hinterher die gezuckerten Getränke und Riegel, die die Industrie gerne mit durchtrainierten und gut aussehenden Athleten bewirbt, in sich hineinstopft.

Wer abnehmen will, muss mehr tun als Sport treiben. Das meinen auch drei internationale Experten, unter ihnen der Kardiologe Dr. Aseem Malhotra und der Sportwissenschaftler Prof. Tim Noakes. In einem Beitrag für das *British Journal of Sports Medicine* machen sie deutlich: Sport habe nur einen minimalen Effekt darauf, ob ein Mensch übergewichtig ist oder nicht. Trainieren helfe gegen Diabetes, Herzkrankheiten, Demenz und einige Krebsarten – aber nicht gegen Übergewicht.[15] Auch Studien kommen zu ähnlichen Ergebnissen.[16]

Zu sagen, man müsse sich mehr bewegen, weil die Gesamtenergiebilanz eben darüber entscheide, ob man dick werde oder nicht, ist übrigens eine beliebte Strategie der Lobby. Coca-Cola gab im Jahr 2016 4 Milliarden US-Dollar für Werbung aus. Der Brausekonzern verbreitet seit 2013 seine Botschaft, dass alle Kalorien zählen, egal ob diese aus Cola oder einer anderen Quelle stammen. Dabei verbindet das Unternehmen seine Produkte mit Sport und wirbt damit, dass es in Ordnung sei, die braune Limo zu konsumieren, solange Sie und Ihr Kind Sport treiben. Inzwischen ist jedoch wissenschaftlich belegt, dass dies irreführend und falsch ist. Entscheidend ist, *woher* die Kalorien kommen. Der Kalorienverbrauch beim Sport wird zudem oftmals überschätzt. So trainieren Sie bei 30 Minuten Bewegung auf dem Laufband durchschnittlich nur etwa 350 Kilokalorien ab. Das entspricht gerade einmal einem Schokoriegel.

Und natürlich hat Zucker bei Sportlern die gleichen negativen Auswirkungen auf den Körper wie bei unsportlichen Menschen. Der Insulinspiegel steigt bei einem Zuckerschock und die Leber lagert den Überschuss gerne als Fett ein. Ganz zu schweigen von den Auswirkungen von Süßem auf die Zähne. Denen ist es nämlich egal, wie viele Kilometer Ihr Kind an dem Tag gerannt ist.

Die beste »Diät« im Sinne einer Ernährungsform ist immer langfristig angelegt. Sie setzt auf eine dauerhafte Ernährungsumstellung statt auf drastischen Wechsel. So wie im Adipositaszentrum Berchtesgaden, wo Gabriel dabei unterstützt wurde, in ein aktives Leben zurückzufinden.

Selbst zu kochen, wie ich es auch gerne mache, kann dabei besonders hilfreich sein, meint auch der Kinderarzt Aaron Carroll in einem lesenswerten Beitrag in der *New York Times*. Der US-amerikanische Mediziner kritisiert, dass viele Menschen die Zeit haben, ins Fitnessstudio zu gehen, sich aber zugleich darüber beschweren, dass sie keine Minute erübrigen können, um selbst zu kochen: »Wenn sie nur die Hälfte der Zeit, die sie im Fitnessstudio sind, in der Küche verbringen würden, würden sie höchstwahrscheinlich viel bessere Ergebnisse erzielen.«[17] Für mich ist eine genussvolle, gesunde Ernährung, in die ich ein paar Minuten investiere, genauso selbstverständlich wie das Zähneputzen.

Gabriel weiß inzwischen, dass Sport ihm guttut, um sich wieder wohler in seinem Körper zu fühlen. Er weiß aber auch, dass er sich niemals so viel bewegen könnte, um die Kalorien der gezuckerten Getränke wettzumachen. (Und wie wir alle wissen: Es geht bei Zucker nicht nur um Kalorien. Zu viel Zucker macht krank. Das kann man nicht oft genug wiederholen.)

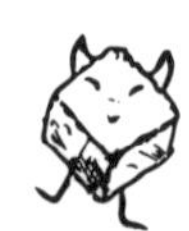

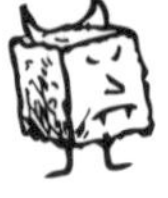

Deutschland ist eines der Länder mit dem höchsten Pro-Kopf-Verbrauch an gesüßten Getränken weltweit und Europameister in dieser unrühmlichen Kategorie.[18] Im Schnitt konsumieren wir pro Jahr 84 Liter zuckerhaltige Getränke.

Innerhalb weniger Monate schaffte Gabriel es, 18 Kilo abzunehmen, von 135 auf 114 Kilogramm. Vollwertige Ernährung, Süßes in Maßen, Wasser statt Cola, nicht darben, sondern genießen. Eine langfristige Lebensstiländerung gilt immer noch als bestes Mittel, um sich in seinem Körper wohlzufühlen und dabei entspannt etwas für die eigene Gesundheit zu tun. Wenn Sie zu Hause zuckerfrei leben, müssen Sie nicht in Panik ausbrechen, wenn mal ein Kindergeburtstag, eine Einladung bei der Oma oder das Kita-Sommerfest auf dem Programm stehen und Ihr Kind dort zu Süßem oder Fertiglebensmitteln greift.

Der WHO zufolge nimmt extremes Übergewicht bei Kindern dramatisch zu. Weltweit sind unglaubliche 124 Millionen Kinder krankhaft fettleibig. Das sind zehnmal mehr als noch vor 40 Jahren. 1975 waren es »nur« elf Millionen. Dazu sind aktuell 213 Millionen Kinder übergewichtig.[19] Tatsächlich berichten diese Zahlen von einer weltweiten Katastrophe.

Zucker ist für eine Vielzahl weiterer Krankheiten verantwortlich, entweder als Hauptübeltäter oder begünstigender Faktor. Nach aktuellem Stand gilt der Zusammenhang zwischen Zuckerkonsum, Übergewicht bzw. Fettsucht und Diabetesrisiko als gesichert. Seit einigen Jahren bringen Experten zu viel Süßes zudem mit Krebs und Alzheimer, der von Forschern zuweilen als Typ-3-Diabetes bezeichnet wird, in Verbindung.[20]

Ich will nicht groß um den süßen Brei herumreden. Hier sind die nackten Zahlen:

Etwa jedes siebte Kind in Deutschland ist zu dick oder sogar fettleibig. Das zeigt eine Langzeitstudie zur Gesundheit von Kindern und Jugendlichen vom Robert-Koch-Institut (RKI).[21] Demnach sind 15 Prozent der Mädchen und Jungen im Alter zwischen drei und 17 Jahren übergewichtig. 6,3 Prozent davon haben Adipositas, also Fettsucht. Besonders zu denken geben sollte uns allen, dass mehr als die Hälfte der zwei- bis sechsjährigen Kinder mit Übergewicht oder Fettsucht auch als Jugendliche übergewichtig bzw. fettleibig sind. Sie werden die Pfunde also nicht mehr los.

Studien unabhängiger Wissenschaftler bestätigen immer wieder:

- Wer als Kind oder Jugendlicher dick oder gar fettsüchtig ist, weist – verglichen mit normalgewichtigen Gleichaltrigen – häufiger Risikofaktoren für Herz-Kreislauf-Erkrankungen wie beispielsweise einen erhöhten Blutdruck auf.
- Wer in jungen Jahren übergewichtig oder fettsüchtig ist, erkrankt mit einer höheren Wahrscheinlichkeit an Typ-2-Diabetes, Bluthochdruck und Herz-Kreislauf-Erkrankungen im Erwachsenenalter.
- Wer als Kind oder Jugendlicher zu viele Kilos mit sich herumschleppt, kann erheblich an Lebensqualität einbüßen. Auch das Risiko für Mobbing ist erhöht.

Fett am Bauch, Zucker im Blut: Infolge von Übergewicht erkranken bereits Kinder an Diabetes Typ 2 – einer Erkrankung, die früher »Alterszucker« genannt wurde, weil hauptsächlich ältere Menschen betroffen waren. Inzwischen werden die Patienten immer jünger. Meist beginnt die Krankheit im Jugendalter, selten bereits bei Kleinkindern. So stellte der Arzt Dr. Michael Yafi aus Texas bei einem Kongress im Jahr 2015 den Fall seiner jüngsten Patientin mit Typ-2-Diabetes vor. Es handelte sich um eine Dreijährige! Sie wog damals knapp 39 Kilogramm. Die Ernährung des kleinen Mädchens bestand hauptsächlich aus zuckerhaltigen Getränken und Fast Food; sie bewegte sich nur selten. Die Eltern waren fettleibig, hatten jedoch keinen Diabetes. Jährlich werden etwa 200 Typ-2-Diabetes-Neuerkrankungen bei Jugendlichen in Deutschland statistisch erfasst. Das klingt nach nicht viel. Dabei sind das fünfmal mehr, als noch vor zehn Jahren. Die gute Nachricht ist: Sie können ziemlich einfach etwas dagegen tun, damit es erst gar nicht so weit kommt. Sich selbst und Kinder zuckerfrei zu ernähren, ist ein guter Anfang. Das half übrigens auch dem dreijährigen Mädchen. Es nahm ein Diabetesmedikament ein, ersetzte zuckerhaltige Getränke durch Wasser und Fast Food durch hausgemachte Mahlzeiten und bewegte sich mehr. Innerhalb von sechs Monaten nach der Diagnose verlor es 25 Prozent seines Körpergewichts und kehrte zu normalen Blutzuckerwerten zurück.

Sätze wie »Aber mein Kind ist doch schlank« oder »Ich bin doch schlank, obwohl ich Zucker esse«, höre ich immer wieder. In der Tat gibt es Menschen, die nicht dick werden, obwohl sie Süßes essen. Zucker ist jedoch eben nicht nur schädlich, weil er leere Kalorien liefert, sondern weil es Zucker ist (wenn Sie sich nur einen Satz merken können aus diesem Buch, dann wäre dieser ein wirklich guter Kandidat). Zu viel Zucker kann auch bei schlanken Menschen den Insulinhaushalt stören. Etwa 15 Prozent aller Typ-2-Diabetiker sind normalgewichtig. Doch auch sie können Folgeerkrankungen treffen – bis hin zu Krebs.

In Deutschland leben derzeit knapp 7 Millionen Diabetiker. Die Dunkelziffer ist extrem hoch. Etwa zwei Millionen dieser Betroffenen wissen nichts von ihrer Erkrankung. Diese Patienten tragen ein besonders hohes Risiko. Laut Prognosen von Wissenschaftlern des Deutschen Diabetiker-Zentrums (DDZ) und des Robert-Koch-Instituts (RKI) könnten die Zahlen der Erkrankten mit Diabetes-Typ-2 bis 2040 extrem ansteigen, und zwar auf 10,7 bis zu 12,3 Millionen. Gegenüber dem Jahr 2015 würde dies eine Zunahme um bis zu 77 Prozent bedeuten. Mehr als 90 Prozent der Betroffenen leiden an Typ-2-Diabetes.

Krebszellen lieben Zucker

Bekannt ist inzwischen, dass Tumorzellen sehr viel Zucker benötigen, um sich zu vermehren. Zuckerentzug dagegen trägt dazu bei, Krebs verhungern zu lassen.[22] Ein internationales Wissenschaftlerteam am Weill Cornell Medical College in New York um Prof. Lewis Cantley erforscht seit einigen Jahren genauer, welche Rolle Zucker bei der Entstehung von Krebszellen spielt. Der preisgekrönte Biochemiker Cantley hält es für wahrscheinlich, dass in vielen Fällen ein hoher Zuckerkonsum Krebs überhaupt erst entstehen lässt, weil ein hoher Insulinspiegel die Tumorbildung antreibt. Noch ist das eine Vermutung. Laborstudien deuten jedenfalls darauf hin, dass der Krebs durch Zucker schneller wächst.[23] Cantley hat selbst seit Jahrzehnten keinen Zucker mehr gegessen. »Zucker macht mir Angst«, sagt er.[24] »Ich esse Obst, aber ich esse nichts, dem Zucker hinzugefügt wurde. Und ich garantiere, dass es allen besser geht, wenn sie keinen Zucker essen.« – »Die Frage, ob man den Tumor besonders ›füttert‹, wenn man Kohlenhydrate und insbesondere Zucker aufnimmt, ist dagegen nach wie vor offen. Bisher gibt es keine Studiendaten, die hierauf eine pauschale, einfache und für alle Patienten passende Antwort bieten würden«, bewertet das Deutsche Krebsforschungszentrum die aktuelle Studienlage verhalten.[25]

Wenn es um Krebs geht, sollte man die Sache mit dem süßen Stoff trotzdem nicht auf die leichte Schulter nehmen, denn ein indirekter Zusammenhang zwischen Zucker und Krebsrisiko besteht: Wenn Sie im Laufe der Zeit viel Zucker zu sich nehmen, kann dies zu einer Gewichtszunahme führen. Solide wissenschaftliche Erkenntnisse belegen, dass Übergewicht oder Fettleibigkeit das Risiko für 13 verschiedene Krebsarten erhöhen.[26]

Insgesamt bleibt festzustellen, dass die Gefahr von Diabetes bis jetzt immer unterschätzt wurde. Vergleichsweise wenige Todesfälle wurden mit der Stoffwechselkrankheit in Verbindung gebracht. Es fehlte schlichtweg an Daten. Inzwischen kommen Wissenschaftler des Deutschen Diabetes-Zentrums (DDZ) zu einem anderen erschreckenden Ergebnis. Für das Jahr 2010 nennt die offizielle Todesursachenstatistik nur 23.000 diabetesbedingte Sterbefälle. Tatsächlich sind in Deutschland im gleichen Zeitraum rund 175.000 Menschen aufgrund einer Zuckererkrankung und deren Folgen gestorben.[27] Hatte man früher angenommen, dass jede Stunde drei Menschen in Deutschland an Diabetes und den Folgen sterben, muss diese Zahl nun leider nach oben korrigiert werden: Es sind 20 Menschen.

DIE WELT IST ZUCKERKRANK

VERBREITUNG VON DIABETES BEI ERWACHSENEN (20 – 79 JAHRE)

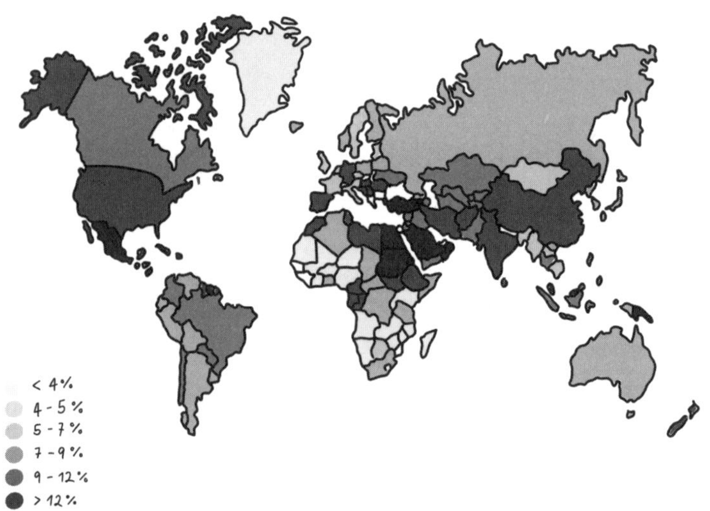

QUELLE: IDF (INTERNATIONAL DIABETES FEDERATION), ZAHLEN VON 2017

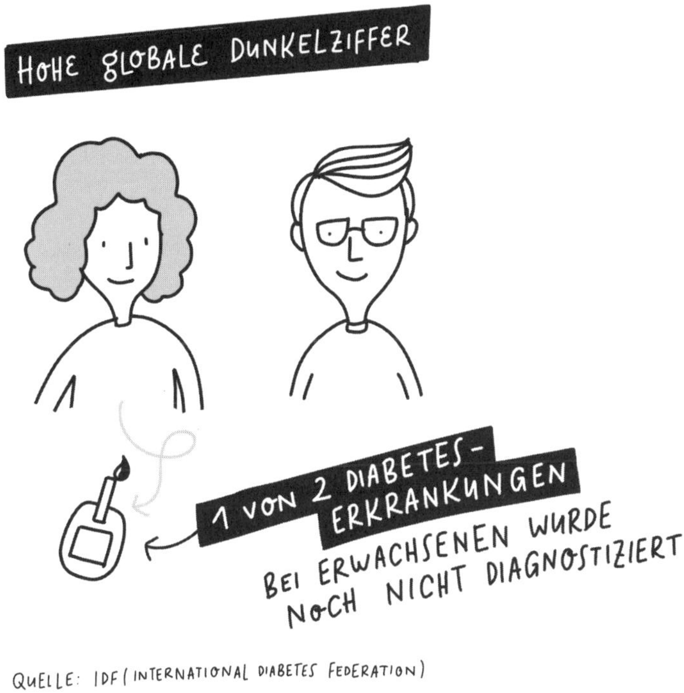

HOHE GLOBALE DUNKELZIFFER

1 VON 2 DIABETES-ERKRANKUNGEN
BEI ERWACHSENEN WURDE NOCH NICHT DIAGNOSTIZIERT

QUELLE: IDF (INTERNATIONAL DIABETES FEDERATION)

So hart diese Fakten auch sind, so wahr ist auch, dass einfache Mittel das Risiko, aus einer gestörten Glukosetoleranz (Prädiabetes) Diabetes zu entwickeln, um bis zu 70 Prozent senken können.[28]

Dazu gehören nach Angaben des Diabetesinformationsdienst München:

- Gewichtsreduktion um 5 Prozent,
- vier Stunden körperliche Aktivität pro Woche, denn Bewegung sorgt dafür, dass Insulin wieder besser wirken kann und die energieverbrauchende Muskelmasse zunimmt,
- Aufnahme von 15 Gramm Ballaststoffen pro 1000 Kilokalorien,
- Reduktion der Fettzufuhr auf maximal 30 Prozent der täglichen Energieaufnahme,
- Begrenzung der Aufnahme von *gesättigten* Fettsäuren auf 10 Prozent der täglichen Kalorienzufuhr.

Einer der »Glaubenssätze« der Diabetologie lautet: Einmal Diabetes – immer Diabetes. Doch das stimmt so nicht. Selbst diejenigen, die bereits an Diabetes Typ 2 leiden, können die Zuckerkrankheit wieder loswerden. Durch ein intensives, sehr kalorienarmes Abnehmprogramm mit Formuladiäten sowie eine schrittweise Gewöhnung an gesunde Normalkost haben britische Forscher erstaunliche Erfolge erzielen können.[29] Auch andere Studien belegen, dass Diabetes geheilt werden kann.[30] Der Körper kann sich in vielen Fällen also wieder erholen. Sobald Sie an Gewicht verlieren, schmelzen nicht nur die sichtbaren Fettdepots. Auch das innere Bauchfett sowie das Fett, das sich in Leber-, Muskel- und anderen Zellen im Körper eingelagert hat, schwinden. Und so gewinnen auch die Zellen ihre Insulinempfindlichkeit wieder zurück.

Mein Fazit: Sich zuckerfrei und naturbelassen zu ernähren, hilft nicht nur, sich vor Diabetes zu schützen, sondern auch (mithilfe eines einhergehenden Gewichtsverlusts), ihn in vielen Fällen wieder loszuwerden. Ich finde das sind, nach all den deprimierenden Zahlen, überaus vielversprechende Aussichten. Der Diabetes-Glaubenssatz kann umgeschrieben werden. Bye-bye, Zucker – in doppelter Hinsicht.

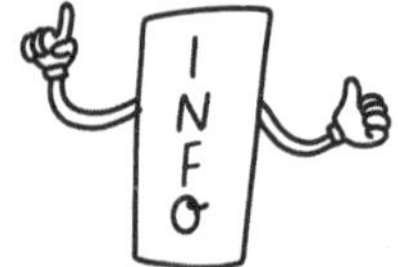

Wer Diabetes umgangssprachlich als »Zuckerkrankheit« bezeichnet, liegt gar nicht so falsch. Der Zucker im Urin von Diabetikern verleiht diesem übrigens einen süßlichen, honigähnlichen Geschmack. So entstand auch der Fachbegriff Diabetes mellitus. Er bedeutet nichts anderes als »honigsüßer Durchfluss«. Die Zeiten, in denen Ärzte zur Diagnose noch den Urin ihrer Patienten kosteten, sind allerdings glücklicherweise längst vorbei.

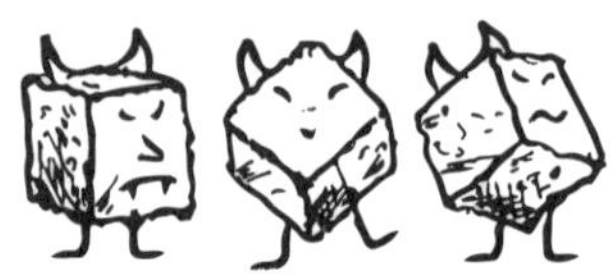

Macht Zucker süchtig?

Der preisgekrönte US-amerikanische Journalist Ed Bradley interviewte einmal Eric Clapton für das TV-Magazin *60 Minutes*. Für alle, denen der Name Eric Clapton gerade nichts sagt: Er ist einer der weltbesten Blues- und Rockgitarristen. Mit Songs wie »Tears in Heaven«, »Layla« und »Cocaine« hat er Musikgeschichte geschrieben. Dass er als lebende Legende gilt, ist bei seiner Geschichte gar nicht so selbstverständlich. Die ganze Familie alkoholabhängig, mit 16 Jahren bereits Profitrinker, der Kampf gegen seine Alkohol- und später Heroinsucht sollte ihn lange begleiten. Nicht nur als Clapton-Fan finde ich dieses Interview ziemlich beeindruckend. Aber lesen Sie selbst:

Bradley: »Und es begann mit Heroin?«
Clapton: »Nein, nein – es begann alles mit Zucker!«
Bradley [ungläubig]: »Mit Zucker?«
Clapton: »Oh ja! Als ich fünf, sechs Jahre alt war, stopfte ich mir den Rachen mit Zucker voll, so schnell es nur ging. Süßigkeiten, Zucker auf dem Butterbrot. Ich wurde abhängig, denn er [der Zucker] änderte einfach meinen ganzen Gefühlshaushalt.«[31]

Das war 1999. Schade, dass wir nicht alle schon viel früher auf Eric Clapton gehört haben. Ich erkläre Ihnen gleich, warum Zucker tatsächlich eine Einstiegsdroge sein kann.

Menschen, die viel Zucker konsumieren, können oft nur schlecht von süßen Sachen lassen. So viel ist jedenfalls klar. Die Gründe dafür sind vielschichtig. Erstens: Die Vorliebe für Süßes ist angeboren. Schon die Muttermilch schmeckt süßlich. Der Grundsatz »süß ist gleich gut« steckt quasi in unserer DNA. Und zwar schon lange. Bereits die steinzeitlichen Jäger und Sammler wussten, dass süße Früchte und Pflanzen nicht giftig waren und zugleich reichlich Energie lieferten. Damals war das überlebenswichtig, denn in der Steinzeit war Hunger ein ständiger Wegbegleiter. Zweitens: Süßes schmeckt gut. Und drittens: Zucker löst ziemlich angenehme Reaktionen im Gehirn aus. Sobald unsere Zungenspitze mit Nahrung in Berührung kommt, sendet sie Signale an unser Gehirn. Die Großhirnrinde verarbeitet den Geschmack des Lebensmittels. In diesem

Fall: süß. Dann wird unser Belohnungssystem aktiviert – ähnlich wie bei Drogen oder Sex. Leckeres Essen sorgt also dafür, dass Glückshormone ausgeschüttet werden. Das Fatale: Stark zuckerhaltige Lebensmittel schütten ein Vielfaches dieser »körpereigenen Drogen« aus als etwa Gemüse. Und das gute Gefühl, das wir dadurch bekommen, wollen wir immer wieder erleben. Ein Teufelskreis beginnt.

Einige von Ihnen kennen das sicherlich gut. Als ich noch ein Kind war, konnte ich jedenfalls nicht aufhören, Gummibärchen zu essen, hatte ich die Tüte einmal in der Hand. Selbst meine »Strategie«, *wirklich* nur die roten Gummibärchen zu essen, weil mir die am besten schmeckten, half nur kurzfristig. Danach waren es nur die weißen Gummibärchen, die ich unbedingt naschen wollte – und irgendwann war die Packung leer.

Wie sehr wir Zucker wirklich lieben, untersuchte Serge Ahmed[32] mit seinem Team von der Universität Bordeaux. Er wollte herauszufinden, ob Zucker genauso wirkt wie Rauschmittel. Dafür beobachtete er Ratten. Die Nager liebten den Zucker. In einem der Experimente zogen sie eine Zuckerlösung gar Kokain und Morphin vor. In weiteren Experimenten zeigten die Ratten Entzugserscheinungen, sobald ihnen die Forscher eine vorher verabreichte Zuckerlösung vorenthielten. Auch das Gehirn der Tiere wies suchttypische Veränderungen auf. Manche Experten schließen daraus, dass Zucker süchtig macht. Andere Studien deuten jedoch daraufhin, dass man den Ratten den Appetit auf das süße Laster schnell verderben kann; Zucker also nicht süchtig macht. Wird der Zucker beispielsweise mit einem Medikament versetzt, das Übelkeit auslöst, verzichten die Tiere lieber darauf. Bei Drogen wie Kokain oder Heroin jedoch hält so etwas die Nager nicht zurück. Zudem kritisieren Forscher die begrenzte Übertragbarkeit solcher Studienergebnisse auf den Menschen. So habe Zucker im Gegensatz zu Drogen- oder Alkoholsucht im Allgemeinen wenig direkte negative Auswirkungen auf den Einzelnen oder seine Familien.[33]

So viel aber steht fest: Erreicht der Zucker über den Blutkreislauf das Gehirn, aktiviert er genau wie andere Suchtmittel das Belohnungssystem und erhöht die Ausschüttung des Glückshormons Dopamin. Dies motiviert uns wiederum, noch mehr davon zu essen. Mit der Zeit können das Verlangen danach und der Konsum der süßen Substanz zur Gewohnheit werden und einen suchtähnlichen Charakter annehmen.

1 VON 11 ERWACHSENEN HAT DIABETES (425 MIO.)

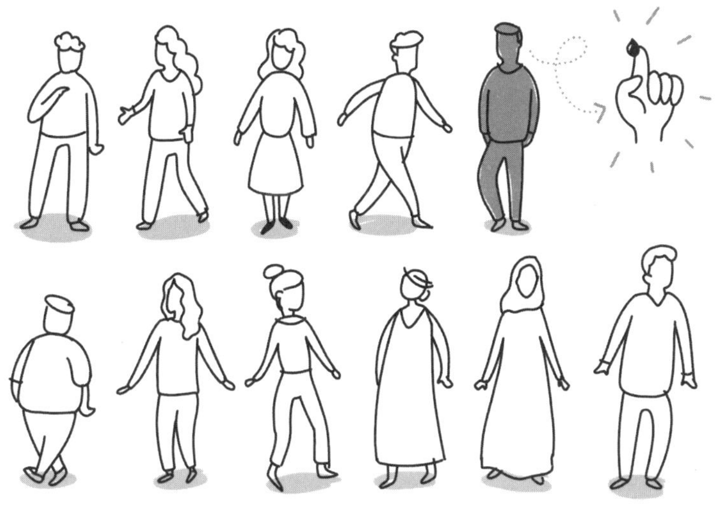

QUELLE: IDF (INTERNATIONAL DIABETES FEDERATION)

Die Sache mit der Gewohnheit kommt Ihnen vielleicht bekannt vor: Zum Kaffee immer einen Keks und abends vor dem Zubettgehen noch ein Stückchen Schokolade, oder zwei oder drei ... In meiner Kindheit jedenfalls waren Süßigkeiten nichts Alltägliches – ich wurde von meinen Eltern weder mit Essen belohnt noch bestraft. Und genauso gebe ich das an meine Kinder weiter. Denn das Verlangen nach Zucker konditionieren viele Eltern bereits in der Kindheit: Es gibt ein Bonbon, wenn das Kind beim Arzt tapfer war und natürlich die Trostschokolade bei der Oma, wenn Papa und Mama einige Stunden nicht da sind. Wenn wir dann Zucker immer wieder mit etwas Positiven oder Tröstendem verbinden, verlangt unser Gehirn irgendwann regelrecht danach. Diese Gewohnheit begleitet uns auch als Erwachsene – nur dass wir uns dann eben selbst damit belohnen und es nicht nur bei einem Stückchen Schokolade bleibt. Ich freue mich daher über jeden Arztbesuch, bei dem meine Kinder ein Trostpflaster oder ein kleines Spielzeug statt Süßigkeiten geschenkt bekommen und bedanke mich sofort dafür. Es geht eben auch ohne Zucker.

Ich beschäftige mich nun schon einige Jahre mit dieser süßen Substanz. Aber die folgende Erkenntnis hat mich überrascht: Eric Clapton hatte recht, und seine Erfahrung ist kein Einzelfall – Zucker kann als Einstiegsdroge dienen. Denn wer sich als Kind ungesund mit zu viel Zucker und Fett ernährt, trinkt als Jugendlicher deutlich häufiger und regelmäßiger Alkohol. Das zeigte eine große Studie eines internationalen Forscherteams unter der Leitung des Leibniz-Instituts für Präventionsforschung und Epidemiologie, die 2018 veröffentlicht wurde.[34] Dabei wurden mehr als 16.000 Kinder aus acht europäischen Ländern im Alter von zwei bis neun Jahren untersucht. Das Ergebnis zeigte sich unabhängig von Geschlecht und Herkunft. Möglicherweise wird also durch eine fett- und zuckerreiche Ernährung im Kindesalter ein grundsätzliches Verlangen nach suchterzeugenden Stoffen »erlernt«, das sich in späteren Jahren etwa in erhöhtem Alkoholkonsum manifestiert. Deutschland ist übrigens, was den Alkohol anbetrifft, ein Hochkonsumland. (Die Deutschen trinken mit 13,4 Litern puren Alkohol pro Kopf und Jahr mehr als doppelt so viel, wie der durchschnittliche Weltbürger mit 6,5 Litern.[35] Zur Einordnung: 6,5 Liter purer Alkohol pro Jahr entspricht etwa einer 330 ml Dose Bier täglich.) Und auch hinsichtlich gezuckerten Getränken ist Deutschland ein Hochkonsumland. Nur die Slowakei und die Niederlande verzehren noch mehr Softdrinks, Fruchtsaftgetränke und Energydrinks als wir. Jeder von uns trinkt pro Jahr durchschnittlich 80 Liter gezuckerte Erfrischungsgetränke.[36] Die deutsche Leber hat also ziemlich viel zu tun: Vom gezuckerten Softdrink im Kindesalter geht es bei den meisten in der Jugend quasi nahtlos weiter mit Bier, Bacardi-Cola und hartem Alkohol. Als dicker Komplize gerne mit dabei: fettreiche, verarbeitete Lebensmittel.

Wenig verwunderlich also, dass die Zahlen der Typ-2-Diabetes-Neuerkrankungen und anderer ernährungsmitbedingter Leiden durch die Decke gehen.

Traubenzucker: Wenn das Gehirn hungrig ist

Unser Gehirn hat immer Hunger. Schätzungsweise 20 Prozent der gesamten Energiezufuhr wird direkt an unser Cerebrum weitergeleitet – und das, obwohl es nur etwa 2 Prozent des Körpergewichts ausmacht. Wenn Sie glauben, Sie gönnen Ihrem Hirn eine kleine Pause, wenn Sie einfach mal an nichts denken, dann muss ich Sie enttäuschen. Auch an nichts zu denken, kostet Energie. Der Treibstoff unseres Gehirns ist Glukose, auch unter der Bezeichnung Traubenzucker bekannt. Im Gegensatz zu anderen Organen des Körpers nutzt das Gehirn Glukose nahezu exklusiv als Quelle für Energie. Das Gehirn ist dabei auf kontinuierlichen Nachschub angewiesen, weil die Glykogenspeicher klein sind. Glykogen stellt für unseren Körper die Speicherform der Glukose dar. Im Glykogenspeicher finden sich also die in Form von Glykogen gespeicherten Kohlenhydrate. Grob gesagt, befindet sich das gespeicherte Glykogen zu einem Drittel in der Leber und zu zwei Dritteln in der Muskulatur. Das Leberglykogen etwa dient der Aufrechterhaltung des Blutzuckerspiegels; das Gehirn, die Nervenzellen und die roten Blutkörperchen werden mit Glukose versorgt. Außerdem erhält das Leberglykogen die Körpertemperatur aufrecht.

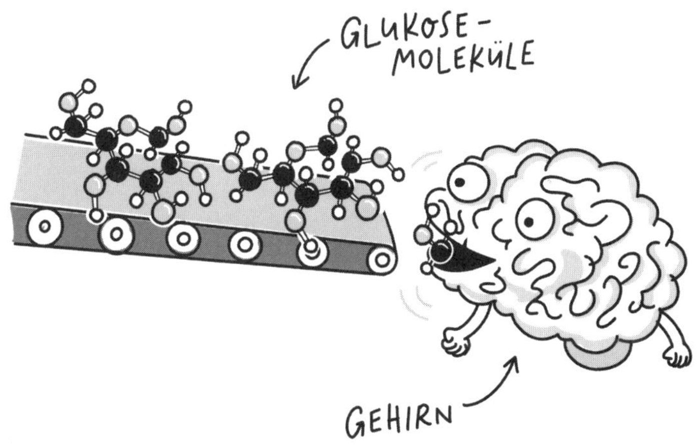

In einer bestimmten Lebensphase hat unser Gehirn besonders viel Hunger auf Traubenzucker. Dazu gibt es eine interessante Studie, die ich mit Ihnen teilen möchte. Sie erklärt nämlich auch, warum unsere kleinen Kinder mal langsamer und mal schneller in die Höhe schießen. Forscher wollten untersuchen, warum der Mensch im Verhältnis zu Affen und anderen Säugetieren relativ langsam wächst. Seit Langem wird vermutet, dass die außerordentliche Lernfähigkeit des kindlichen Gehirns zum Preis einer verringerten Wachstumsgeschwindigkeit des Körpers erkauft wird. Ein Team um Christopher W. Kuzawa an der amerikanischen Northwestern University in Evanston wollte diese Theorie überprüfen. Dafür bestimmte Kuzawa den Glukoseverbrauch der Kinderhirne anhand von Messdaten verschiedener bildgebender Verfahren.

Das Forscherteam fand nun heraus, dass der Energiebedarf des Gehirns dann am höchsten ist, wenn das Wachstum am geringsten ist, nämlich im Alter Ihres Kindes von vier bis fünf Jahren. In dieser Phase benötigt unser Denkzentrum etwa 43 Prozent der Energie des gesamten Körpers. Das ist mehr als das Doppelte des Energiebedarfs eines erwachsenen Gehirns.

Ab dem fünften Geburtstag geht der Glukosebedarf des Gehirns allmählich zurück. Der Körper Ihres Kindes wächst wieder schneller bis zur Pubertät.[37] Die althergebrachte Annahme ist also korrekt: Weil das menschliche Gehirn so hungrig ist, wächst der kindliche Körper langsamer im Vergleich zu Säugetieren.

Damit unser Gehirn mit genügend Glukose versorgt wird, müssen wir essen, und zwar als Erwachsene 140 Gramm Traubenzucker täglich. Das entspricht knapp 47 Stück Würfelzucker. (Wer gerne nachrechnen möchte: Ein handelsüblicher Würfelzucker wiegt etwa 3 Gramm.) Zum Glück müssen Ihr Kind und Sie (und auch ich) dafür nicht zum Würfelzucker greifen. Unser Körper ist schlau: Er kann die für uns notwendige Glukose nämlich auch aus anderen Nährstoffen ziehen. So kann unser Darm aus allen Arten von Kohlenhydraten, also auch aus Vollkornbrot oder Haferflocken, Glukose herstellen. Dazu spaltet der Darm die Kohlenhydrate aus der Nahrung in einzelne Zuckerbausteine auf. Sogar Eiweiße kann unser Körper in Glukose umwandeln. Dabei werden zunächst unsere temporären Speicher entleert, also die in Form von Glykogen gespeicherten Kohlenhydrate in der Leber und Muskulatur angezapft. Danach stellt unser

Körper aus Eiweiß Traubenzucker her. Zu viel Zucker landet bekanntlich als Fett am Körper. Andersherum kann der Körper aber auch über den sogenannten Ketose-Stoffwechsel aus Fett Zucker gewinnen.

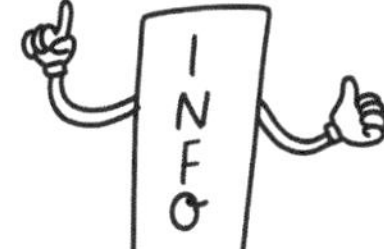

Unser Körper braucht Energie, um zu funktionieren. Wenn wir essen, zum Beispiel einen gesüßten fettarmen Joghurt, wird die Glukose aus der Mahlzeit rasch aufgenommen und ans Blut abgegeben. Denn dieser Einfachzucker ist ein schneller Energielieferant. Stärke aus Vollkornnudeln dagegen muss vom Körper erst noch in Glukose umgewandelt werden. Letztendlich werden alle Kohlenhydrate zu Glukose zerlegt, da dies die einzige Energiequelle für Gehirn, Organe und Muskeln ist. Der Unterschied zwischen lang- und kurzkettigen liegt in der Wirkung der Kohlenhydrate auf unseren Blutzuckerspiegel. Die langkettigen Kohlenhydrate müssen erst noch aufgespaltet werden, während kurzkettige sofort oder zumindest schneller zur Verfügung stehen.

Über den Übeltäter Zucker

$C_{12}H_{22}O_{11}$ – so sieht er also aus, der Übeltäter. Dieses Molekül ist Saccharose bzw. Zucker, wie wir sie im allgemeinen Sprachgebrauch bezeichnen. Zucker besteht aus den zwei Bausteinen Glukose (Traubenzucker) und Fruktose (Fruchtzucker). Schauen wir uns jetzt die Einfachzucker mal etwas genauer an.

Glukose ist absolut lebensnotwendig. Der Körper kann Glukose selbst herstellen. Einige Völker, wie zum Beispiel die Inuit in der Arktis, haben traditionell kaum Kohlenhydrate gegessen. (Inzwischen sind leider selbst bei den Inuit hochverarbeitete Lebensmittel angekommen.) Sie er-

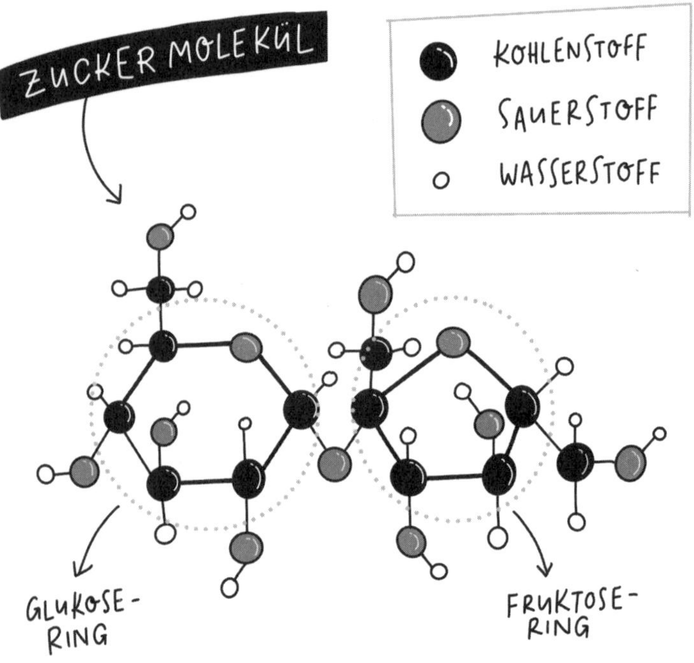

nährten sich hauptsächlich vom Walfang, und trotzdem hatten sie genug Glukose zur Verfügung. Wie das geht? Die Leber kann das aufgenommene Walfett zu Glukose umwandeln. Und das ist nichts, was nur die Inuit beherrschen. Jeder menschliche Körper kann das.

Mit diesem Basiswissen – im Übrigen ist das verpflichtender Schulstoff in der Oberstufe – können Sie jetzt jeden Zuckerlobbyisten festnageln. Die Wirtschaftliche Vereinigung Zucker behauptet nämlich gerne: »Kohlenhydrate wie Zucker sind wichtige Energielieferanten und somit lebensnotwendig, da der Körper sie als Energiequelle für seinen Stoffwechsel braucht.«[38] Fakt ist: Wir alle brauchen Glukose zum Überleben, müssen diese aber nicht von außen zuführen. Unser Körper kann aus komplexen Kohlenhydraten sowie aus Eiweiß und Fett Traubenzucker selbst produzieren (und das wäre der nächste gute Satz zum Merken). Wir alle müssen keinen Zucker – auch keine Glukose – essen.

Fruktose ist der andere Baustein des Zuckermoleküls. Im Gegensatz zur Glukose ist der Fruchtzucker nicht lebensnotwendig. Dieses Molekül ist in konzentrierter Form, wie es in industriellen Lebensmitteln zu finden ist, vielen Experten nach der eigentliche »Bösewicht«. Dazu später mehr. Tatsächlich gibt es keinen biochemischen Ablauf im Körper, für den Fruktose benötigt wird.

Viel Fruktose findet sich hauptsächlich in:

- Tafelzucker/Haushaltszucker/Weißzucker, oft einfach Zucker genannt,
- Honig,
- Agavendicksaft/Agavensirup,
- Isoglukose,
- Süßigkeiten,
- Backwaren,
- Fruchtsaft und Fruchtnektar,
- Limonaden, Softdrinks und Energydrinks
- und anderen verarbeiteten Lebensmitteln.

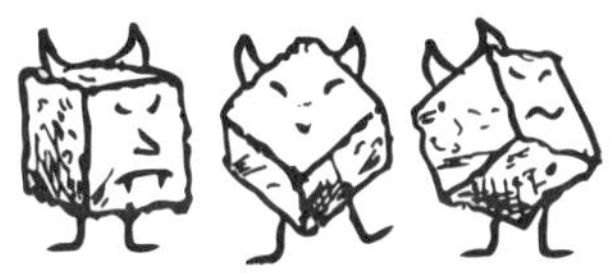

Woraus besteht Zucker eigentlich?

Kohlenhydrate sind nichts anderes als Zuckermoleküle. Allerdings sind nicht alle Kohlenhydrate gleich. Sie werden entsprechend ihrer Einzelbausteine in verschiedene Gruppen eingeteilt. So unterscheidet man Einfachzucker (Monosaccharide), Zweifachzucker (Disaccharide) und Mehr- bzw. Vielfachzucker (Oligo- und Polysaccharide).

EINFACHZUCKER MONOSACCHARIDE

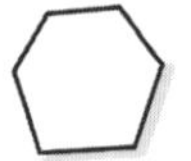

TRAUBENZUCKER (GLUKOSE)

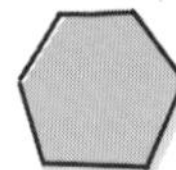

FRUCHTZUCKER (FRUKTOSE)

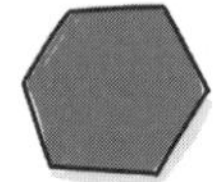

SCHLEIMZUCKER (GALAKTOSE)

ZWEIFACHZUCKER DISACCHARIDE

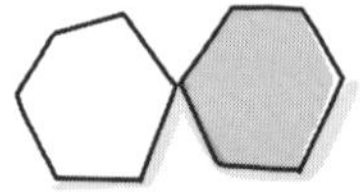

HAUSHALTSZUCKER (SACCHAROSE)

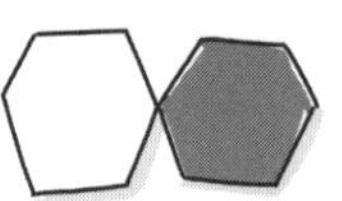

MILCHZUCKER (LAKTOSE)

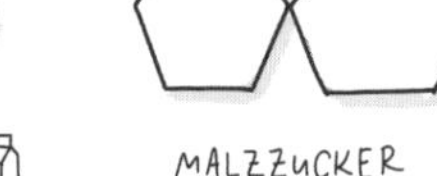

MALZZUCKER (MALTOSE)

MEHRFACHZUCKER OLIGO- & POLYSACCHARIDE

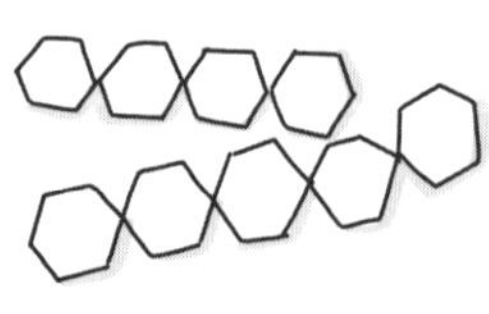

STÄRKE

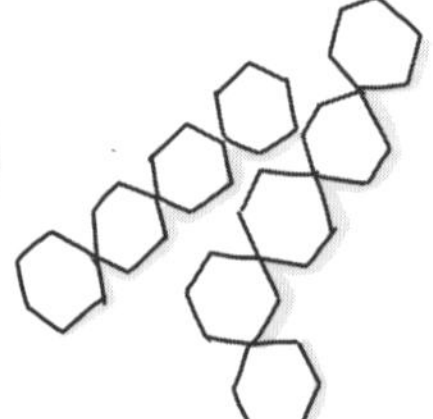

BALLASTSTOFFE

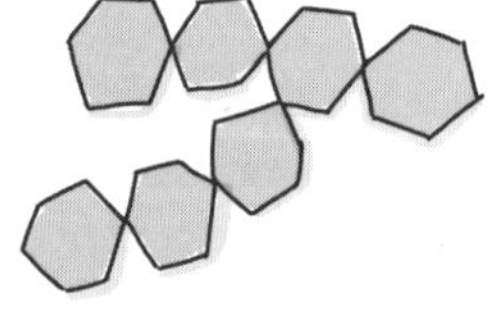

FRUKTANE

Einfachzucker (Monosaccharide)

Einfachzucker bestehen aus einer Zuckereinheit, die bei der Verdauung direkt aufgenommen wird. Glukose (Traubenzucker), Fruktose (Fruchtzucker) und Galaktose (Schleimzucker) gehören zu dieser Gruppe.

Zweifachzucker (Disaccharide)

Zweifachzucker bestehen aus je zwei Zuckereinheiten. Sie werden bei der Verdauung im Dünndarm in ihre Einzelbausteine aufgespalten und dann aufgenommen.

Die wichtigsten Zweifachzucker sind:

- gewöhnlicher Haushaltszucker, auch Tafelzucker oder Kristallzucker genannt (Saccharose, besteht aus Glukose und Fruktose)
- Milchzucker (Laktose, besteht aus Glukose und Galaktose)
- Malzzucker (Maltose, besteht aus zwei Glukoseeinheiten)

Mehr- und Vielfachzucker (Oligo- und Polysaccharide)

Hängen viele Einfachzucker aneinander, bilden sie eine Kette und werden zu Mehrfachzucker (Oligosaccharide). Von Vielfachzucker (Polysaccharide) spricht man, wenn mehr als zehn Moleküle Einfachzucker aneinanderhängen. Je mehr Einzelzucker sich verbinden, desto weniger süß schmecken sie. Spaltet man **Oligosaccharide** lebensmitteltechnologisch in kleinere Bruchstücke, entsteht beispielsweise das schwach süße **Maltodextrin.** Dieses wird in Lebensmitteln nicht nur als Zutat, sondern auch als Stabilisator und Füllstoff eingesetzt. Maltodextrin wird von Verdauungsenzymen in Glukosebausteine zerlegt.

Oligofruktose ist ein Mehrfachzucker, bestehend aus zwei bis zehn nicht verdaulichen Kohlenhydratbausteinen. Deshalb zählt

Oligofruktose zu den Ballaststoffen. Sie wird im Darm durch den Abbau von Inulin gewonnen. Inulin kommt natürlicherweise in bestimmten Pflanzen vor, etwa in Chicorée, Zwiebeln, Artischocken oder Topinambur. Inulin wiederum besteht aus bis zu 90 Zuckerbausteinen. (Inulin ist übrigens nicht mit dem Hormon Insulin aus der Bauchspeicheldrüse zu verwechseln, welches den Blutzucker reguliert!)

Wussten Sie, dass sogenannten funktionellen Lebensmitteln häufig Inulin oder Oligofruktose zugesetzt wird? Diese Beimischungen finden sich in zahlreichen Produkten wie Backwaren, Milcherzeugnissen, Fruchtsäften, Süßwaren und Müsliriegeln, zudem in Wurst, Nahrungsergänzungsmitteln und sogar in Säuglingsnahrung. Die als Prä- oder Prebiotika bezeichneten Zusätze werden im Dickdarm hauptsächlich von Bifidobakterien als Nahrung verputzt. Sie sollen das Wachstum dieser günstigen Bakterien im Darm fördern, das von unerwünschten Bakterien hemmen und sich insgesamt positiv auf die Darmtätigkeit auswirken.

Bei der Bewertung von Lebensmittelwerbung mit Gesundheitsbezug durch die Europäische Behörde für Lebensmittelsicherheit (EFSA) wurden die Aussagen zu Inulin oder Oligofruktose wie »unterstützt eine gesunde Darmflora« oder »verbessert die Verdauungsfunktion« auf ihre wissenschaftliche Haltbarkeit geprüft. Die Lebensmittelproduzenten konnten die versprochene Wirkung jedoch nicht belegen bzw. waren die Inhaltsstoffe nicht genau genug charakterisiert. Daher sind diese Werbesprüche seit Mai 2012 in der EU verboten.

Eine große Vielfalt sehr komplexer Oligosaccharide kommt übrigens in der Muttermilch vor, etwa 200 unterschiedliche sind bekannt. Einige wenige Probiotika und Präbiotika werden mittlerweile fast allen industriell hergestellten Säuglingsmilchprodukten zugesetzt, weil sie vor Durchfallerkrankungen und Allergien schützen sollen. Der Nutzen ist nicht belegt. Die EFSA hält es daher für »nicht notwendig«, Oligosaccharide in Säuglings- und Folgemilch einzusetzen.

Das wichtigste und wohl bekannteste **Polysaccharid** ist **Stärke**. Dieses komplexe Kohlenhydrat besteht aus langen Ketten Tausender Glukosebausteine. Sie werden von den Verdauungsenzymen zerlegt und dann nach und nach aufgenommen. Der Blutzuckerspiegel steigt deutlich langsamer an als nach Aufnahme von Einfach- oder Zweifachzuckern. Stärkehaltige Lebensmittel wie Getreide und Gemüse sind als Energielieferanten deshalb wesentlich günstiger für den Körper als reiner Zucker. Sie versorgen uns zudem mit wertvollen Vitaminen, Mineral- und Ballaststoffen sowie sekundären Pflanzenstoffen.

MEIN TIPP

Eine ausgewogene Ernährung mit vielen pflanzlichen Lebensmitteln wie Gemüse, Obst, Getreide (Vollkorn) und Hülsenfrüchten ist völlig ausreichend. Sie alle liefern vielfältige Ballaststoffe, die zu einer gesunden Darmflora Ihres Kindes beitragen. Paprikastreifen, Karottensticks oder geschroteter Leinsamen auf einem Salat sind fix angerichtet und eine super Ballaststoffquelle vor dem Hauptgang.

Warum sind viele Lebensmittel überhaupt so stark gezuckert?

Zucker ist ein guter Geschmacksträger, strukturgebend und billig – und verspricht der Industrie deshalb hohe Gewinne. Darum steckt er nicht nur in Limonaden und Süßigkeiten, sondern auch in vermeintlich gesunden Lebensmitteln wie Müsli, Fruchtjoghurt oder Tomatensoße. Besonders perfide finde ich, dass gerade sogenannte Kinderlebensmittel teilweise stärker gezuckert sind als vergleichbare Produkte für Erwachsene. Bereits Babys werden mit gesüßten Breien und Keksen auf den Geschmack gebracht, ganz im Sinne der Industrie.

Man sollte jedoch nicht den Fehler machen, den Zucker nur auf seine Süße zu reduzieren. Zucker und übrigens auch Salz wirken hygroskopisch, wie es in der Fachsprache heißt. Die Zuckermoleküle können Wasser aufnehmen und binden. Sobald Zucker in größeren Mengen in einem Lebensmittel enthalten ist – etwa in Marmelade –, wirkt er konservierend. Genau wie Salz bindet er dann das für schädliche Mikroorganismen lebenswichtige Wasser. Auch deshalb verarbeitet die Industrie Zucker in unserer Nahrung.

Jedenfalls verwenden die Lebensmittelhersteller Zucker nicht zu knapp. Während Anfang der 1950er-Jahre jeder Deutsche nur etwa 28 Kilogramm Weißzucker jährlich verbrauchte, sind es inzwischen etwa 36,7 Kilogramm. In den letzten zehn Jahren sei der Verbrauch von Zucker konstant geblieben, ist häufig in der Presse zu lesen.[39] Mit dem Argument, dass der Verbrauch gar nicht gestiegen sei und folglich der Zucker für die Erkrankungen nicht verantwortlich gemacht werden könne, wirbt auch die Industrie sehr gerne. Doch das ist nur die halbe Wahrheit. Denn die oft zitierte Statistik erfasst nur den Verbrauch von Zucker, also Saccharose. Der Verbrauch von Glukose und Isoglukose hat sich Angaben der Bundesanstalt für Landwirtschaft und Ernährung (BLE) zufolge in den letzten Jahren erhöht, wird in diesem Weißzuckerwert aber nicht ausgewiesen.[40] Hinzu kommen weitere Mengen an Sorbit, Laktose und anderen zuckerartigen Stoffen, die so auf den ersten Blick statistisch unter den Tisch fallen.

Voll verzuckert

Zucker versteckt sich hinter unzähligen Begriffen. Neben Zutaten, die »Zucker« im Namen tragen und noch relativ einfach als solcher erkennbar sind, verwenden Lebensmittelhersteller auch andere süßende Inhaltsstoffe, die durch ihre kompliziert klingende chemische Bezeichnung für Laien oft nur schwer als Zucker zu identifizieren sind.

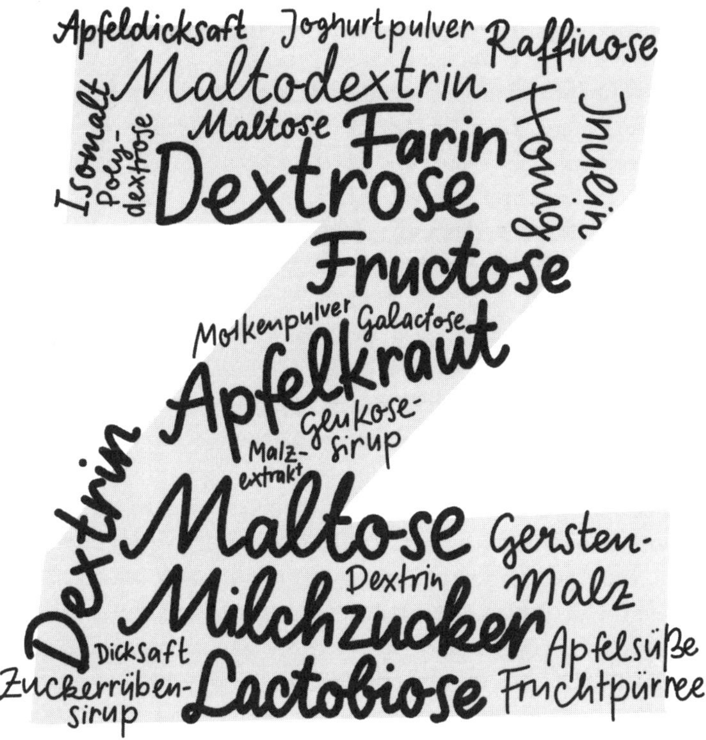

Zucker kann auch über natürlich klingende Zutaten in Lebensmittel gelangen, zum Beispiel in Form von Honig, Traubenfruchtsüße oder Dicksäfte wie Agavendicksaft. Auch Fruchtkonzentrate, Fruchtpürees oder getrocknete Früchte wie Rosinen enthalten viel Zucker.

Aber was ist eigentlich mit Obst?

Gut, dass Sie fragen! Die meisten Fachleute raten keineswegs dazu, Obst wegzulassen. Auch die WHO hat in ihrer Empfehlung (Sie erinnern sich: maximal 10 Prozent, besser noch maximal 5 Prozent der täglichen Energiemenge können aus zugesetzten Zuckern stammen) Früchte extra aus dieser Regelung ausgeklammert. Denn Obst hat viele ernährungsphysiologische Vorteile, etwa einen hohen Gehalt an Vitaminen (B-Vitamine, Vitamin C, Carotin), Mengen- und Spurenelementen, sekundären Pflanzenstoffen und Ballaststoffen. Obst gehört zu den energieärmsten Lebensmitteln bei gleichzeitig hohem Nährstoffgehalt, das heißt, es zeichnet sich durch eine hohe Nährstoffdichte aus.

Dennoch empfiehlt etwa die australische Journalistin und Ernährungsberaterin Sarah Wilson (*Goodbye Zucker*), ein Auge darauf zu haben, welches Obst Ihr Kind verzehrt. Denn auch hier gibt es zuckerarme (fruktosearme) und zuckerreiche (fruktosereiche) Varianten.

»Fünf am Tag« – bereits seit unserer Kindheit erinnert uns diese einfache Botschaft daran, täglich fünf Portionen Obst und Gemüse zu verzehren. Doch inzwischen gilt auch diese Weisheit als überholt, denn Obst enthält deutlich mehr Fruchtzucker als Gemüse. Die Deutsche Gesellschaft für Ernährung empfiehlt inzwischen ganz klar, mehr Gemüse als Obst zu essen, und zwar drei Portionen Gemüse und zwei Portionen Obst am Tag.

Da unsere Kita oft mit zwei Obstpausen aufwartet, einer am Vormittag und einer am Nachmittag, biete ich meinen Kindern am späteren Nachmittag und Abend bevorzugt Gemüse an. Die Obst-Gemüse-Verteilung über einen Wochentag sieht bei uns folgendermaßen aus:

Frühstück: Haferbrei mit Obst zu Hause
Vormittagssnack: Obst in der Kita
Mittagessen: Warmes Gericht mit Gemüse bzw. einmal pro Woche Süßspeise in der Kita
Nachmittagssnack: Obst, seltener Gemüse, ab und zu mit Getreidewaffeln/Knäckebrot in der Kita
Später Nachmittagssnack: Gemüserohkost, ab und an mit Eiweiß kombiniert (zum Beispiel Tomate mit Mozzarella), seltener Obst zu Hause
Abendessen: Warmes Gericht mit Gemüse, seltener Brot und Gemüserohkost

Wie Sie an dieser kleinen Auflistung sehen können, sind wir keine klassische »Abendbrotfamilie«. Mit Ausnahme der Sommermonate essen wir oft zweimal täglich warm. Ich empfehle, zum Obst und Gemüse auch noch eine Eiweißquelle anzubieten, beispielsweise Quark, Joghurt, Nüsse oder Hummus. Zum einen schießt dann der Fruchtzucker von sehr sü-

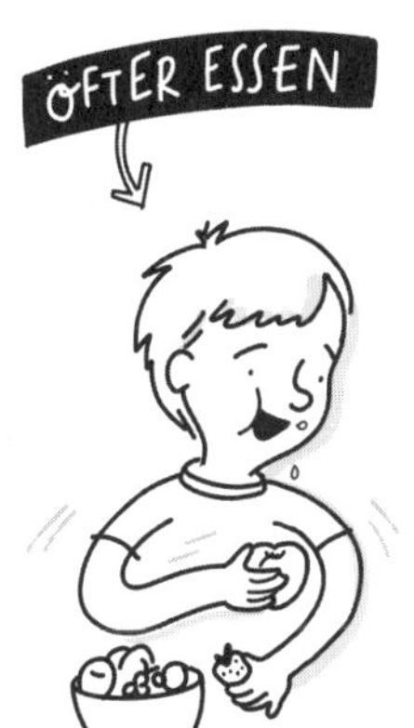

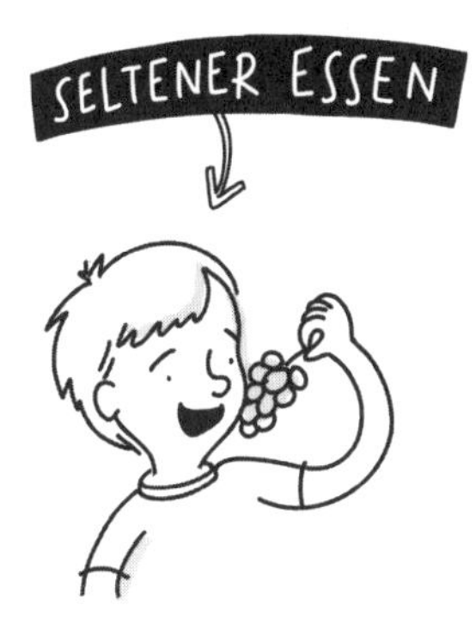

ÖFTER ESSEN	SELTENER ESSEN
AVOCADOS (JA, DAS IST OBST)	BANANEN
BEEREN (ERDBEEREN, HIMBEEREN, BLAUBEEREN etc.)	ÄPFEL
PFIRSICHE, APRIKOSEN	WEINTRAUBEN
KIWIS	MANGOS
PFLAUMEN	FEIGEN/ DATTELN
GRAPEFRUITS	ANANAS
ORANGEN	TROCKENOBST

ßem Obst nicht so schnell in unseren Körper, zum anderen macht uns das einfach länger satt. Das heißt nun aber nicht, dass meine Kinder die Proteine immer annehmen, aber das Angebot sollte wenigstens bestehen. Schließlich lernen die Kleinen ganz einfach durch Vorbilder – und dazu gehören natürlich Sie! Ist Ihr Kind alt genug, können Sie erklären, dass Obst nicht lange sättigt. Zudem gibt es bei uns meistens sechs Mahlzeiten. Das hat sich für mich in der jetzigen Lebensphase – meine Kinder sind ein Jahr bzw. vier Jahre alt – als praktikabel erwiesen.

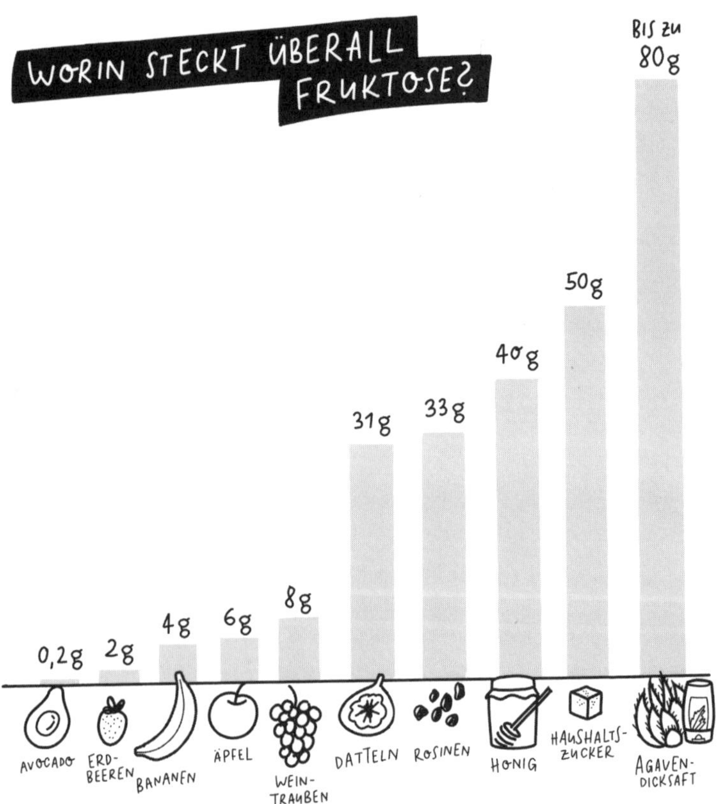

Ich persönlich verzehre mit meinen Kindern sehr gerne alle möglichen Beeren und Avocados, greife aber auch regelmäßig zu Bananen, süß bis säuerlichen Äpfeln und Birnen. Gerade für Babys eignet sich nicht jedes Obst, etwa aufgrund der Säure oder weil Säuglinge phasenweise bestimmte Konsistenzen mögen und andere eben nicht. Hier gilt vor allem: Bleiben Sie entspannt und bieten Sie eine möglichst große Bandbreite an Obst an. So lernt Ihr Nachwuchs viele verschiedene Geschmacksrichtungen kennen.

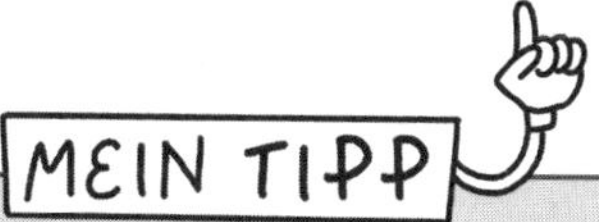

Frisches Obst sollte immer Ihre erste Wahl sein. Fruchtsäfte und Trockenfrüchte enthalten konzentrierten Fruchtzucker. Bis zu 70 Gramm Zucker können etwa in 100 Gramm Trockenobst stecken. Davon also möglichst selten naschen.

Warum zu viel Fruchtzucker schädlich ist

Fruktose ist natürlicherweise in Obst und Gemüse enthalten und in dieser Form unbedenklich. Konsumieren wir jedoch Fruchtzucker in rauen Mengen, ergibt sich ein anderes Bild. Unzählige Fertigprodukte enthalten hochkonzentrierten Fruchtzucker oder Haushaltszucker, der wiederum zu 50 Prozent aus Fruchtzucker besteht.

Fruchtzucker schmeckt deutlich süßer als Glukose, weshalb wir ihn mögen und die Industrie ihn gerne verwendet. An dieser Stelle können wir gleich einen Mythos aus der Welt schaffen. Auch wenn Lebensmittelhersteller gerne »mit der Süße von Früchten« werben: Gesunden Zucker gibt es nicht! Fruchtzucker ist entgegen der landläufigen Annahme nicht gesünder als Haushaltszucker. Im Übrigen ist das sogar in doppelter Hinsicht falsch, denn Haushaltszucker besteht jeweils zur Hälfte (!) aus Fruktose und Glukose.

Zu viel Fruchtzucker ist Studien zufolge in dreierlei Hinsicht schädlich:

- **Fruktose hemmt unser Sättigungsgefühl.** Wenn wir beispielsweise Rühreier mit einer Scheibe Brot verzehren, meldet uns das Gehirn: »Du bist jetzt satt, bitte hör auf zu essen.« Genau das aber passiert nicht bei Lebensmitteln mit Fruktose. Normalerweise vermittelt das Sättigungshormon Leptin unserem Gehirn, dass die Fettdepots ausreichend gefüllt sind und wir nicht mehr weiteressen müssen. Leptin wird in den Fettzellen gebildet. Sind ausreichende Fettreserven im Körper vorhanden, hemmt Leptin das Hungergefühl und wir beenden unsere Mahlzeit. Ein übermäßiger Konsum von Fruktose führt allerdings zu einer sogenannten Leptinresistenz. Das Sättigungsgefühl bleibt also aus.

  Früher war Fruchtzucker als sofort verfügbare Energiequelle ziemlich rar. Die Steinzeitmenschen mussten sich körperlich ganz schön anstrengen, um an den süßen Stoff zu kommen. Ein paar Beeren hier, ein paar Honigwaben da. Das war es dann auch schon. Heute sind wir vom industriellen Fruchtzucker umzingelt.
- **Fruktose wird schnell in Fett umgewandelt und in den Fettdepots des Körpers gespeichert.** Fruchtzucker geht langsamer als Glukose ins Blut, erhöht daher auch den Insulinspiegel (Blutzuckerspiegel) nicht so stark. Bis vor etwa zehn Jahren sah man darin noch einen großen Vorteil für Diabetiker. Inzwischen sind auch die Wissenschaftler weiter, um nicht zu sagen schlauer.

  Ein Fruktoseüberschuss wird nämlich – im Gegensatz zu Glukose – über die Leber und das Mikrobiom abgebaut. Während Glukose direkt nach der Nahrungsaufnahme als Energie »verbrannt« wird, passiert das mit Fruktose nicht. Zu viel Fruktose wird in Fett umgewandelt, und zwar vor allem als Leberfett und Bauchfett. Die flüssige Fruktose in Form von Softdrinks und Säften ist besonders gefährlich, weil sie unseren Hunger nicht stillt – wir trinken also immer weiter und trotzdem gelüstet es uns nach energiereichen festen Speisen. 1000 Kalorien aus Cola oder Saft sorgen nicht für ein Sättigungsgefühl – 1000 Kalorien aus Nüssen oder Vollkornnudeln sättigen jedoch enorm. Bei dauerhaftem Konsum von zu viel Fruchtzucker werden wir also nicht satt, aber (trotzdem) fett.
- **Zu viel Fruktose macht krank.** Fruktose ist ein richtiger Störenfried. Wenn der Fruchtzucker durch ein Glas Cola oder Apfelsaft in den

Körper Ihres Kindes strömt, bringt er den Stoffwechsel ganz massiv durcheinander. In der Forschung mehren sich Hinweise, dass ein regelmäßiger und hoher Konsum von Fruchtzucker zu Übergewicht und Adipositas, Fettlebererkrankungen, Insulinresistenz, Diabetes Typ 2, Krebs, Herz-Kreislauf-Erkrankungen und Gicht führen kann.

In der Antike galt die Leber als Sitz der Seele und wurde dementsprechend ernst genommen. Aktuell herrschen schlechte Zeiten für das zentrale Organ unseres Stoffwechsels. Wir Deutschen konsumieren nicht nur zu viel Alkohol, sondern auch zu viele gezuckerte Getränke. Ob Sie das eine oder das andere bevorzugen, ist Ihrer Leber übrigens herzlich egal. Beides ist gesundheitsschädlich. Schon Kinder, die in ihrem Leben nie einen Tropfen Hochprozentiges getrunken haben, könnte man – ihrer Leber nach – mit Alkoholikern verwechseln. Experten und Fachgesellschaften wie beispielsweise die Deutsche Leberstiftung machen auch den steigenden Verzehr von sehr kalorienreichen Softdrinks für Fettlebererkrankungen bei Kindern verantwortlich.

Bereits jedes dritte übergewichtige Kind leidet in Deutschland an dieser Krankheit. Wie Sie bereits wissen, bereiten überschaubare Fruktosemengen, wie sie in Obst und Gemüse natürlicherweise vorkommen, unserem Körper keine Probleme. Dennoch gelangt viel zu viel Fruktose in unsere Körper. Wie kann das sein?

Warum wir immer mehr Fruchtzucker konsumieren

Fruktose ist in Form von Fruktosesirup seit etwa 40 Jahren Lieblingskind der Lebensmittelindustrie – denn er ist billig und seine Süßkraft deutlich höher als die von Tafelzucker. Daher hat dieser süße Sirup in den USA den traditionellen Zucker in vielen Bereichen – etwa bei Limonaden und Erfrischungsgetränken – weitgehend verdrängt. In den USA, dem Musterland für verfehlte Ernährungsprävention, liegt der Anteil von Fruktosesirup am Gesamtzuckerverbrauch bei etwa 50 Prozent. In Europa sieht die Situation (noch) anders aus.

Fruktosesirup ist ein Produkt der Stärkeverzuckerung und wird üblicherweise aus Mais- oder Weizenstärke hergestellt. Tauchen wir ein in die Welt des Fruchtzuckers. Die verschiedenen Begriffe verraten Ihnen gleich wichtige Informationen, etwa über den Süßungsgrad.

Glukose-Fruktose-Sirup enthält mehr Glukose als Fruktose. Sind über 50 Prozent Fruktose in der Mischung, muss Fruktose-Glukose-Sirup auf der Zutatenliste stehen. Je höher der Fruktoseanteil, desto süßer schmeckt der Sirup. Im englischen Sprachgebrauch dominiert die Bezeichnung »High Fructose Corn Syrup« (HFCS – »fruktosereicher Maissirup«). Zum einen ist das so, weil der Sirup in den USA in der Regel aus Mais hergestellt wird; zum anderen, um sich vom ursprünglichen, ausschließlich aus Glukose bestehenden Maissirup abzugrenzen. In Europa werden Fruktose-Glukose-Sirupe auch als Isoglukose bezeichnet und aus Mais- oder Weizenstärke hergestellt.

Auf dem amerikanischen Markt landet vorzugsweise Isoglukose mit 55 Prozent Fruktoseanteil bei den Verbrauchern. Diese Variante sorgt vor allem in Getränken für einen extrem süßen Geschmack. Die zweithäufigste Variante der Isoglukose hat einen geringeren Fruktoseanteil von 42 Prozent und wird ebenfalls Getränken, aber auch anderen verarbeiteten Lebensmitteln, Backwaren, Milchprodukten und Süßigkeiten beigemischt.

Vor nicht allzu langer Zeit war die Verwendung dieser süßen Sirupe in der EU stark beschränkt. Ihr Anteil am Gesamtzuckerverbrauch im Binnenmarkt durfte 5 Prozent nicht übersteigen. Dafür sorgte die Europäische Zuckermarktordnung – ein langes Regelwerk aus Quoten, Zöllen und Subventionen, um die heimische Produktion von Zucker und die europäischen Rübenbauern vor Marktschwankungen und billigerem Rohrzucker aus Übersee zu schützen. Seit dem 1. Oktober 2017 darf nun mehr Isoglukose für den EU-Markt produziert bzw. importiert werden. Das klingt zugegebenermaßen alles recht technisch. Was bedeutet das jetzt genau für uns Verbraucher und vor allem für unsere Kinder?

Viele Verbraucherschützer und Gesundheitsexperten gehen davon aus, dass künftig mehr Isoglukose in unserem Essen und in den Getränken landen wird. Nach Angaben des Verbandes der Getreide-, Mühlen- und Stärkewirtschaft (VGMS) werden hauptsächlich Glukose-Fruktose-Sirupe eingesetzt, deren Fruktosegehalt zwischen 8 und 30 Prozent liegt.[41] Marktdaten des europäischen Stärkeverbandes Starch Europe von 2018 zeigten bisher keine Steigerung der Isoglukose-Verkäufe seit dem Auslaufen der EU-Zuckermarktordnung.[42] Doch das ist, ein Jahr nach dem Fall der Zuckermarktordnung, nur eine Momentaufnahme. Selbst der Lobbyverband der Isoglukose-Hersteller glaubt nicht, dass dies so bleiben wird. Branchenschätzungen zufolge wird die Isoglukose-Produktion in der EU von derzeit rund 720.000 Tonnen pro Jahr auf mindestens 2 Millionen Tonnen pro Jahr steigen.[43]

Isoglukose klingt zwar wie die kleine Schwester von Glukose, ist aber alles andere als harmlos. Für Kinder ist dieses »Mehr« an Fruchtzucker besonders gefährlich. Denn die industrielle Süße wird überwiegend in Softdrinks und anderen süßen Getränken verwendet. Kinder sind die Hauptzielgruppe für zuckrige Limonaden. Und das ist ein schwergewichtiges Problem. »Kinder nehmen relativ zum Körpergewicht noch mehr Zucker mit Limonaden auf als Erwachsene«, warnt Prof. Dr. Andreas Pfeiffer, Direktor der Abteilung Endokrinologie, Diabetes und Ernährungsmedizin der Charité Berlin. Er hält eine gesetzliche Regelung für notwendig, um den Zuckergehalt in Getränken maßgeblich zu verringern. Anlass seiner Kritik war 2018 ein Marktcheck von foodwatch mit 600 »Erfrischungsgetränken«. Mehr als jedes zweite Produkt war überzuckert und das, obwohl die Hersteller schon lange angekündigt hatten, den Zuckergehalt ihrer Getränke deutlich zu senken. Extrem zuckrige Brausen versprechen den Unternehmen eben gute Gewinne, eine Veränderung ist nicht in Sicht. Der Marktcheck ergab auch: Erfrischungsgetränke, die weder Zucker noch Süßstoffe enthalten, werden auf dem deutschen Markt nach wie vor kaum angeboten. 2016 gab es gerade einmal sechs solcher Produkte (1 Prozent des Angebots), 2018 waren es nur 13 Produkte (2 Prozent des Angebots). Das zeigt wieder einmal, wie sehr die Industrie das gesunde Sortiment beschränkt. Wir haben quasi keine Wahl.

»Zucker ist der Alkohol der Kinder«

»Können Sie eine Energiequelle nennen,

- die nicht lebensnotwendig ist,
- die unser Körper nicht für den Stoffwechsel benötigt,
- die ein Nahrungsmittel ist,
- die bei übermäßigem Konsum giftig ist,
- die wir trotzdem lieben
- und die süchtig macht?«,

fragt Prof. Dr. Robert Lustig in die Runde beim 2. Deutschen Zuckerreduktionsgipfel 2018 in Berlin. »Die Antwort«, sagt er, »lautet: Alkohol.« Der amerikanische Wissenschaftler ist hier der Stargast. Er ist ein unterhaltsamer Redner, erzählt eingängig von seinen Studien, findet drastische Worte. »Zucker ist der Alkohol der Kinder«, macht er deutlich. Gerade weil der übermäßige Zuckerkonsum etwa dafür sorge, dass es immer häufiger zu einer Fettleber komme, die man früher nur von Erwachsenen mit hohem Alkoholkonsum gekannt habe. Dazu muss man wissen: Unsere Leber verstoffwechselt Alkohol genauso wie Fruktose.

Für die einen ist Prof. Lustig einfach der Anti-Zucker-Papst, der in der Öffentlichkeit den Schlagabtausch mit der mächtigen Zuckerlobby nicht scheut; für die anderen ein fleißiger Forscher, passionierter Mediziner und begnadeter Wissenskommunikator.

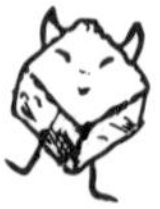

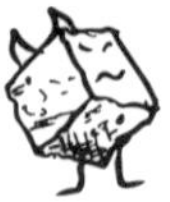

Der US-Amerikaner ist Kinderarzt und Professor für Neuroendokrinologie an der University of California in San Francisco und auf Hormonstörungen sowie Stoffwechselerkrankungen spezialisiert. Er forscht seit Jahrzehnten auf dem Gebiet der Adipositas, also krankhafter Fettleibigkeit, bei Kindern und Jugendlichen. Hohe Aufmerksamkeit erhielt er 2009 für seine Vorlesung »Die bittere Wahrheit über Zucker«, die auf YouTube bereits über neun Millionen Mal angeklickt wurde. Eine seiner bekanntesten Aussprüche lautet: »Zucker ist Gift.«

Bevor er nach San Francisco kam, betreute er in einem Krankenhaus in Memphis, Tennessee, Kinder, deren Hypothalamus durch Gehirntumore oder nachfolgende Behandlungen beschädigt worden war. Der Hypothalamus ist eine wichtige Schaltzentrale unseres Körpers und bezeichnet einen Bereich im Zwischenhirn. Er koordiniert als übergeordnetes Zentrum den Wasser- und Salzhaushalt sowie den Blutdruck, aber auch zahlreiche Signale, die mit der Nahrungsaufnahme zusammenhängen wie Hunger und Sättigung.

Viele der Patienten, die den Krebs überlebten, wurden in der Folge der Behandlung massiv fettleibig. Prof. Lustig stellte schon früh die Theorie auf, dass Schäden in einer bestimmten Hirnregion, im Hypothalamus, dazu führen, dass das Hormon Leptin vom Körper nicht mehr wahrgenommen werden könne. Dies wiederum rufe eine Hungerreaktion hervor. Er stellte bald fest, dass die betroffenen Patienten eine erhöhte Aktivität des Vagusnervs (»Ich habe Hunger!«) aufwiesen, was die Insulinausschüttung erhöhte. Durch die Verabreichung eines Insulinsuppressivums konnte er seine Patienten dazu bringen, Gewicht zu verlieren. Und vielmehr als das: Seine Patienten, die sonst ungern die Wohnung verließen, wurden plötzlich sehr aktiv und begannen ohne Aufforderung, Sport zu treiben. Später konnte der Forscher das gleiche Phänomen bei adipösen Erwachsenen ohne Verletzungen im zentralen Nervensystem nachweisen.

So kam eins zum anderen. Prof. Lustig begann, Ursachen, Ansätze zur Prävention und Behandlung der gegenwärtigen Adipositasepidemie umfassender zu betrachten. Er untersuchte die spezifische Rolle von Fruktose als möglichen Übeltäter für chronische Krankheiten und auch für die erhöhte Kalorienaufnahme. Denn Fruktose hemmt Leptin, also genau das Hormon, das uns Sättigung signalisieren soll – folglich essen wir immer weiter. Die Menge an Fruktose, die der Körper nicht direkt verwerten kann, wird über die Leber abgebaut. Und deshalb haben zunehmend mehr Kinder eine Fettleber, als hätten sie jahrelang Alkohol getrunken. Die Studienlage ist, seinem Kenntnisstand nach, erdrückend.

Viele Menschen glauben, dass Fettleibigkeit die Hauptursache für viele Krankheiten ist, erzählt er mir. Aber 20 Prozent der fettleibigen Menschen haben einen normalen Stoffwechsel. Umgekehrt manifestieren bis zu 40 Prozent der Menschen mit normalem Gewicht die Erkrankungen, die das metabolische Syndrom ausmachen: Diabetes, Bluthochdruck, Stoffwechselstörungen, Herz-Kreislauf-Erkrankungen, nicht alkoholische Fettleber, Krebs und Demenz. »Fettleibigkeit ist nicht die Ursache, sondern eher ein Marker für die metabolische Funktionsstörung, die ein noch größeres Ausmaß hat«, fasste er seine Erkenntnisse gemeinsam mit zwei Kollegen bereits 2012 zusammen.[44]

Die Zuckerlobby und die Lebensmittelindustrie unternehmen gerne alles, um die Gefahren zu verschleiern. »Eine Kalorie ist eine Kalorie, ganz gleich woher sie stammt«, heißt es oft. Oder: »Zucker ist kein Dickmacher und deswegen auch kein Risikofaktor für Zivilisationskrankheiten«, schreibt etwa die Wirtschaftliche Vereinigung Zucker auf ihrer Webseite. Auch dieser Satz wird gebetsmühlenartig wiederholt. Nur wird er dadurch nicht richtiger.

Vielmehr ist Zucker schädlich, weil es eben Zucker ist. (Wir erinnern uns: Es gibt Menschen, die nicht dick werden vom vielen Zucker und trotzdem erkranken.) Kalorie sei eben nicht gleich Kalorie. Und das wollte Prof. Lustig auch nachweisen.

Sein Forscherteam an der University of California führte dazu ein wirklich interessantes Experiment durch.[45] Die Wissenschaftler wollten Risikofaktoren abklären, die bei Kindern zum metabolischen Syndrom führen könnten. Dafür tauschten sie in der Ernährung den Großteil des Zuckers gegen Stärke aus. Auf dem Essensplan standen Hotdogs, Pizzen und andere bei Kindern beliebte (nicht unbedingt gesunde) Speisen. 43 übergewichtige Kinder zwischen neun und 18 Jahren nahmen teil. Neben ihren überschüssigen Pfunden brachten die Probanden noch mindestens eine Stoffwechselstörung wie Bluthochdruck, hohe Blutfettwerte, einen hohen Blutzuckerspiegel oder eine Fettleber mit. Neun Tage lang erhielten die Kinder alle möglichen Mahlzeiten, einschließlich Snacks und Getränken. Mit einer Einschränkung: Der Zuckerverzehr wurde stark limitiert, und zwar von 28 auf 10 Prozent der täglichen Kalorienaufnahme. Die Zufuhr von industrieller Fruktose wurde ebenfalls von 12 auf 4 Prozent verringert. Frisches Obst durften die Kinder weiterhin naschen.

Um die Aussagekraft dieser kleinen Untersuchung zu verstehen, ist zudem wichtig zu wissen, dass die Kinder keinen Sport treiben mussten und auch ihre übliche Kalorienzahl nicht reduziert wurde. Denn eine Gewichtsabnahme sollte nicht erfolgen. Andernfalls hätten gesundheitliche Verbesserungen nämlich auch dadurch erklärt werden können. Kurzum, die Forscher kreierten eine interessante Challenge: Zucker gegen Stärke. Und was geschah? Die Kinder hatten das Gefühl, viel mehr essen zu dürfen, sie fühlten sich sogar erdrückt von all dem Essen. Sie waren satt! Und das nur, weil der viele Zucker durch Stärke ausgetauscht wurde. Als Folge hatten sich der diastolische Blutdruck, die Blutfettwerte, das LDL-Cholesterin, der Nüchternblutzucker, die Insulinwerte und auch die Leberfunktionen deutlich verbessert.

Einer der Forscher, Dr. Jean-Marc Schwarz von der Touro University, Kalifornien, erklärte dazu: »Noch nie waren die Ergebnisse unserer Humanstudien so eindeutig. […] Diese Ergebnisse stützen die These, dass es für Eltern wesentlich ist, den Zuckerkonsum ihrer Kinder zu kontrollieren und auf die gesundheitlichen Auswirkungen zu achten.«[46] »Diese Studie zeigt definitiv, dass Zucker nicht aufgrund seiner Kalorien oder seiner Auswirkungen auf das Gewicht metabolisch schädlich ist. Vielmehr ist Zucker schädlich, weil es Zucker ist«, ergänzte Hauptautor Prof. Robert Lustig. Weitere Studien anderer Forscher erhärten diesen Verdacht.

MEIN TIPP

Sie wollen Ihrem Kind etwas Gutes tun und kaufen deshalb einen Smoothie? Keine gute Idee! Die beliebten Getränke werden clever vermarktet, sind in Wahrheit aber echte Zuckerbomben – sogar die grünen Smoothies. Schauen Sie genau auf die Inhaltsstoffe! Oftmals befinden sich darin locker 10 Gramm Fruchtzucker auf 100 Milliliter, weil die Hauptbestandteile Obstsorten wie Apfel, Mango, Banane und Co. sind. Bei einer Portion von 250 Millilitern sind Sie also schnell bei 25 Gramm Zucker. Das ist viel zu viel für ein kleines Kind. Unterwegs wählen Sie lieber Wasser – wenn es unbedingt ein Getränk mit süßlichem Geschmack sein soll: ein hochwertiges Kokoswasser. Den besseren, weil gesünderen Smoothie mixen Sie zu Hause, indem Sie grünes Gemüse wie Spinat als Grundlage wählen und nicht kiloweise Obst.

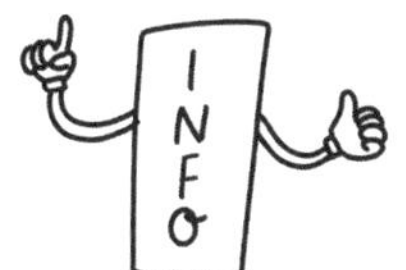

Drei persönliche Tipps von Prof. Lustig

1. Obst ist gesund, Säfte sind es nicht.
2. Echtes, naturbelassenes Essen tut gut, industriell verarbeitetes Essen nicht.
3. Geben Sie Ihrem Kind kein Dessert zum Frühstück – also auch keine gezuckerten Cerealien!

Metabolisches Syndrom und Fettleber

Zu viele Kalorien und zu wenig Bewegung bleiben nicht ohne Folgen: Immer mehr Kinder haben Übergewicht. Zu viele Pfunde sind der wichtigste Wegbereiter für das sogenannte metabolische Syndrom. Vereinfacht ausgedrückt handelt es sich dabei um eine Kombination verschiedener Symptome und Krankheitsbilder. Dazu gehören Übergewicht (insbesondere Bauchfett), ein dauerhaft erhöhter Blutzuckerspiegel (ein gestörter Zuckerstoffwechsel in Form einer Insulinresistenz), erhöhte Blutfettwerte und Bluthochdruck.

Und oft bleibt es nicht dabei, die Liste der Leiden wird also länger. Mögliche Folgen sind Diabetes und Arteriosklerose, also Gefäßverkalkung. Daneben sind Niereninsuffizienz, Herzinfarkte oder Schlaganfälle nicht ausgeschlossen. Doch das ist noch nicht alles. In den letzten 15 Jahren rückte auch die sogenannte nicht alkoholische Fettleber (NAFL) vermehrt in den Blick der Forscher. Damit gemeint ist eine erhöhte Fettinfiltration in der Leber bei Personen, die eigentlich dem Alkohol entsagen, also gar keinen oder nur wenig trinken. Wer seinem Körper ständig mehr Kalorien zuführt, als er verbrennen kann, lagert die überschüssige Energie in Form von Fett ein – im Fettgewebe und in der Leber. Die negativen Auswirkungen betreffen den gesamten Körper, weil diese Fetteinlagerungen unter anderem zu den Hauptursachen von Diabetes mellitus Typ 2 und Leberkrebs zählen. In den meisten Fällen entsteht die nicht alkoholische Fettleber als Folge des metabolischen Syndroms. In Deutschland ist bereits jeder vierte Bundesbürger über 40 betroffen – und jedes dritte übergewichtige Kind. Schätzungen zufolge werden im Jahr 2025 etwa 55 Millionen US-Amerikaner und Europäer an einer nicht alkoholischen Leberentzündung leiden.

Warum Kinder (und auch Erwachsene) auf Fruchtsäfte verzichten sollten

Keinen Fruchtsaft für Kinder vor dem ersten Geburtstag, das empfiehlt die Amerikanische Gesellschaft der Kinder- und Jugendärzte (AAP). Auch ältere Kinder sollten nur selten zu Säften greifen. Obst im Ganzen besitzt wertvolle Faserstoffe, Ballaststoffe und sekundäre Pflanzenstoffe. Trinkt Ihr Kind Fruchtsaft, Limonade oder Energydrinks, können Sie ihm stattdessen auch gleich eine Zuckerinfusion legen. Der Fruchtzucker erreicht in konzentrierter und flüssiger Form ohne Ballaststoffe unseren Körper – und der ist überfordert. Denn für solche Massen sind wir schlichtweg nicht programmiert.

Als problematisch erachte ich folgende Eigenschaften von Saft:

- hat etwa so viele zuckrige Kalorien wie Limonade und Softdrinks und kann daher Übergewicht fördern,
- enthält sehr viel Fruchtzucker, der im Übermaß schädlich ist (ab S. 63),
- gewöhnt Kinder schon früh an sehr süße Getränke,
- kann zu Blähungen und Durchfall führen,
- kann besonders im ersten Lebensjahr zu Mangelernährung führen, wenn der Magen durch den Saft gefüllt ist und das Baby dann weniger Milchnahrung zu sich nimmt,
- fördert Karies, insbesondere wenn der Saft ständig die Zähne umspült, weil er schlückchenweise aus Nuckelflaschen oder Trinkbechern getrunken wird,
- Ihr Kind trinkt rasch mehr als es sollte, weil es eben so einfach geht – ganz ohne zu kauen.

Die AAP empfiehlt in ihrer Leitlinie: »Kinder sollten ermutigt werden, ganze Früchte zu essen, und sie sollten über die Vorteile der Frucht im Vergleich zu Saft aufgeklärt werden, dem Ballaststoffe fehlen und der zu übermäßiger Gewichtszunahme beitragen kann.« Dem ist nichts hinzuzufügen.

Verdünnte Saftschorlen kommen bei uns nur zu speziellen Anlässen auf den Tisch. Ansonsten haben wir keinen Saft im Haus. Sehr selten, vielleicht achtmal im Jahr, pressen wir selbst Saft aus Obst und Gemüse, das schon etwas »hinüber« ist, zum Beispiel Apfel-Fenchel-Saft, Apfel-Karotten-Saft und andere Kreationen. Und ja, auch diesen Saft verdünnen wir mit Wasser.

Babys bester Start ins Leben: Die ersten 1000 Tage

Der Moment, in dem ich den positiven Schwangerschaftstest in meinen Händen hielt, war überwältigend. Und verwirrend. Denn auch bei mir tauchten Fragezeichen zur Ernährung auf. Wie wohl für alle werdenden Eltern zählte für mich nur eins: Dem kleinen Menschenkind den bestmöglichen Start in diese Welt zu ermöglichen. Doch plötzlich hagelte es von allen Seiten gute Ratschläge. Sport treiben, ja. Aber nicht zu viel. »Was ist eigentlich zu viel?«, fragte ich mich. Das wöchentliche Training auf dem Stepper im Fitnessstudio, bei dem ich mich super fühlte und gerne auspowerte? »Hallo, Beckenboden! Nicht, dass das Kind dann zu früh kommt!«, rief die zweifelnde Stimme im Kopf. Und was war mit der Stunde Radfahren in gemütlichem bis zügigem Tempo an heißen Sommertagen, um mein erstgeborenes Kind bei der Tagesmutter abzuholen? Und beim Essen? Bloß nicht zu wenig, auch nicht zu viel. Aber was genau? Dazu macht sogar jedes Land den Frauen andere Vorgaben. Während bei Schwangeren hierzulande roher Fisch verpönt ist, würden Japanerinnen niemals auf ihr geliebtes Sushi verzichten. Um wenigstens eine Frage direkt aus der Welt zu schaffen: Werdende Mütter dürfen selbstverständlich Sport treiben, sollten es aber grundsätzlich etwas entspannter angehen.[47]

Obwohl ich mich bereits ausgewogen ernährte, las ich fortan Empfehlungen und Studien, um mich zu informieren. Die gute Nachricht ist: Wir alle können selbst allerhand zur Gesundheit unseres Nachwuchses beitragen. Ob ein Kind gerne herzhafte Speisen und Gemüse isst oder später hauptsächlich industrielle Süßigkeiten verlangt, ob es irgendwann Allergien entwickelt, an Übergewicht oder Typ-2-Diabetes leidet: Vieles hängt von der Ernährung in den ersten 1000 Tagen ab. Der Countdown beginnt übrigens mit der Empfängnis; man rechnet also von der Zeugung bis zum zweiten Geburtstag des Kindes. Warum ist diese Zeitspanne so wichtig? Genau in diesen 1000 Tagen werden im kindlichen Organismus die Weichen für die Entwicklung gestellt. Nervenzellen verbinden sich, Organe und Gehirn reifen heran, genauso wie das Immunsystem und der Stoffwechsel. In dieser Periode spielt die Ernährung der Schwangeren eine Schlüsselrolle.

Der alte Rat, Schwangere sollten für zwei essen, ist übrigens längst überholt. In den ersten drei Schwangerschaftsmonaten haben Frauen einen erhöhten Bedarf an Nährstoffen, nicht aber an Energie. Deshalb sollten werdende Mütter sich besonders vitamin- und mineralstoffreich ernähren. Erst ab dem vierten Monat (zweites Trimester) erhöht sich der Energiebedarf um etwa 250 Kilokalorien/Tag und im dritten Trimester (ab dem siebten Monat) um etwa 500 Kilokalorien/Tag.[48] 250 Kilokalorien entsprechen etwa einer Portion Naturjoghurt mit frischem Obst. Viel ist das also nicht.

Als ich mit meinen Kindern schwanger war, hatte ich übrigens nicht mehr Lust auf Süßes als sonst. Ein großes Stück dunkle Schokolade mit mindestens 85 Prozent Kakaoanteil und ein paar Nüsse reichten mir völlig. Bei mehr Appetit auch zwei oder drei dicke Scheiben Bananenbrot. Da ich fast immer Nüsse und Obst dabeihatte, wenn ich mal länger unterwegs war, konnte ich auch in meiner Schwangerschaft einem niedrigen Blutzuckerspiegel entgegenwirken. Ich hatte vor allem Lust auf herzhafte Speisen. In der Schwangerschaft mit meinem Sohn führte dies dazu, dass ich alle zwei Wochen Gulasch gekocht habe. Etwas, das ich sonst sehr selten mache. Kein Witz: Noch bevor ich überhaupt wusste, dass gerade ein kleines Menschenkind in meinem Bauch heranwächst, träumte ich von … Gulasch. Und zwar sehr plastisch. Das fand ich so abgefahren, dass ich es sofort nach dem Aufwachen meinem Mann erzählte. Als ich zudem bemerkte, dass der Kaffee seit einigen Tagen schon beim ersten Schluck abscheulich schmeckte, zählte ich eins und eins zusammen – und der Rest ist Geschichte.

Ich höre einfach auf meinen Körper. Da ich ihn nicht mit industriellen Produkten vollstopfe, bin ich davon überzeugt, dass er genau weiß, was er braucht. In meinen beiden Schwangerschaften hatte ich exzellente Eisenwerte, was die Arzthilfen immer wieder erstaunte – und das, obwohl ich in der zweiten Schwangerschaft sehr selten Fleisch aß.

Als Schwangere verzehrte ich manchmal sogar drei warme herzhafte Gerichte am Tag. Wer schon einmal in Thailand war, weiß, dass es dort üblich ist, den Tag herzhaft zu starten, zum Beispiel mit Khao Tom, einer Art Reissuppe. Ich fühlte mich einfach gut. Meine Gewichtszunahme während der ersten Schwangerschaft lag bei einem gesunden Ausgangsgewicht und einer Übertragung von zehn Tagen bei knapp zwölf Kilogramm. Während der Schwangerschaft mit meiner Tochter, die zum errechneten Termin kam, bei weniger als elf Kilogramm. Deutschen Empfehlungen zufolge hätte ich als Normalgewichtige zwischen 11,5 bis 16 Kilogramm zunehmen können. Aber auch hier gilt: andere Länder, andere Sitten, andere Empfehlungen. Meine beiden Kinder hatten ein gesundes Geburtsgewicht von 3300 bzw. 3100 Gramm.

Warum ist eine gesunde Gewichtszunahme in der Schwangerschaft so wichtig?

Übermäßig viele Kilos bergen für Mutter und Kind Risiken. Übergewicht bzw. Fettleibigkeit und eine genetische Veranlagung können etwa zu Schwangerschaftsdiabetes führen.[49] Und daraus resultiert oft ein hohes Geburtsgewicht des Kindes, Komplikationen während der Entbindung oder ein Kaiserschnitt. Auch die Langzeitfolgen sind nicht zu unterschätzen. Zwar normalisiert sich der Zuckerspiegel der erkrankten Frauen nach der Entbindung meist wieder, doch die Gefahr, im späteren Leben erneut an Diabetes zu erkranken, ist erhöht. Auch die Kinder haben ein größeres Risiko, später an Übergewicht, Diabetes und Herz-Kreislauf-Krankheiten zu leiden.

Aufgrund des zunehmenden Alters werdender Mütter und des steigenden Körpergewichts bereits vor der Schwangerschaft nimmt die Häufigkeit des Schwangerschaftsdiabetes seit einigen Jahren zu. Jede schwangere Frau kann hierzulande einen Test machen, um der Zuckerkrankheit auf die Spur zu kommen. Deshalb gehört ein Suchtest (oraler Glukosetoleranztest, kurz: oGTT) zwischen der 24. und 28. Schwangerschaftswoche zu den Vorsorgeuntersuchungen, die von der Krankenkasse bezahlt werden. Allerdings ist die Aussagekraft des Tests aus verschiedenen Gründen ziemlich umstritten, etwa weil die Werte im nicht nüchternen Zustand gemessen werden oder die Toleranzgrenze sehr niedrig ist.[50] Der Deutsche Hebammenverband etwa rät von einem generellen Screening auf Gestationsdiabetes mittels oGTT ab.[51] Ich jedenfalls habe mich gegen einen Test entschieden. Mein Alter, BMI und meine ethnische Herkunft sprachen genauso gegen eine mögliche Erkrankung wie die Zahl vorangegangener Geburten und die Tatsache, dass ich zuvor kein besonders großes Kind geboren hatte.

Meine Frauenärztin war wenig begeistert, dass ich dieses Zucker-Screening ausschlug. Eine ausgewogene, ballaststoffreiche Ernährung und genügend Bewegung helfen häufig sofort, den Gestationsdiabetes in den

1 VON 6 SCHWANGERSCHAFTEN IST VON HOHEN BLUTZUCKERWERTEN BETROFFEN

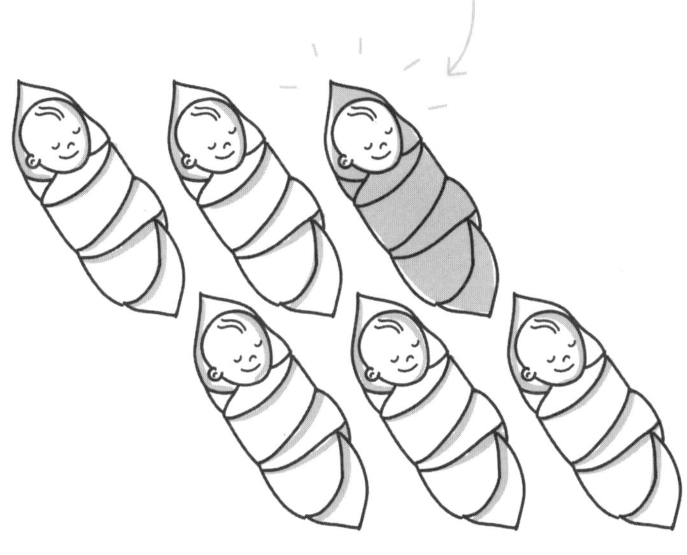

QUELLE: IDF (INTERNATIONAL DIABETES FEDERATION)

Griff zu bekommen. Zu Insulin müssen nur wenige Schwangere greifen. Ich ernährte mich seit Langem sehr gesund und bewegte mich regelmäßig, tat in meinen Augen also das Bestmögliche für mich und meine ungeborenen Kinder. Liebe werdende Eltern, meine persönliche Entscheidung und meine Recherchen zu diesem Thema ersetzen selbstverständlich nicht die Beratung durch kompetente Hebammen und Fachärzte. Ich kann Ihnen nur meine Beweggründe darlegen, mehr nicht. Es ist übrigens nicht so, als hätte ich nicht trotzdem genügend Vorsorgeuntersuchungen über mich ergehen lassen. Von »Ihr Baby ist vielleicht zu groß« bis »Ihr Baby hat aufgehört zu wachsen, wir müssen es früher holen« war alles dabei. Mein Bauch, mein Baby und ich wurden kontinuierlich vermessen. Die Ärzte hatten sich bei beiden Schwangerschaften gründlich verschätzt.

Über Sinn und Unsinn der Feindiagnostik möchte ich mich an dieser Stelle nicht weiter auslassen. So manche Tage mit Sorgen und Tränen hätte ich mir aber gerne erspart. Entspannt zu bleiben während der Schwangerschaft, fiel mir deutlich schwerer als eine gesunde Ernährung.

Nach plus/minus 40 Wochen Warterei ist es endlich da, Ihr kleines Wunder. Hurra! Sie, liebe Eltern, und Ihr Baby lernen sich jetzt erst einmal kennen. Dazu gehört auch Mamas Brust und die Muttermilch als erste süßlich schmeckende Nahrung. »Breast is best«, sagen Experten einhellig. Die WHO empfiehlt, Säuglinge sechs Monate (180 Tage) voll zu stillen. Das heißt, dass voll ausgetragene, mit Normalgewicht geborene Kinder ausschließlich mit Muttermilch, also ohne weitere Speisen und Getränke, ernährt werden sollten.[52] Die Nationale Stillkommission wie auch andere Institutionen in Deutschland halten es mit den 180 Tagen etwas lockerer als die WHO und empfehlen ausschließliches Stillen in den ersten vier bis sechs Monaten. »Ausschließliches Stillen ist im ersten Lebenshalbjahr für die Mehrzahl der Säuglinge die ausreichende Ernährung. Beikost sollte in der Regel nicht später als zu Beginn des siebten Lebensmonats und keinesfalls vor dem Beginn des fünften Monats gegeben werden. Die Einführung der Beikost ist nicht mit dem Abstillen gleichzusetzen, sondern bedeutet eine langsame Verminderung der Muttermilchmengen und Stillmahlzeiten.«[53]

Der WHO zufolge sprechen dagegen viele Gründe *für* ausschließliches Stillen: »In den ersten sechs Monaten konnten nämlich keine nachteiligen Effekte des ausschließlichen Stillens auf das Wachstum beobachtet werden, wenn die Mutter nicht unterernährt war. Ausschließliches Stillen bietet in dieser Zeit mehrere Vorteile für Kind und Mutter. Das Kind erhält einen besseren Schutz des Magen-Darm-Traktes vor Infektionen – das gilt übrigens genauso für Entwicklungsländer wie auch für Industrienationen. Außerdem wurde bei Säuglingen, die sechs Monate ausschließlich gestillt wurden, eine bessere motorische Entwicklung beobachtet. Nach vollendeten sechs Monaten (180 Tagen) jedoch kann Muttermilch allein die Ernährungsbedürfnisse des Kindes immer weniger befriedigen. In diesem Alter sind die meisten Babys bereit für Beikost.«[54]

Auch für Mütter hat das Stillen übrigens einen großen gesundheitlichen Nutzen, denn so wird nicht nur das Risiko für Brust- und Eierstockkrebs sowie für Osteoporose gesenkt, sondern auch für

MEIN TIPP

Essen und trinken Sie so zuckerfrei wie möglich. Das verhindert zum einen unnötige Wassereinlagerungen, da 1 Gramm Glukose etwa 3 Gramm Wasser bindet. Zum anderen ermöglichen Sie Ihrem Baby so den besten Start ins Leben. Konsumieren Sie viel Zucker, wird schon Ihr Ungeborenes regelrecht auf »süß« programmiert. Sogar wenn Sie selbst noch nicht zuckerkrank sind, aber sich nah an der Grenze befinden, können gesundheitliche Probleme auftreten.

Sicher entdecken Sie in diesem Buch einige Rezepte, die Ihnen gefallen (ab. S. 283). Wenn Sie dennoch in der Schwangerschaft Heißhunger auf Süßes verspüren, empfehle ich Ihnen Folgendes: Rooibostee mit Vanillearoma oder Chaitee (als Teebeutel oder loser Tee; *niemals* als Pulver, denn das sind reine Zuckerbomben) oder Goldene Milch mit Kurkuma. Diese können Sie mit etwas (Pflanzen-)Milch und Reissirup süßen.
Auch Düfte wie Vanille können den Jieper auf Süßes reduzieren. Ich mag außerdem besonders gerne frische Zitrusnoten und den beruhigenden Duft von Lavendel. Wenn Sie ein bestimmtes ätherisches Öl »nicht riechen können«, dann passt es eben gerade nicht. Und sonst machen Sie einfach alles, was Ihnen guttut: durch die Wohnung tanzen, spazieren gehen, durchatmen ...

Herz-Kreislauf-Erkrankungen, Diabetes Typ 2, Übergewicht und Endometriose.[55]

Und wenn es mit dem Stillen nicht klappt? Keine Panik! Die erste Milchersatznahrung ist so ausgewogen zusammengesetzt, dass auch Kinder, die nicht gestillt werden können, gesund aufwachsen. Die Säuglingsmilch, auch Pre-Nahrung oder 1er-Milch genannt, ist der Muttermilch ähnlich und enthält nur Laktose als Kohlenhydrate. Außer diesem Milchzucker ist der Säuglingsmilch also kein weiterer Zucker zugesetzt. Bei der 2er-Folgemilch (ab dem siebten Monat) oder 3er-Folgemilch (ab

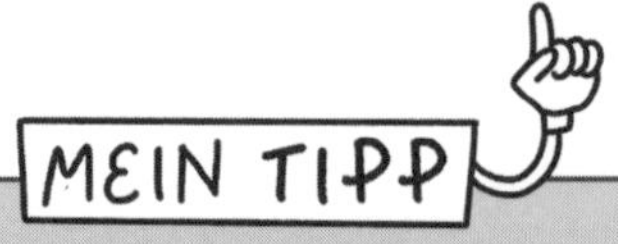

Falls Sie zweifeln, ob Sie es »schaffen«, Ihr Kind zu stillen, dann möchte ich Sie ermutigen: Auf jeden Fall! Jede Mama kann stillen. Medizinische Gründe, die das Stillen verhindern, liegen nur selten vor.[56] Zögern Sie bei anfänglichen Problemen nicht, sondern kontaktieren Sie sofort Ihre Hebamme. Die Krankenkassen übernehmen die Kosten. Holen Sie sich außerdem so viel Unterstützung wie möglich.

Bei mir hat das Stillen von Anfang an geklappt. Ja, es macht einen manchmal müde. So ein kleines Wesen oder sogar mehrere Kinder zu versorgen, ist zuweilen anstrengend. Glauben Sie mir, ich weiß, wovon ich spreche. Da mein Mann beruflich viel unterwegs ist und ich mit meinen Kindern unter der Woche Teilzeit alleinerziehend bin und arbeite, weiß ich genau, wie Sie sich manchmal fühlen. Das gilt für Flaschenkinder ganz genauso. Wenn sich Ihre Stillbeziehung einmal eingespielt hat, ist dies nicht nur förderlich für die Gesundheit Ihres Kindes sowie Ihre Bindung, sondern auch für Sie leicht, praktisch (Sie müssen gerade nachts nicht aufstehen, um Milchpulver anzurühren), kostengünstig und schön.

dem zehnten Monat) sieht das schon anders aus. Der Blick aufs Kleingedruckte verrät, dass diese Folgemilch mehr Kohlenhydrate enthält – aber nicht nur in Form von Stärke, sondern sogar von Haushaltszucker oder Maltodextrin. Das ist zwar (leider) erlaubt, aber überflüssig. Sie dürfen auch ab dem siebten Monat ruhig bei Pre- oder 1er-Nahrung bleiben. Ein Wechsel auf Folgenahrung ist absolut nicht notwendig, wie Experten betonen.[57] Schließlich beginnen Sie ja nun mit der Beikost und führen Ihr Kind in eine fantastische neue Geschmackswelt ein.

Im Gegensatz zu Säuglingsmilch gibt es für Folgemilch kein Werbeverbot – und das wird von der Babynahrungsindustrie schamlos ausgenutzt. Die Hersteller tun einiges, damit die Eltern zur süßen Folgemilch greifen. Die Industrie suggeriert Müttern, dass sowohl Muttermilch als auch Pre-Nahrung und 1er-Milch nicht mehr nahrhaft genug sind. Das ist jedoch grober Unfug. Die Hersteller werben auf der Verpackung mit allerlei verheißungsvollen Versprechen, etwa »besonders gut sättigend«. Doch das sind handliche Polentasticks oder ein feiner Haferbrei ab dem Beikostalter auch (ab S. 284). Noch dazu garantiert kostengünstig und zuckerfrei. Wer dagegen gezuckerte, industrielle und teure Pulvermilch anbietet, macht es dem Kind unnötig schwer, am Familientisch anzukommen. Und dabei möchte Ihr kleines Baby nichts anderes, als mit Ihnen gemeinsam zu essen.

2. WIE KONZERNE UNSERE KINDER KRANK MACHEN

Das Europäische Parlament in Brüssel ist ein Planet mit eigenen Regeln. Lobbyisten sollen sich bitte rechts anstellen, alle anderen Zutrittsberechtigten links. So verlangt es jedenfalls das Schild gleich hinter der Glastür. Im Eingangsbereich erwarten einen Sicherheitspersonal und Kontrollen wie am Flughafen. Rolltreppen und lange Gänge führen zu Banken, Cafés, Kantinen und Tausenden Büros. Überall wuseln Menschen, Parlamentarier, Mitarbeiter, Assistenten, Besucher – und Lobbyisten. Man trifft sich tagsüber hier oder abends in einer der Bars am Place du Luxembourg im Europaviertel.

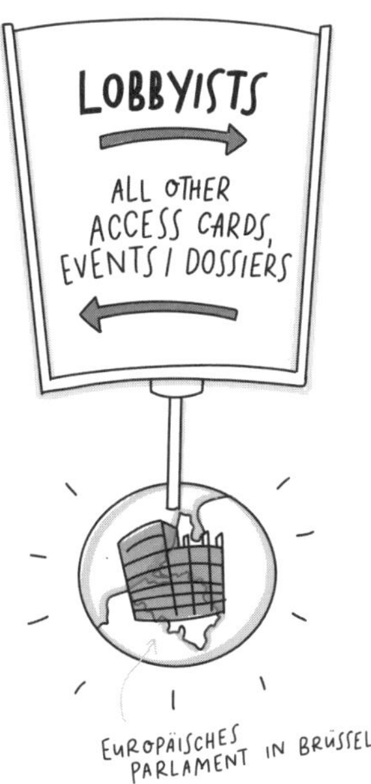

Dass der Zuckerkonsum nicht stärker reguliert wird, dafür setzt sich die Industrie besonders in Brüssel ein. »Wir haben herausgefunden, dass die Zuckerwirtschaft mehr als 23 Millionen Euro pro Jahr ausgibt. Das ist vergleichbar mit der Auto- oder Tabakindustrie«, erklärt mir Erik Wesselius. Gemeinsam mit einigen Gleichgesinnten hat er 1997 die Organisation Corporate Europe Observatory (CEO) gegründet. An das erste Interview im November 2016 erinnere ich mich noch gut. Wir sind vor dem Haupteingang der EU-Kommission verabredet. Doch Absperrgitter und Polizisten verriegeln die Straßen. Er steht auf der einen, ich auf der anderen Seite. Über uns kreisen laut zwei Hubschrauber, um die Ecke warten drei Panzerfahrzeuge. Später erfahre ich, dass vor dem Kommissionsgebäude eine Demonstration stattgefunden hat. Nach den Terroranschlägen im März 2016 ist man hier, verständlicherweise, extrem nervös.

Ich beobachte die Lage und warte – etwas, was wir Journalisten häufiger machen müssen: Warten, um dann blitzschnell auf ungeahnte Situationen zu reagieren. Schließlich können wir uns doch noch an der Rückseite vom Kommissionsgebäude treffen. Die Polizeihubschrauber kreisen noch immer über uns. Wir versuchen also, das Interview in den wenigen verbleibenden Minuten, in denen sich die Helikopter etwas entfernen, aufzunehmen. Alles in allem ein recht sportliches Unterfangen: Da ich dieses Interview fürs Fernsehen aufzeichnen möchte, brauche ich nämlich nicht nur ein aussagekräftiges Bild, sondern auch einen guten Ton. Dank des Einsatzes des ganzen Teams klappt es dann aber dennoch.

Die Organisation CEO hat sich auf die Fahne geschrieben, mehr Transparenz im Interessendschungel zu schaffen. Oft gleicht dies einem Kampf gegen Windmühlen. Mit millionenschweren Kampagnen versucht die Zuckerlobby Macht auszuüben. Hier, im Herzen Europas, umwirbt sie die zuständigen EU-Behörden, um industriefreundliche Regelungen durchzusetzen. Die lobbykritische Organisation schätzt, dass mehr als 200 Lobbyisten im Dienst des Zuckers in Brüssel unterwegs sind.[58] Coca-Cola, PepsiCo, Red Bull, FoodDrinkEurope, Nordzucker, Südzucker, Ferrero, Nestlé, Unilever, Danone, Kellogg's – alles, was Rang und Namen in der Lebensmittelbranche hat, ist hier anzutreffen. Lobbyisten gelten längst als die wahren Strippenzieher.

Häufig genießen sie privilegierte Zugänge zu den Kommissaren. Und sie überhäufen die Abgeordneten mit ihren Änderungsanträgen für Gesetzesvorlagen. Fakt ist: Lobbyismus gehört zur Demokratie. Wie am Familientisch müssen auch in einer Demokratie unterschiedliche Interessen zu Wort kommen. Der Zugang zur Macht ist jedoch ungleich verteilt. Und das ist das Problem. Einfluss haben zu oft diejenigen, die ihn sich leisten können. Geld macht Macht. Dieser kurze Satz trifft es für mich auf den Punkt. Seit einigen Jahren beschäftige ich mich als Journalistin hauptsächlich mit Lobbyeinflüssen verschiedener Wirtschaftszweige. Meine Recherchen zeigen immer wieder, dass finanzkräftige und mächtige Akteure nicht nur gut ausgebildetes und hervorragend vernetztes Lobbypersonal einkaufen, sondern auch Studien in Auftrag geben, Universitäten sponsern, Stiftungen gründen, teure Werbung schalten und reichweitenstarke PR-Kampagnen starten. Verbraucher- und Umweltorganisationen haben im Gegensatz zu Industrielobbyisten deutlich weniger Einfluss. Sie haben schlichtweg weniger Geld zur Verfügung. Für mich stellt die ungleiche Machtverteilung tatsächlich das Kernproblem des Lobbyismus dar.[59]

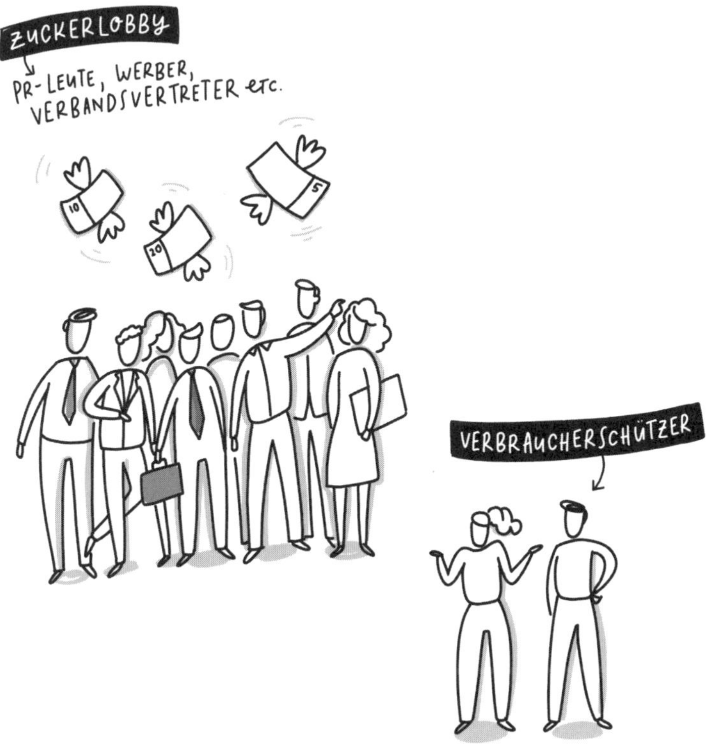

»Babys sind süß genug«

Im Januar 2016 wird hier in Brüssel in einem der Sitzungssäle des Europäischen Parlaments über die Gesundheit von Millionen Babys und Kleinkindern entschieden. Es geht um die EU-Richtlinie 2006/125/EG. Damit wird offiziell geregelt, welche Zutaten in Getreidebeikost und andere Beikost hineindürfen – und wie viel davon. »Getreidebeikost und andere Beikost müssen aus Zutaten hergestellt werden, deren Eignung für die besondere Ernährung von Säuglingen und Kleinkindern durch allgemein anerkannte wissenschaftliche Daten belegt ist«, heißt es da ganz offiziell in Artikel 4.[60] Die EU-Kommission sollte diese Richtlinie überarbeiten. Was sie dem EU-Parlament aber schließlich zur Abstimmung vorlegt, widerspricht sowohl den Empfehlungen der WHO als auch denen der wissenschaftlichen Ausschüsse in den Mitgliedsstaaten. Schließlich wissen wir alle längst, dass zu viel Zucker ungesund ist. Die WHO empfiehlt bereits seit 2014, dass zugesetzter Zucker gerade einmal 10 Prozent der täglichen Energiezufuhr ausmachen darf, besser aber nur 5. Nach dem Vorschlag der Kommission soll weiterhin ein Zuckergehalt von 30 Prozent in der Getreidebeikost für Säuglinge erlaubt werden.[61] D-r-e-i-ß-i-g Prozent. Für Säuglinge. Warum die Kommission überhaupt einen solchen Vorschlag unterbreitet, ist nicht bekannt. Darüber kann man wild spekulieren – oder es lassen. Als Journalistin interessieren mich Fakten, die mir bekannt sind. Denn die sprechen für sich.

Der Vorschlag der Kommission liegt also auf dem Tisch des EU-Parlaments, bereit zur Abstimmung. Die großen Player im süßen Business schicken E-Mails und Briefe an die Parlamentarier. Für sie steht schließlich viel auf dem Spiel. Weniger Zucker – das würde zum einen bedeuten, dass die Industrie diese »Süßspeisen« reformulieren muss. Das passiert nicht über Nacht, ist also aufwendig. Zum anderen könnten empfindliche finanzielle Verluste damit einhergehen. Zucker ist, wie wir wissen, ein billiger Geschmacksträger. Nicht auszudenken, was passieren würde, wenn den Kleinsten die weniger stark gezuckerten Breie und Babykekse nicht schmecken. Nicht dass den Eltern dann noch einfiele, das Essen selbst zuzubereiten. So wie früher. Und dass sie dann vielleicht auch merken, wie kinderleicht das ist. Und kostengünstig noch dazu. Nein, das möchte die Lebensmittelindustrie selbstverständlich nicht.

Die Hersteller wollen im Vorfeld der Abstimmung sichergehen, dass ihre Message verstanden wird. »Kinder werden so viel Zucker zu sich nehmen, wie ihre Eltern zu unangemessener Nahrung greifen«, so lautet ein typischer Satz aus einem Schreiben der Lobbyisten, welches an einen EU-Parlamentarier gesendet wurde.[62] Der Zucker, der soll nicht schuld sein, wenn es um ungesunde Ernährungsgewohnheiten geht. Schuld sind Sie natürlich selbst, liebe Eltern.

»Für Säuglinge und Kleinkinder sollte der Zuckergehalt so gering wie möglich gehalten werden. Babys sind süß genug«, erklärt dagegen der britische Berichterstatter und Abgeordnete Keith Taylor (Grüne/EFA).[63]

393 Parlamentarier lehnen schließlich den Vorschlag ab, 305 wollen ihn annehmen, 12 enthalten sich. Im Beschlusstext begründet das Parlament seine Ablehnung der Zuckerbomben damit, »dass eine mangelhafte Ernährung inzwischen die bei Weitem häufigste Ursache für Erkrankungen und Todesfälle weltweit ist – sogar noch vor Tabak- und Alkoholkonsum sowie Bewegungsmangel zusammen.« Alles nicht so schlimm? 305 Parlamentarier haben wenig bis keine Ahnung oder aber keinerlei Skrupel, für die Interessen der Industrie zu stimmen.

Die Kommission muss nun einen neuen Vorschlag vorlegen, der die Anforderungen des EU-Parlaments berücksichtigt.[64] 2019, drei Jahre später, ist noch immer nichts passiert. Wie eine Sprecherin der Kommission mir mitteilte, sei die Arbeit »im Gange«. Einen genauen Zeitrahmen könne man zum gegenwärtigen Zeitpunkt nicht voraussehen. Die Hersteller können also weiterhin ihre Zuckerbomben für Säuglinge verkaufen und bewerben. Und das tun sie hierzulande auch fleißig, wie meine Stichproben zeigen. Ob Bebivita »Frucht & Getreide Müsli in Früchten ab 6. Monat«, Bebivita »Frucht & Getreide Apfel-Banane-Zwieback nach dem 4. Monat«, Hipp »Frucht & Getreide Feines Bircher Müsli ab 6. Monat« oder andere Erzeugnisse: Überall steckt viel zu viel Zucker drin.

Gemäß der aktuellen EU-Beikost-Richtlinie darf Getreidebeikost bis zu 7,5 Gramm *zugesetzten* Zucker je 100 Kilokalorien enthalten. Unter dem Punkt Kohlenhydrate heißt es für Getreidebeikost (zu der übrigens auch Kekse zählen) unter anderem: »Werden den Erzeugnissen […] Saccharose, Fruktose, Glukose, Glukosesirup oder Honig zugesetzt, so darf der Anteil der aus diesen Zusätzen stammenden Kohlenhydrate höchstens

1,8 g/100 kJ (7,5 g/100 kcal), der Fruktosezusatz höchstens 0,9 g/100 kJ (3,75 g/100 kcal) betragen.«

Das ist sowieso schon viel zu viel. 7,5 Gramm Zucker bei 100 Kilokalorien bedeutet, dass 30 Kilokalorien bzw. 30 Prozent aus zugesetztem Zucker bestehen dürfen. Hinzu kommt aber noch der *natürlicherweise* enthaltene Zucker, etwa aus Früchten. Und so enthalten die oben genannten Produkte locker insgesamt 16 Gramm Zucker auf 100 Kilokalorien. Somit stammen 64 Kilokalorien bzw. 64 Prozent der Kilokalorien aus Zucker. Das Ganze soll dann babygerecht sein.[65]

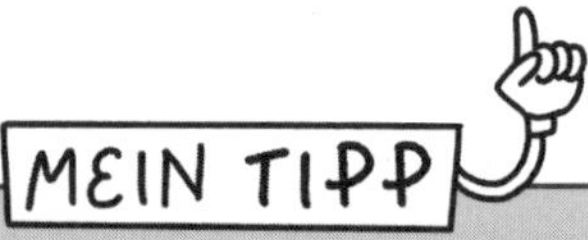

Was also tun, bis die Politik in die Gänge kommt? Auch wenn die Werbung gerne anderes behauptet: Brei machen kann jeder! So zum Beispiel: Karotten und Kartoffeln kochen, mit einem Schuss Rapsöl pürieren, fertig! Oder Grießbrei wenige Minuten kochen, mit fein geriebenem Apfel verrühren – zack, so einfach ist das.

Für mich stand immer fest, dass ich die Beikost für meine Kinder selbst zubereite. Die Vorteile liegen auf der Hand: Es geht schnell, ich weiß, was drin steckt, es ist kostengünstig und meine Kinder lernen eine wirklich große Geschmacksvielfalt kennen. Doch als wir einmal nach Sizilien reisen wollten, wurde ich kurz vor Abfahrt unsicher. Unsere erste Unterkunft lag etwas abgelegen, die nächstgrößere Stadt mit Geschäften war am anderen Ende der Insel. Und mein Kind (es war das erste) war noch klein. Gefühlt wollte ich also mit meinem neun Monate alten Baby ans andere Ende der Welt, raus aus der Zivilisation fahren, was natürlich totaler Quatsch war. Doch als junge Mutter empfand ich das damals so. Ich habe mein Baby noch gestillt, wollte die Beikost im Urlaub aber gerne beibehalten. Ich malte mir also in den dunkelsten Farben aus, was wäre, wenn ich dort für mein Kind nichts zu essen kaufen könnte. Nach längerem Überlegen entschied ich mich, Stabmixer und Edelstahlbecher *nicht* einzupacken. Stattdessen kaufte ich in Deutschland zum ersten Mal verschiedene Babygläschen. Hauptsächlich Gemüsebrei, dazu zwei, drei Gläschen Obstbrei. Ein Fehler, wie sich herausstellen sollte. Mein Sohn verweigerte das Essen fast komplett. Die süßen Obstbreie nahm er noch gerne, aber weiche Bananen und anderes Obst, das sich unterwegs ohne Kühlschrank hielt, konnte ich auch frisch vor Ort kaufen. Und für die Zubereitung benötigte ich nicht mal eine Küche: Ich schälte die Bananen im Frühstücksraum, zerdrückte sie mit einer Gabel – fertig. Die Vorstellung, eine Woche lang nur Obst, etwas gekochtes Ei und italienisches Weißbrot neben den Stillmahlzeiten zu füttern, begeisterte mich nicht. Die Gemüsebreie verschmähte er jedoch weiterhin. Und ich verstand auch, warum. Dieser Geruch … Unsere Nase schmeckt viel mehr als unsere Zunge. Wussten Sie das? Und ja, der bescheidene Geschmack kam auch noch dazu. Ich ekelte mich selbst davor, versuchte mir aber nichts anmerken zu lassen, lächelte, redete meinem Sohn gut zu – dennoch: Er lehnte das Essen regelmäßig nach dem zweiten Löffelchen ab. Eine Lösung musste her. Nach einigen Tagen zogen wir endlich in unsere zweite Ferienwohnung um. Diesmal mit Küche. Die Basisausstattung war vorhanden, aber weit und breit kein Stabmixer. Kein Problem, wir kriegen das hin, dachte ich. Ich kaufte Möhren, schnitt diese in Scheiben, kochte sie weich, beträufelte sie mit etwas Öl. Mein Sohn liebte sie! Die Babybreie wanderten sofort in den Müll. Für unsere Ausflüge packte ich die Möhrenscheiben einfach in die leeren Breigläschen. Fertig war das schnellste Babyessen der Welt – und das sogar »to go«! Das funktioniert übrigens auch mit anderen Gemüsesorten. Buon appetito!

Lobbyieren auf höchstem Niveau

Nicht nur im fernen Brüssel wird kräftig um Einflussnahme gerungen. Was Brüssel für die EU ist, ist Berlin für Deutschland. Hier, in der Hauptstadt an der Spree, werden wichtige Kämpfe geführt. Meistens hinter verschlossenen Türen, zunehmend aber auch über Mitteilungen an Pressevertreter, vor Fernsehkameras, in den sozialen Netzwerken und auf öffentlichen Veranstaltungen. Immer mehr Studien unabhängiger Wissenschaftler erhärten die Vermutung, dass zu viel Zucker mit Übergewicht, Fettleibigkeit, Diabetes Typ 2, Bluthochdruck und Herz-Kreislauf-Krankheiten, Leberschäden und Krebs zusammenhängt. Es steht also einiges auf dem Spiel für die Zuckerwirtschaft und Lebensmittelindustrie. Jahraus, jahrein macht die Industrie allein in Deutschland Milliardengewinne. So viel Zucker wie möglich zu verkaufen, ist ihr Geschäft.

Günter Tissen ist so etwas wie der deutsche Cheflobbyist für den Zucker. Er trägt gerne hellblaue Hemden, oft graue Anzüge. Er wirkt nicht besonders auffällig, eher wie ein freundlicher Versicherungsvertreter. Tissen lächelt häufig, aber nie zu viel. Er lächelt seinen Gesprächspartner noch einmal an, bevor er seine Botschaft unmissverständlich hinterherschickt, wie auf dem 2. Deutschen Zuckerreduktionsgipfel in Berlin im Oktober 2018, organisiert vom AOK-Bundesverband. Die Krankenkasse fordert #wenigerZucker und echte Prävention. Diabetes Typ 2 und andere ernährungsmitbedingte Krankheiten gelten als große Kostentreiber. Inzwischen sind fast 60 Prozent der Erwachsenen in Deutschland übergewichtig (BMI ab 25), fast jeder Vierte ist adipös (BMI über 30).[66] Die Folgeerkrankungen verursachen nicht nur millionenfaches Leid, sondern auch immense Kosten für unser Solidarsystem. Jährlich geben wir 63 Milliarden Euro für die Behandlung der Folgen von Adipositas, für Krankengeld und Frührenten aus.[67] Das sind dreieinhalbmal so viel wie im Haushalt für Bildung und Forschung vorgesehen ist (2019: 18,3 Milliarden Euro).[68] Also, wenn Sie mich fragen: Ich hätte da ja eine Idee!

Tissen wehrt sich dagegen, dass der Gehalt von Zucker in Lebensmitteln reduziert werden soll. Er erklärt, ist dabei aber nie überheblich. Tissen weiß, wie er seinen Job machen muss. Er wirkt keinesfalls so, wie viele sich wohl den Vertreter einer milliardenschweren Industrie, die oft mit der mächtigen Tabaklobby verglichen wird, vorstellen würden.

Der Mann ist Hauptgeschäftsführer der Wirtschaftlichen Vereinigung Zucker e. V. (WVZ), früher mit Sitz im beschaulichen Bonn, inzwischen in Berlin, der Stadt der Strippenzieher. Die Vereinigung vertritt laut eigener Darstellung 27.000 Rübenanbauer in Deutschland,[69] vier zuckererzeugende Unternehmen sowie vier Firmen des Zuckerimport- und -exporthandels. Zu den zuckererzeugenden Unternehmen gehören Südzucker, Nordzucker, Pfeifer & Langen sowie Suiker Unie mit der Zuckerfabrik in Anklam. Das sind nicht irgendwelche Firmen. Südzucker beispielsweise ist Europas größter Zuckerproduzent und spielt auch weltweit in der der Topliga. Die deutschen Zuckerhersteller beliefern Handelsketten, aber auch Lebensmittelmultis wie Coca-Cola oder Nestlé.

Tissen hat Landwirtschaft studiert, er arbeitete als Wissenschaftler an der Bundesforschungsanstalt für Landwirtschaft, Braunschweig. Er beriet Landes- und Bundesministerien sowie die Europäische Kommission, bevor er in das Bundesministerium für Ernährung und Landwirtschaft wechselte. Dort war er in den Bereichen Haushalt, Forschungsplanung und Agrarmärkte tätig. Er kennt dieses Ministerium, das die Zukunft der Lebensmittelindustrie maßgeblich prägt, also recht gut. Vielleicht sogar so gut wie kein anderer. 2012 wechselte er dann die Seiten.[70] Er wurde Zuckerlobbyist. Tissens Job ist es, zugespitzt formuliert, dafür zu sorgen, dass wir alle möglichst viel Zucker zu uns nehmen.

Auch beim 2. Deutschen Zuckerreduktionsgipfel kämpft er wieder einmal um die Deutungshoheit. Wieder trägt er ein hellblaues Hemd und einen dunkelgrauen Anzug. Wieder sagt er sinngemäß Sätze wie »Es bringt nichts, Zucker zu verteufeln. Die Menschen werden dick, weil sie sich zu wenig bewegen.«

In der Diskussion zwischen ihm und Dr. Dietrich Garlichs, ehemals Vorstand der Deutschen Diabetes Gesellschaft, geht es jetzt recht lebhaft zu. Tissen erzählt, streitet ab, kämpft. In der vordersten Zuschauerreihe sitzt der amerikanische Professor Dr. Robert Lustig. Er ist führender Experte für die Auswirkungen von Zucker auf den menschlichen Organismus. Der Kinderarzt ist extra aus San Francisco nach Berlin gereist. Einige Stunden zuvor hat er seine Forschungsergebnisse vorgestellt, sein Vortrag wurde mit viel Applaus bedacht. Als Tissen wieder einen seiner typischen Sätze aus dem Zucker-macht-nicht-dick-Repertoire sagt, nämlich, dass jeder selbst auf seine Kalorienbilanz achten müsse, mischt sich Prof. Lustig ein. »Wer hat das Konzept der Eigenverantwortung erfunden?«, fragt er. Er blickt in die Reihen der Zuhörer, wartet zwei Sekunden. »Viele denken, es sei Teil der amerikanischen Verfassung oder der Magna Carta. Wer hat die Eigenverantwortung erfunden?«, fährt er fort. »Ich denke, Sie werden uns das sagen«, meint Tissen. Lustig nickt. »Die Tabakindustrie. 1962. Niemand hat Ihnen die Zigarette in den Mund gesteckt. Niemand hat die Zigarette für Sie angezündet. Eigenverantwortung!« Er betont jede Silbe spitz, fast schon bissig. »Die Frage ist: Mit wem wollen Sie an Ihrem Küchentisch sitzen? Mit der Regierung, die Ihre Freiheit und Ihren Geldbeutel beschlagnahmt? Oder mit der Lebensmittelindustrie, die Ihnen bereits Ihre Freiheit, Ihren Geldbeutel und Ihre Gesundheit genommen hat?« Die Zustimmung und die bitteren Lacher der Zuhörer hat Prof. Lustig auf seiner Seite. Anschließend erklärt er, warum das Argument der Eigenverantwortung falsch sei. Und zwar am Modell der Preiselastizität.

Diese misst, was passiert, wenn der Preis eines Produkts um 1 Prozent erhöht wird. Geht die Nachfrage spürbar zurück, ist das Produkt preiselastisch. Wird das Produkt trotz Preissteigerung weiterhin gekauft, ist es preisstabil. Bei Lebensmitteln sind Hühnereier am preiselastischsten, ungesundes Fast Food und Softdrinks am preisstabilsten. Das bedeutet: Werden Nahrungsmittel teurer, kaufen wir weniger gesunde Eier – aber weiterhin ungesundes Junkfood.

»Das sagt *wirklich* etwas aus über Eigenverantwortung!«, betont Zuckerforscher Lustig. Eigenverantwortung, so wie es uns die Industrie weismachen will, die gibt es eben nicht bei Lebensmitteln, die ein so hohes Suchtpotenzial wie Softdrinks und Fast Food aufweisen.

Tissen ergreift erneut das Wort. Irgendwann attackiert er eine mögliche Zuckersteuer, die Verbraucherschützer, Fachgesellschaften und unabhängige Experten hierzulande fordern. Tissen vergleicht das Ganze mit der Diktatur der DDR. In der ersten Sekunde glaube ich, mich verhört zu haben. Nein, tatsächlich, er hat das gesagt. Er vergleicht die Regulierung des Marktes, die unser aller Gesundheit dienen soll, mit einem Regime, das Menschen in den Tod trieb und ermordete. Das ist unverschämt. Und geschmacklos. Wenigstens rot wird er dabei noch. Einige Zuschauer raunen, manche protestieren mit Zwischenrufen.

Die Zuckersteuer, so viel steht jedenfalls fest, passt dem Cheflobbyisten überhaupt nicht. Auch Getränkekonzerne machen seit Langem Front gegen die Steuern. Mit ihren süßen Produkten sind diese besonders betroffen. Laut einem durchgesickerten Strategiepapier aus dem Jahr 2016 hat die Bekämpfung der Zuckersteuer höchste Priorität bei Coca-Cola. Die klar formulierte Mission des Brauseherstellers lautet: »fight back« – zurückschlagen also.

Auch Tissen kämpft auf diesem Zuckerreduktionsgipfel. Noch einmal meldet sich der amerikanische Kinderarzt Lustig zu Wort. Die Zeit drängt, das Programm der Konferenz ist straff. Die Moderatorin schlägt vor, die Diskussion in der Kaffeepause fortzusetzen. Mit Lustig, Tissen und allen, die noch Gesprächsbedarf haben.

Kurz darauf stehe ich im Vorraum und sehe, wie der Zuckercheflobbyist durch die Tür nach draußen verschwindet.

Das ist meiner Erfahrung nach eine gängige Masche der Lobbyisten. Präsenz zeigen, Fakten leugnen, Mythen verbreiten, einer sachlichen Auseinandersetzung aber letztendlich aus dem Weg gehen.

Wie aus 5700 Tonnen Zuckerersparnis schnell Pipifax wird

Selbst althergebrachte Allianzen zwischen Zuckerwirtschaft und Lebensmittelbranche bröckeln. So setzen Deutschlands Handelsketten wie Rewe, Edeka, Lidl, Aldi und Kaufland inzwischen publikumswirksam darauf, den Zucker-, aber auch Salz- und Fettgehalt in Lebensmitteln zu senken. Die Handelsketten verändern in vielen Eigenmarken die Zusammensetzung und schaffen damit Tatsachen, lange bevor die Politik in die Gänge kommt. Lidl betont, dass bei der Zuckerreduktion der Hauptfokus auf Lebensmitteln liege, »die viel und gern von Kindern konsumiert werden«. Dazu gehören nach Darstellung des Unternehmens Frühstückscerealien, Joghurt und Joghurtdrinks, Desserts, Eiscreme, Süßgebäck, süße Brotaufstriche, Kindersüßigkeiten, Soßen sowie Fertiggerichte.[71] Auch Rewe senkt systematisch den Zuckergehalt bei seinen Eigenmarken. Dies ist natürlich sehr zu begrüßen. Doch hinterfragen Sie auch bei Kampagnen zur Zuckerreduktion Werbeversprechen. Bei einem bereits vor einigen Jahren zuckerreduzierten Rewe-Cappuccinopulver mit der Aufschrift »weniger süß« zeigte sich bei meiner Recherche, dass der Zuckergehalt inzwischen höher ist als jemals zuvor. Schauen Sie also weiterhin genau auf Zutatenlisten und Nährwerttabellen (ab. S. 206). Auch eine Stichprobe der Verbraucherzentrale Hamburg beim Lebensmittelgiganten Nestlé offenbart ein ähnliches Bild. Während der Konzern behauptet, dass in seinen Produkten 10 Prozent weniger Zucker, Fett und Salz enthalten seien,[72] weisen die Verbraucherschützer lediglich eine durchschnittliche Reduktion von 5,7 Prozent nach. Und: Mehr als die Hälfte der untersuchten Produkte (13 von 24) weist den gleichen oder sogar einen höheren Zuckergehalt auf.[73] Es sind nur einzelne Stichproben, gewiss. Sie zeigen jedoch, dass wir Verbraucher den Konzernen nicht plötzlich alles glauben können, nur weil sie angeblich den Zucker reduziert haben.

Innerhalb eines Jahres hat Rewe nach eigenen Angaben 100 Produkte im Zuckergehalt gesenkt und plant, die Rezeptur von mehr als 400 weiteren Artikeln anzupassen. Die öffentlichkeitswirksame Kampagne »Du bist Zucker. Wie viel Zucker brauchst du noch?« bildete den Auftakt. Die Handelskette ließ Kunden vier Wochen lang über ihren persönlichen Favoriten eines Schokoladenpuddings in vier Zuckerstufen abstimmen. Eine innovative Aktion – Rewe fragte wirklich einmal, was der Kunde eigentlich will. Nach Auszählung von rund 120.000 Stimmen konnte sich der Siegerpudding mit 30 Prozent weniger Zucker klar gegen seine Konkurrenten durchsetzen und wird nach Angaben von Rewe heute mehr gekauft als je zuvor.[74]

Sich gesund zu ernähren, ist *in* beim Verbraucher. Es ist einfach gut fürs Image.

Das haben sich wohl auch die Marketingexperten bei Aldi so gedacht. In einer Pressemitteilung im Januar 2019 teilten die Unternehmensgruppen Aldi Nord und Aldi Süd stolz mit, dass man bei 860 Produktsorten in den vergangenen fünf Jahren die Rezepturen angepasst und dadurch 400 Tonnen Salz und 5700 Tonnen Zucker eingespart habe.[75]

Allerdings lohnt es sich, genauer hinzuschauen. Rechnen wir doch einmal gemeinsam nach: Bei etwa 4200 Filialen in Deutschland und einer Ersparnis von 5700 Tonnen Zucker zwischen 2014 und 2018, bedeutet das konkret: Pro Filiale wurden in diesen fünf Jahren im Schnitt 1,357 Tonnen Zucker eingespart. Auf ein Jahr umgerechnet sprechen wir also von 270 Kilogramm Gesamtersparnis Zucker pro Filiale. Das ist nicht gerade viel. Noch deutlicher wird das Ganze, wenn wir die Ersparnis pro Tag herunterbrechen: Pro Filiale werden etwa 740 Gramm Zucker – also nicht einmal ein Kilo – am Tag eingespart. Ja, Sie lesen richtig. Aldi Nord und Aldi Süd, die in Deutschland zu den führenden Discountern zählen, erklären stolz, 5700 Tonnen Zucker eingespart zu haben. Was zunächst viel klingt, entpuppt sich bei genauerem Hinsehen als Pipifax. So, liebe Leserinnen und Leser, funktioniert Marketing. (Nichts für ungut, aber mit Quatsch kennen wir Eltern uns ziemlich gut aus, stimmt's?)

Dass die Handelsketten plötzlich ihr Herz für unsere Gesundheit entdeckt haben, kommt nicht von ungefähr. Es ist einfach ein *smart move*, ein kluger Schachzug. Mit solchen Initiativen kann die Industrie drohende verbindliche Vorgaben als unnötig darstellen. Im Sinne von: »Schaut mal her, wir kümmern uns bereits um das Problem. Lasst uns mal machen.«

Die Branche weiß nur zu gut, was drohen könnte. Zum Beispiel die Zuckersteuer. Ein Blick nach Lateinamerika verrät, wie staatliche Regulierung auch umgesetzt werden kann. Das weltweit strengste Kennzeichnungsgesetz für Lebensmittel gilt seit 2016 in Chile. Die Politik möchte die Gesundheit der Bevölkerung mit einfachen Strategien verbessern. Enthält ein Produkt mehr als 10 Gramm Zucker pro 100 Gramm, muss dies auf der Vorderseite der Verpackung mit einer unübersehbaren schwarzen Plakette gekennzeichnet werden. »Alto en Azúcares« steht darauf, was so viel wie »viel Zucker« bedeutet. Überraschungseier, die mit Spielzeug Kinder ködern, sind landesweit aus den Regalen geflogen. Auf Cornflakes-Schachteln werben keine Comicfiguren mehr, bunt sind sie immer noch. Auf ihnen warnen die schwarzen Plaketten vor zu viel Kalorien, Zucker, Salz oder gesättigten Fetten. Ein Albtraum für jeden Lobbyisten. Doch die strenge Kennzeichnung zeigt Wirkung. Schon zur Einführung des neuen Systems sei nach Angaben der chilenischen Wirtschaft jedes fünfte verarbeitete Produkt mit veränderter Rezeptur auf den Markt gekommen, um den unschönen Warnungen zu entgehen.

Die schwarzen Symbole wurden ausgewählt, da sie sich in Verbrauchertests als am verständlichsten erwiesen hatten. Parallel dazu startete das Gesundheitsministerium eine Aufklärungskampagne mit dem Slogan »Bevorzugte Lebensmittel mit weniger Warnkennzeichen. Und wenn sie gar keine haben, umso besser.« Seit 2019 prangen auch in Peru schwarze Labels auf ungesunden Produkten, Mexiko will folgen. Ehrlich, direkt, einfach, gut sichtbar und schnell verständlich – so soll das Volk besser geschützt und beim Einkaufen unterstützt werden.

Die lateinamerikanischen Länder lassen sogar Frankreich und Großbritannien mit seiner Zuckersteuer alt aussehen. Wie hat es Chile geschafft, sich gegen den Einfluss der Industrie durchzusetzen und ein gesundheitspolitisch so wegweisendes Gesetz einzuführen? Der Politikwissenschaftler Tim Dorlach von der Universität Koç in Istanbul erklärt, dass klare Abgrenzungen zur Lobby ausschlaggebend waren. Zwar konnte die Lebensmittelwirtschaft in Chile bei öffentlichen Anhörungen ihre Positionen ausführlich vortragen, die neuen Regeln seien aber weitgehend unabhängig von der Industrie aufgestellt worden. Zudem wurde das Gesetz im Gesundheitsausschuss des Parlaments entwickelt und die konkrete Umsetzung vom Gesundheitsministerium ausgearbeitet. Daneben trugen einflussreiche Politiker zum Erfolg des Gesetzes bei.[76] Das chilenische Landwirtschaftsministerium war übrigens gegen die gesundheitsfördernden Regulierungen und vertrat die Interessen der Industrie.

Kennzeichnungsregeln müssen nicht immer zu Umsatzeinbußen der Hersteller und Händler führen. Zumal nicht, wenn sich alle Unternehmen daran halten müssen und die gleichen Spielregeln befolgen. Tatsächlich konnten Forscher am Beispiel der Kaffeekette Starbucks 2011 zeigen, dass Kunden nach der Einführung von Kalorienangaben auf Getränken und Snacks genauso viel Geld ausgaben – nur eben für gesündere Produkte.[77]

Wer den Zuckergehalt hinter unverständlichen Begriffen versteckt und Portionsgrößen schönrechnet, darf sich nicht wundern, wenn er scharf im Wind steht.

Wie weit die Politik gehen kann, wenn die Wirtschaft nicht endlich ihre Hausaufgaben macht, zeigt der Blick nach Chile. Einige Unternehmen wie Iglo, Danone, Bofrost und Nestlé haben das bereits begriffen und sich für eine transparente Kennzeichnung mit dem Nutri-Score stark gemacht (ab S. 190).

Zuckersteuer: Deutschland bleibt süß

In immer mehr Ländern zeigt die Politik dem weißen Stoff die rote Karte. Insgesamt elf europäische Staaten setzen auf eine Zuckersteuer, auch bekannt als »Limosteuer«.[78] Aus einem guten Grund. Weil sie wirkt. Noch vor der Einführung der Steuer senkte Coca-Cola für den britischen Markt den Zuckergehalt seiner Marken Fanta und Sprite. Auch andere Hersteller korrigierten den Zuckergehalt nach unten. Umgerechnet 21 Cent werden in Großbritannien seit 2018 für jeden Drink erhoben, der mehr als 5 Gramm Zucker je 100 Milliliter enthält. Allerdings ersetzen viele Hersteller den Zucker durch ebenfalls umstrittene Süßstoffe.

LÄNDER MIT ZUCKERSTEUER
NORWEGEN
FINNLAND
ESTLAND
LETTLAND
GROßBRITANNIEN
IRLAND
BELGIEN
FRANKREICH
PORTUGAL
KATALONIEN*
UNGARN

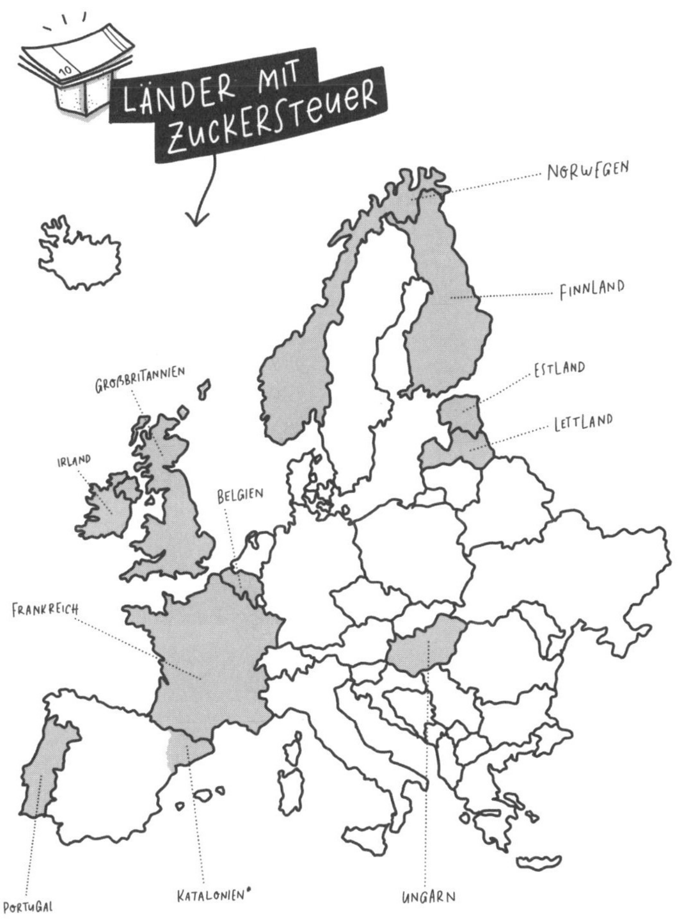

* KATALONIEN IST EINE REGION IN SPANIEN, DIE NACH UNABHÄNGIGKEIT STREBT

Eine »Snacksteuer« könnte sogar noch effektiver sein.[79] Die Deutsche Allianz Nichtübertragbare Krankheiten plädiert schon lange für ein Modell, das auch als »gesunde Mehrwertsteuer« bezeichnet wird. Und so funktioniert es: Gesunde Produkte wie Gemüse würden steuerlich entlastet, also günstiger für den Verbraucher werden; ungesunde Lebensmittel mit hohem Fett-, Salz- und Zuckeranteil wären durch einen erhöhten Mehrwertsteuersatz (19 statt 7 Prozent) teurer – egal, ob es sich um überzuckerte Limos, Joghurts, Backwaren, Knabberartikel oder Süßigkeiten handelt. Mit dieser gesunden Mehrwertsteuer will man direkt beim Geldbeutel der Verbraucher ansetzen. Der höhere Preis würde sich gerade bei sehr preissensiblen, sozial schwachen Haushalten auf Kaufentscheidungen auswirken, die ungesunden Produkte würden also seltener im Warenkorb landen. Da gerade ärmere Verbraucher überproportional an Übergewicht, Fettsucht und weiteren Krankheiten leiden, könne man mit dem Mehrwertsteuermodell genau diese Zielgruppe gut erreichen, so die Befürworter dieser Steuer.

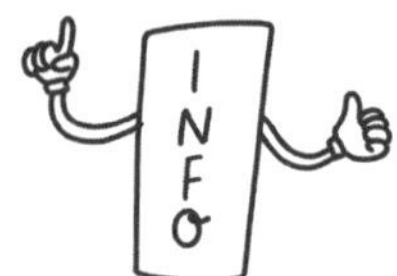

Die WHO empfiehlt neben der Zuckersteuer auf Getränke weitere Maßnahmen, etwa Labels, die auf einen besonders hohen Zuckergehalt hinweisen. Auch Behörden könnten für Schulen, Krankenhäuser oder Kantinen nur noch Lebensmittel mit reduziertem Zucker- und Salzgehalt kaufen. Sie fordert zudem eine Beschränkung von Werbung, die sich an Kinder richtet. Denn, wie wir ganz genau wissen, sind Kinder sehr beeinflussbar.

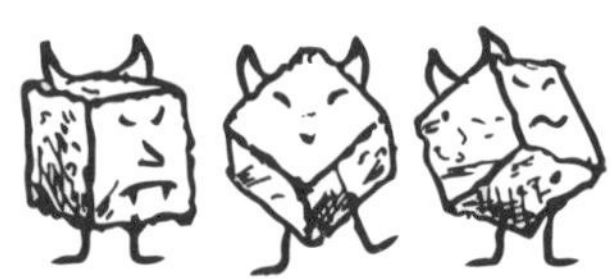

Und Deutschland? Die Erkenntnis, dass übermäßig viel Zucker uns sehr krank machen und in der Folge zu vorzeitigem Tod führen kann, kommt langsam in unserer Gesellschaft an. Wenig verwunderlich also, dass eine knappe Mehrheit der Deutschen eine Besteuerung von zuckerhaltigen Getränken befürwortet, die als besonders schädlich gelten.[80] Doch fehlt es auf politischer Seite an Mut und Durchsetzungswillen. Enge Kooperationen mit der Nahrungsmittelindustrie führen, wie wir wissen, fast zwangsläufig zu laxeren Regeln und mehr Ausnahmen. Die (stark umkämpfte) Kennzeichnungspflicht auf Verpackungen und die freiwillige Reduktion von Zucker, Salz und Fett in den Produkten sind ganz klar als Versuch zu werten, strengerer Regulierung zuvorzukommen.

Ministerin Julia Klöckner (CDU) lehnt strenge gesetzliche Vorgaben grundsätzlich ab. Sie sitzt zwischen den Stühlen. Einerseits ist sie als Bundesernährungsministerin zuständig für den gesundheitlichen Verbraucherschutz, andererseits aber auch für Landwirtschaft und Ernährungsindustrie. Das ist ein scheinbar unüberwindbarer Interessenkonflikt. Jedenfalls legt die Art und Weise, wie milde das Ministerium mit der Lebensmittelwirtschaft umgeht, nahe, welche Interessen an erster Stelle stehen.

Klöckner hat 2018 mit Verbänden der Lebensmittelwirtschaft eine Grundsatzvereinbarung unterzeichnet, die weniger Zucker, Fett und Salz in verarbeiteten Produkten anstrebt,[81] sowie angepasste Portionsgrößen vereinbart. Nach Auskunft des Bundesministeriums für Ernährung und Landwirtschaft (BMEL) nimmt die Ministerin insbesondere die Ernährungserfordernisse von Säuglingen und Kleinkinder in den Blick. »Dies beinhaltet auch möglichst niedrige Gehalte an zugesetztem Zucker in Beikost wie zum Beispiel Getreidebrei mit Milch und Obst.« Die konkrete Ausgestaltung der EU-Regelungen sei noch offen. »Obstbreie oder -muse sollen ausdrücklich nicht verboten werden.«[82] Außerdem will sich die Ministerin bei der EU-Kommission in Brüssel für ein Verbot von gesüßten Kinderkeksen einsetzen. So klingen Absichtserklärungen, aber keine konkreten Vorhaben.

Nur wenige in unserer Regierung haben den Kampf gegen den Zucker aufgenommen. Etwa Dietrich Monstadt, Gesundheitspolitiker der CDU im Bundestag. Er ist Berichterstatter für Adipositas und Diabetes im Gesundheitsausschuss. Er weiß genau, wovon er spricht, denn er ist selbst an Diabetes Typ 2 erkrankt. Freiwillige Selbstverpflichtungen hätten trotz häufiger Versprechungen der Industrie nicht funktioniert, erklärt er immer wieder. Er spart deshalb nicht mit Kritik an Parteifreundin Klöckner. Die Anstrengungen der Bundesernährungsministerin gingen nicht weit genug und seien nicht der richtige Weg: »Ich glaube, dass die Freiwilligkeit nicht funktioniert und wir entscheidende Schritte nur dann erreichen können, wenn wir gesetzgeberisch dort tätig werden und die Industrie motivieren, dies zu tun«, betont Monstadt. Seit Jahren fordert er die Zuckersteuer.[83]

Klöckners »Nationale Reduktions- und Innovationsstrategie für Zucker, Fette und Salz« ist nur ein Tropfen auf dem heißen Stein. Zuckerbomben und Fertiglebensmittel werden damit einfach nur ein bisschen weniger ungesund. Für die Umsetzung haben die Nahrungsmittelhersteller Zeit bis 2025. Eine Obergrenze für die kritischen Nährstoffe fehlt. Alle Veränderungen bleiben freiwillig. Die Industrie hat also nichts zu befürchten. Gesetzliche Vorschriften, Steuern oder Bußgelder für extrem fettige oder stark gesüßte Lebensmittel sind nicht vorgesehen. Laut Vereinbarung soll lediglich ein Monitoring stattfinden, um die Fortschritte hinsichtlich der gesetzten Ziele zu erfassen. Am Ende des Tages ist es dann vermutlich egal, ob sich ein Hersteller »stets bemüht« (Zeugniscode für »schlechte Performance« im Job) oder wirklich ins Zeug gelegt hat. Für unsere Kinder aber ist das nicht egal.

Die Vereinbarung erwähnt ausdrücklich, dass »wissenschaftliche Expertise aus der Wirtschaft« beteiligt werde,[84] um Effektivität und Praxisrelevanz der Maßnahmen zu bewerten. Welche *wissenschaftliche* Expertise, bitte? Man muss kein Hellseher sein, um zu verstehen, dass die Industrie ein deutliches Wort mitspricht. Das originäre Geschäft der Industrie ist es eben, Produkte mit viel Zucker zu verkaufen. Daran, dass die Zucker- und Lebensmittelindustrie ihr eigenes Geschäftsmodell untergräbt und tatsächlich die Mehrzahl ihrer Produkte deutlich gesünder macht, glaubt keiner der Experten, mit denen ich gesprochen habe.

Zuckersteuer – wer ist dafür, wer dagegen?[85]

Mit der Zuckersteuer sind, vereinfacht ausgedrückt, steuerliche Anreize für die Lebensmittelindustrie gemeint – etwa durch eine Sonderabgabe auf gesüßte Getränke –, um gesündere Rezepturen zu entwickeln.

Die Zuckersteuer unterstützen:	Besonders aktiv dagegen positionieren sich:
AOK-Bundesverband	Lebensmittelverband Deutschland
Berufsverband der Kinder- und Jugendärzte	Wirtschaftliche Vereinigung Zucker
Bundesvertretung der Medizinstudierenden in Deutschland	Wirtschaftsvereinigung Alkoholfreie Getränke (Präsident ist Patrick Kammerer von der Coca-Cola GmbH)
Bundeszahnärztekammer	
Deutsche Adipositas Gesellschaft	
Deutsche Diabetes Gesellschaft	
Deutsche Gesellschaft für Gastroenterologie, Verdauungs- und Stoffwechselkrankheiten	
Deutsche Gesellschaft für Innere Medizin	
Deutsche Gesellschaft für Kardiologie	
Deutsche Gesellschaft für Pneumologie und Beatmungsmedizin	
Deutsche Herzstiftung	
Diakonie Deutschland	
foodwatch	
Techniker Krankenkasse	
Verband der Diabetes-Beratungs- und Schulungsberufe in Deutschland	

Auch Julia Klöckner, die Bundesministerin für Ernährung und Landwirtschaft, lehnt eine solche Steuer vehement ab. Es sei nicht gewährleistet, dass dies die Gesamtkalorienzahl reduziere, sodass man das Thema Fehlernährung in den Griff bekäme, heißt es in ihrem Statement.[86] Die Zuckerlobby formuliert das fast genauso. Ähnlichkeiten sind vermutlich rein zufällig. Scheinbar ist der Kalorienmythos auch im Bundesministerium auf fruchtbaren Boden gefallen. Das, was die Ministerin vertritt, ist in meinen Augen höchst unwissenschaftlich – und falsch. Warum es sehr wohl einen entscheidenden Unterschied für unsere Gesundheit macht, ob die Kalorien aus Eiweiß, Fett oder kurzkettigen Kohlenhydraten, also Zucker, stammen, lesen Sie ab S. 51.

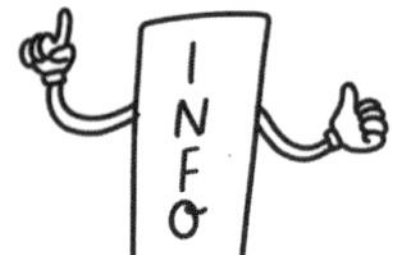

Die Gesundheitsökonomin Dr. Diana Sonntag lässt harte Fakten sprechen: Die junge Generation schleppe ihre überschüssigen Kilos häufig dauerhaft mit sich herum. Wenn alle heute übergewichtigen Kinder und Jugendliche lebenslang übergewichtig blieben, ergeben sich 1,8 Billionen Euro Mehrkosten für Deutschland. Und damit für uns Bürger – denn wir alle müssen letztendlich dafür bezahlen. Das Vermeiden von Übergewicht und daraus resultierenden Krankheiten sei deshalb eine ökonomische Notwendigkeit.[87]

Bis 2025 haben die Hersteller in Deutschland also Zeit bekommen, ihre Produkte – wenigstens ein bisschen – gesünder zu machen. Das sind seit Unterzeichnung sieben Jahre. Sieben Jahre sind in einem Kinderleben viel zu lang. Deshalb kritisiert der Verband der Kinder- und Jugendärzte diese Vereinbarung. In der Zeit geht Ihr Kind in die Kita, die Grundschule oder vielleicht schon in eine weiterführende Schule. Möglicherweise ist es auch in einer Nachmittagsbetreuung, weil Sie beide arbeiten müssen. Ihr Teenager geht vielleicht schon einkaufen und bereitet sich das Essen selbst zu Hause zu. Die Wahrscheinlichkeit ist also recht hoch, dass Ihr Kind in diesen sieben Jahren krank wird, weil es mehr hochverarbeitete Lebensmittel verzehrt als gesund ist: gezuckerte Frühstückflocken in der Kita, mit Zusatzstoffen getunter Nachtisch, Softdrinks und Snacks aus dem Automaten in der Schule. (Aber natürlich sind wir Eltern daran schuld. Ist klar, oder?)

MEIN TIPP

Sprechen Sie mit Kita- und Schulträgern. Bringen Sie sich aktiv in Diskussionen ein – über soziale Medien, aber auch in Bürgerinitiativen, Verbänden, Verbraucherschutzorganisationen, Elterngruppen oder der (Lokal-)Politik –, damit der Druck auf die Entscheider wächst. Legen Sie den Schwerpunkt dabei am besten auf den Schutz von Kindern. Das macht es Gegnern schwer, gegen politische Maßnahmen zu argumentieren. Das in Deutschland sehr beliebte Argument des mündigen Bürgers, den man nicht bevormunden dürfe, können Sie damit sofort entkräften. Und sollte einer das böse Wort »Nannystaat« rufen, bleiben Sie cool und verweisen Sie ganz einfach auf den »Nanny State Index«: Deutschland ist innerhalb der EU das Land mit den geringsten regulatorischen Daumenschrauben. Ein paar staatliche Maßnahmen für bessere Ernährung machen Deutschland noch lange nicht zu einem durchregulierten Land, da müsste noch viel mehr passieren.[88]

Auch die horrenden Kosten, die durch ernährungsmitbedingte Krankheiten entstehen, sind ein überzeugendes Argument. Aktuelle Zahlen finden Sie unter anderem bei den Fachgesellschaften wie DAG, DDG und anderen Organisationen der »Aktion Weniger Zucker«.

Politik und Zuckerindustrie auf Kuschelkurs

Nicht einmal Klöckners Kuschelkurs mit der Industrie dürfte den obersten Zuckerlobbyisten Tissen zufriedenstellen. Jedes Gramm Zucker, das er nicht an die Supermärkte und Discounter verkaufen kann, fehlt am Ende in der Bilanz. Im Kampf um Kunden können sich Rewe, Lidl und Co. gut als gesundheitsbewusste Unternehmen inszenieren. Sie können nämlich auch andere Produkte als stark gezuckerte Waren verkaufen. Die Wirtschaftliche Vereinigung Zucker aber kann das nicht. Ihr Produkt ist und bleibt der Zucker. 2018 ist die Interessenvertretung sogar vom beschaulichen Bonn nach Berlin in die Friedrichstraße gezogen. Vermutlich auch, um kürzere Wege zu denjenigen zu haben, die über die Zukunft des Zuckers entscheiden. Das Landwirtschaftsministerium liegt nur drei Straßen und wenige Gehminuten entfernt, der Bundestag 1,4 Kilometer. Tissen bzw. die Wirtschaftliche Vereinigung Zucker traf sich allein 2016 mindestens fünfmal mit der Bundesregierung.[89] Wie oft der deutsche Cheflobbyist in den vergangenen Jahren die Interessen der Zuckerwirtschaft unserer Regierung präsentierte, ist nicht bekannt. Im Vergleich zu anderen Ländern existiert hierzulande kein verpflichtendes Lobbyregister, in dem solche Treffen aufgeführt werden müssen.

Abseits solcher Treffen gehen die Lobbyisten gerne dorthin, wo sie weitere Entscheider treffen können: auf Parteitage. Dort geht es zuweilen zu wie auf einer Messe. Ein Stand reiht sich an den nächsten. Beispiel gefällig? Die Wirtschaftliche Vereinigung Zucker mietet im Dezember 2017 für 3150 Euro einen Stand auf dem Parteitag der SPD.[90] Die Botschaften auf dem großformatigen Plakat sind eindeutig: »Zucker ist ein nachhaltiges Naturprodukt« – »Weniger Zucker heißt nicht weniger Kalorien« – »Zucker macht weder dick noch krank« – »Wer mehr Kalorien aufnimmt als er verbraucht, nimmt zu. Entscheidend ist die Energiebilanz.« Botschaften, die sich festsetzen sollen bei den Entscheidungsträgern. Auch Sprüche wie »Reformulierung, Ampel und Strafsteuern helfen nicht gegen Übergewicht«. Dabei setzt sich, zumindest auf dem Papier, die SPD-Fraktion genau dafür ein. Aber hier, auf dem Parteitag, kann man ja vielleicht ein paar uninformierte oder unschlüssige Parteigenossen finden und überzeugen.

Natürlich erhalten die Sponsoren der Parteien auch Gegenleistungen. Laut der lobbykritischen Organisation LobbyControl können sich die Geldgeber selbst präsentieren, zuweilen erhält man auch persönliche Kontakte zu Entscheidungsträgern. Bekannt ist, dass die Wirtschaftliche Vereinigung Zucker neben der SPD ebenfalls Die Grünen und die CDU sponserte.[91]

Über das Politsponsoring kassieren Parteien Millionenbeträge von Unternehmen und Verbänden. Von den Details bekommt die Öffentlichkeit jedoch nur wenig mit. Die Einnahmen aus Sponsoring fallen gemäß Parteiengesetz unter sonstige Einnahmen und müssen im Rechenschaftsbericht nicht gesondert ausgewiesen werden. Neben dem kurzen Draht zu den Politikern ist es für die Industrie auch finanziell sehr interessant, Parteien zu sponsern. Im Gegensatz zu Parteispenden kann sie Sponsoringausgaben steuerlich geltend machen und damit ihre Gewinne vor dem Fiskus mindern.

Die Propaganda der Zuckerindustrie

Damit wir trotz aller Warnungen weiter möglichst viel Zucker konsumieren, legt die Zuckerindustrie nach. Günter Tissen ist in der Öffentlichkeit inzwischen omnipräsent. Er sucht nicht nur das Gespräch mit Politikern, sondern tritt im Fernsehen auf, schreibt Gastbeiträge in Zeitungen, postet Beiträge auf Twitter und bewirbt fleißig die Pro-Zucker-Kampagne »Schmeckt Richtig!«.

Und immer will er Zweifel säen. Egal wo er auftritt, eine Behauptung stellt er besonders in den Mittelpunkt: »Entscheidend ist die Energiebilanz. Wer Übergewicht und Zivilisationskrankheiten eindämmen will, muss über den gesamten Lebensstil, das Gesamtpaket aus Ernährung und Bewegung, sprechen.«[92] Da können viele, die sich mit dem Wissenschaftsbetrieb, dem Ringen um gültige Erkenntnisse zwischen unabhängigen Forschern und Industrieexperten, nicht auskennen, schon mal ins Grübeln kommen. Selbstverständlich ist Bewegung immer gesundheitsfördernd, kann aber allein nur vergleichsweise wenig zu einer langfristigen und dauerhaften Gewichtsabnahme beisteuern. Das beweist auch die

Historie. Der »Wendepunkt der Energiebilanz« Mitte der 1960er-Jahre in den USA zeigt: Mit immer leichterem Zugang zu Lebensmitteln stieg nicht nur die Zahl der aufgenommenen Kalorien, sondern auch das Körpergewicht; die körperliche Aktivität spielte hierbei keine Rolle.[93]

Immer wieder versucht die Zuckerlobby, die Unbedenklichkeit von Zucker mit einer Mischung aus wissenschaftlichen Fakten und Fiktion zu belegen. Damit diese Informationen so neutral wie möglich wirken, hat die Wirtschaftliche Vereinigung Zucker eigens ein sogenanntes Weißbuch erstellt.[94] Der Duden definiert ein Weißbuch als »zur Information der Öffentlichkeit von einer staatlichen Stelle erarbeitete Zusammenstellung von Dokumenten, Statistiken o. Ä. zu einem bestimmten Bereich«. Die Zuckerverbände sind gewiss keine staatliche Stelle. In scheinbar offiziellem Gewand daherkommend, behauptet die Zuckerlobby, Thesen auf den Prüfstand zu stellen und damit die Debatte rund um Zucker zu versachlichen. Sachlich ist das Ganze nicht. Im Gegenteil.

In diesem Dokument wird beispielsweise behauptet, dass Zucker nicht dick mache (unzählige Studien belegen, dass Zucker eine Mitschuld an der Entwicklung von Übergewicht und Adipositas trägt),[95] dass Übergewicht sehr viele Ursachen haben könne, genetische Faktoren ebenso wie Stress oder Schlafmangel eine Rolle spielen (stimmt, trifft aber nicht den Punkt), dass letztlich die Energiebilanz über das Gewicht entscheide (auch hier gibt es unzählige Studien, die das Gegenteil belegen), dass Zucker kein Risikofaktor für die Entstehung von Diabetes sei (stimmt nicht, insbesondere Süßgetränke tragen nicht nur wesentlich zu Übergewicht und Adipositas bei, sondern fördern auch eine Insulinresistenz und können so zu Diabetes führen) und dass gegen Karies nur konsequente Vorsorge helfe (stimmt so nicht, das Risiko für die Entstehung von Karies wird wesentlich durch eine übermäßige Zufuhr von Kohlenhydraten, sprich Zucker, erhöht).

Die Zuckerindustrie sät kontinuierlich Zweifel. Wenn sie nicht schon die Richtung der Debatte bestimmen kann, soll es wenigstens so aussehen, als wüssten die Wissenschaftler gar nicht so genau, was der Zucker *wirklich* mit uns macht. Dieses Säen von Zweifeln hat Konzept. Erfunden hat es die Tabaklobby.

»Unsere Ware ist Zweifel« war eine interne Analyse des Tabakgiganten Brown & Williamson von 1969 überschrieben. Im Falle von Tabak bedeutet das: Wir können nur weiter Zigaretten verkaufen, wenn wir unsere Kunden davon ablenken können, dass Zigaretten töten. Die Tabakindustrie hat seitdem alles darangesetzt, Zweifel zu säen; sie hat unabhängige Wissenschaft mit Halbwissenschaft bekämpft, »Experten« für »alternative Erklärmodelle« bezahlt und vieles mehr.[96]

Die Tabak- und Zuckerlobbyisten sind übrigens (Achtung, Wortspiel) dicke Freunde. Stichwort: Regulierung. Wann immer es in Deutschland um ein klitzekleines bisschen mehr Schutz für die Verbraucher geht, eilt »Big Tobacco« dem Zucker zu Hilfe. In den sozialen Medien kann ich das immer wieder beobachten.

Erinnern Sie sich noch an die Zeit, als Zigaretten eine gesundheitsfördernde Wirkung zugeschrieben wurde? Bevor der Tabak durch Gesundheitsstudien seine Unschuld verlor, schienen Werbeleute diesem Versprechen noch selbst zu glauben. »Ich habe selbst vier Packungen am Tag geraucht«, erinnert sich die Werberikone Jerry Della Femina 2010 in einem Interview mit der *ZEIT*. »Es gab eine Kampagne von Camel, in der hieß es: ›Vier von fünf Ärzten sagen, Rauchen ist gesund.‹ Das haben wir alle geglaubt.« Auch mit Zucker wurde und wird heute noch immer hemmungslos geworben. »Warum wir die jüngsten Kunden auf dem Markt haben«, prahlt eine alte Anzeige der Zuckerlimo 7up – und liefert im Text dazu eine unheimliche Erklärung: Mütter, deren Babys ihre Milch nicht trinken wollen, würden stattdessen 7up füttern. »Versuchen Sie es«, empfiehlt die Kampagne, »fügen Sie der Milch im Verhältnis eins zu eins 7up hinzu. Es ist eine gesunde Mischung – und es funktioniert.« (Bitte nicht nachmachen!)

Dass Zucker nicht sonderlich gesund ist, wissen die Verantwortlichen wohl seit Langem. Ein Beispiel? Die industriefinanzierte Sugar Research Foundation, heute bekannt als Sugar Association, ließ vor 50 Jahren eine Tiermodellstudie durchführen, bei der Zucker mit einem erhöhten Risiko für Herz-Kreislauf-Erkrankungen und Krebs in Zusammenhang gebracht wurde. Anscheinend eine unbequeme Wahrheit für die Zuckerbosse, denn die Studie wurde vorzeitig abgebrochen und nie publiziert.[97]

Ein ähnliches Bild zeichnet der Pulitzer-Preisträger Michael Moss in seinem Bestseller *Das Salz-Zucker-Fett-Komplott*.[98] Die großen Lebensmittelhersteller waren sich der verheerenden Wirkung ihrer Produkte auf unsere Gesundheit schon früh bewusst. Ändern wollten sie trotzdem nichts. Aus Erzählungen mehrerer Beteiligter rekonstruiert Moss ein außergewöhnliches Treffen zwischen den Unternehmenschefs von Nestlé, Kraft, Coca-Cola, Mars, Nabisco, Pillsbury, General Mills und Procter & Gamble. An einem stürmischen Frühlingsabend im April 1999 trafen sich die führenden Akteure industrieller Nahrung im Hauptsitz von Pillsbury in Minneapolis. Michael Mudd, Vorstandsmitglied von Kraft, kam ohne Umschweife auf die alarmierende Zunahme von Fettleibigkeit bei Kindern zu sprechen. »Wir können nicht so tun, als habe Essen nichts mit dem Fettleibigkeitsproblem zu tun. Kein glaubwürdiger Experte wird den Anstieg von Adipositas einzig auf die verringerte Bewegung schieben.« Die Frage, woher dieser Anstieg komme, beantwortete Mudd auch gleich. »Allgegenwärtige Verfügbarkeit von günstigen, wohlschmeckenden, überdimensionierten, energiereichen Lebensmitteln«, stand auf einer der Folien. Er beendete seinen Vortrag mit Vorschlägen: Die Industrie müsse die Rezepturen verändern, den Gebrauch von Fett, Salz und Zucker einschränken und ihre Marketingstrategien besonders gegenüber Kindern hinterfragen.

Es muss eine seltsame Situation für die Konzernbosse gewesen sein, als einer von ihnen dazu aufrief, Verantwortung für ihre krank machenden Produkte zu übernehmen. Doch dieser Aufruf stieß auf eiserne Abwehr. Die Konzerne machten weiter wie bisher. Öffentlichkeitswirksam senkte General Mills minimal die Zuckermenge in seinen Frühstücksflocken. Doch in einigen Fällen verwendeten die Konzerne sogar noch mehr Fett, Salz und Zucker als früher, um die Konkurrenz hinter sich zu lassen.

Wie die Zuckerlobby wissenschaftliche Studien und Gutachten beeinflusst

Sogar ein wissenschaftliches Gutachten der Europäischen Behörde für Lebensmittelsicherheit trägt dazu bei, dass die Einschränkung unseres Zuckerkonsums oder neue Kennzeichnungspflichten politisch nicht stärker in Angriff genommen werden. Seit 2010 meint die Europäische Behörde für Lebensmittelsicherheit, es gebe nicht genügend wissenschaftliche Beweise für einen eindeutigen Zusammenhang zwischen Zuckerkonsum und Übergewicht, und daher auch keinen Grund, niedrigere Obergrenzen für zugesetzten Zucker zu bestimmen.

Von den fünf Studien, die diese Aussage stützen, wurden allerdings vier von der Industrie bezahlt.[99] »Sowohl unabhängige als auch von der Industrie finanzierte Studien waren Grundlage dieser Entscheidung«, räumte eine Sprecherin der EFSA ein. Selbst die WHO kritisiert die EFSA scharf. »Wir stellten fest, dass die EFSA alle Beweise und die Ergebnisse der wissenschaftlichen Arbeiten, einschließlich der aus den Jahren 2002 und 2007, außer Acht gelassen hat.«[100]

Dieser gute Draht zur EFSA ist natürlich praktisch für die Industrie. Denn die Meinung von Wissenschaftlern ist besonders wichtig bei der Zulassung von Produkten und im Kampf um die öffentliche Meinung. Konzerne mögen es nicht, wenn Wissenschaftler Kritik anmelden. Lieber hat man da schon Ärzte und Forscher, die die Hersteller mit Aussagen und Studien unterstützen, die scheinbar unabhängig daherkommen.

Die Lebensmittelindustrie finanziert in großem Umfang Studien zur Ernährung. Mit ihren eigenen Studien leugnen sie wissenschaftliche Tatsachen unabhängiger Forscher. Das ist ein wichtiger Baustein der Lobbyingstrategie. Denn die Konzerne und ihre mächtigen Verbände wollen verhindern, dass ihre Produkte als Gefahr für die Gesundheit dastehen. So kann die Industrie den öffentlichen Diskurs mitbestimmen, unentschiedene Politiker für sich gewinnen und immer wieder Zweifel säen. Die Verbraucher, die keine Ahnung von diesem »Geschäft« haben, sind zumindest verwirrt, wenn nicht sogar geblendet, und schenken der Industrie und ihren Aussagen sehr wahrscheinlich Glauben.

Seit Jahrzehnten ist die Ernährungsforschung stark von Industrieinteressen gesteuert. Bis zum heutigen Tag hat sich daran wenig geändert. Die Einflussnahme erfolgt mittlerweile ganz offen. Finanzielle Beteiligungen werden in fast allen wissenschaftlichen Publikationen erklärt. Es ist also meist sichtbar, ob eine Studie von Coca-Cola, Danone, einem anderen Konzern oder Industrieverband bezahlt wurde.

»Stimmt es wirklich, dass Lebensmittelunternehmen bewusst die Forschung zu ihren Gunsten manipulieren? Ja, und die Praxis geht weiter«, schreibt die bekannte amerikanische Ernährungsforscherin Marion Nestle in einem viel beachteten Kommentar.[101] In den seltensten Fällen bezahlen Unternehmen Forscher direkt, um zu einem günstigen Ergeb-

»Unabhängige« Experten bei der EFSA?

21 Experten der EFSA nahmen eine oft zitierte Einschätzung zu Zucker vor – acht mit engen Verbindungen zur Industrie:

- **Carlo Agostini**: beratend tätig für Soremartec Italia (gehört zu Ferrero)
- **Jean Lois Bresson:** beratend tätig für Senoble (u. a. Hersteller von Milchprodukten, Desserts) und Syndiafrais (u. a. Hersteller von Milchprodukten, Desserts)
- **Susan Fairweather-Tait**: beratend tätig für PepsiCo, Unilever und Danone; erhielt Forschungsgelder von Coca-Cola und Unilever
- **Albert Flynn:** Vorsitzender des EFSA-Gremiums, Mitglied des Gesundheitsrats von Kraft Foods (jetzt: Mondelez); erhielt Forschungsgelder von Danone, Kellogg's und Masterfoods (jetzt: Mars Incorporated)
- **Seppo Salminen**: Mitglied im Beirat von Valio (Hersteller von Milchprodukten); erhielt Forschungsgelder von Nestlé, Danisco (Hersteller von Lebensmittelzusatzstoffen), Bioferme (Hersteller von Milchprodukten) und der International Dairy Federation (Lobbyverband der Milchwirtschaft)
- **Yolanda Sanz**: Forschungsgelder vom Institut Danone
- **John Joseph Strain**: beratend tätig für Danone; erhielt ein Forschungsstipendium von Nestlé
- **Inge Tetens**: Forschungsgelder von Arla (Hersteller von Milchprodukten), Lantmännen (u. a. Hersteller von Cerealien), Danisco, Kellogg's und ILSI (Lobbyorganisation im Lebensmittelbereich).

»Die Mitglieder des Gremiums wurden alle überprüft und nach den strengen Kriterien der EFSA beurteilt. Keiner der Experten, die zu dieser Empfehlung beitrugen, hatte unserer Ansicht nach einen Interessenkonflikt«, erklärte eine EFSA-Sprecherin.[102]

nis zu kommen. Tatsächlich glauben viele dieser Forscher nicht, dass die Finanzierung der Industrie ihre Ergebnisse beeinflussen würde. Dabei lässt sich gut nachweisen, welche Wirkung der Geldstrom aus der Wirtschaft auf die Studienergebnisse hat.

Eine Analyse des Deutschen Instituts für Ernährungsforschung (DIfE) befasste sich genauer mit der Frage, wie sich eine finanzielle Förderung durch die Lebensmittelindustrie auf die Ergebnisse sogenannter systematischer Übersichtsarbeiten auswirkt. Diese geben einen umfassenden Überblick über die bislang publizierten wissenschaftlichen Daten zu einem Thema. Gerade diese Übersichtsarbeiten werden häufig von politischen Entscheidungsträgern als wissenschaftliche Informationsquelle genutzt.

Konkret untersuchten die Forscher einen möglichen finanziellen Einfluss auf Studienergebnisse zu Limonaden und Speckpolstern. Das Resultat: Mehr als 80 Prozent der unabhängigen Studien kamen zu dem Schluss, dass gezuckerte Getränke dick machen. Bei den industriefinanzierten Übersichten kamen nur 16 Prozent zu diesem Ergebnis.

»Obwohl unsere Untersuchung nicht darauf ausgerichtet war zu klären, welche Interpretation der verfügbaren Daten richtig ist, stimmen die Ergebnisse uns doch bedenklich, da sie annehmen lassen, dass finanzielle Interessenkonflikte die Schlussfolgerungen einer Übersichtsarbeit beeinflussen können«, erklärte Matthias Schulze, Co-Autor dieser Analyse. Es sei auffällig, dass industriell geförderte Studien oft über einen fehlenden Zusammenhang zwischen dem Konsum von zuckerhaltigen Erfrischungsgetränken und Übergewicht berichteten, obwohl dies im Widerspruch zu den Ergebnissen der zugrundeliegenden Originalarbeiten stehe.[103]

Es ist Zeit, endlich zu erkennen, was industriefinanzierte Studien in den meisten Fällen wirklich sind: reines Marketing. Häufig sollen sie Verbraucher täuschen, um das schicke Storytelling für ein Produkt zu unterstützen.

Wie im Falle von Coca-Cola. Der Brausekonzern hatte Wissenschaftler bezahlt, um die Botschaft zu verbreiten, dass Bewegung ein wirksameres Mittel zur Gewichtsabnahme sei als die Reduktion von Nahrungsmitteln. Coca-Cola ging sogar so weit, eine gemeinnützige Organisation namens Global Energy Balance Network zu gründen, die unter dem

Deckmantel der Wissenschaft die Botschaften der Industrie verbreiten sollte. Wie die *New York Times* aufdeckte, sicherte Coca-Cola allein mit 1,5 Millionen Dollar den finanziellen Start dieser »Forschungseinrichtung«. Nach der Enthüllung der Journalisten löste sich die Einrichtung auf. Das Nachspiel: Um transparenter zu erscheinen, gab Coca-Cola bekannt, zwischen 2010 und 2015 132,8 Millionen US-Dollar für wissenschaftliche Forschung und Partnerschaften ausgegeben zu haben.

An diesem Beispiel kann man gut sehen, wie weit Unternehmen gehen, um die öffentliche Meinung zu beeinflussen und mehr Profit zu generieren. Coca-Cola will damit das Narrativ bedienen, dass wir uns alle nur mehr bewegen müssten und die Kalorien, die aus Zucker stammen, nicht der Rede wert seien.

Wie die Zuckerindustrie mit Kritikern umgeht

Es ist Sommer 2015. Die World Obesity Federation lädt gemeinsam mit der Deutschen Adipositas-Gesellschaft nach Berlin zur internationalen Hot-Topic-Konferenz. Das Thema: »Zucker, Adipositas und Stoffwechselrisiko«. Im Eingangsbereich des Geländes stehen zwei junge Leute. Studenten vielleicht. Sie sind nicht zu übersehen. Die Frau trägt ein knallpinkes, der Mann ein hellblaues T-Shirt. Auf beiden prangt auffällig der Schriftzug der Pro-Zucker-Kampagne: »Schmeckt Richtig!« Beide sind offenbar im Auftrag der Zuckerindustrie unterwegs. Sie drücken vorbeilaufenden Kongressteilnehmern neben Süßigkeiten ein Kärtchen in die Hand. »Schmeckt Richtig!« steht darauf. Offensichtlich ist das aber mehr als ein merkwürdiger Spaß, den sich die Zuckerlobbyisten hier erlauben. Denn etwas abseits, gute 20 Meter entfernt, steht ein professioneller Fotograf – mit Kamera und Teleobjektiv. Während die Gäste also angesprochen werden und stehen bleiben, werden Wissenschaftler, Speaker und Besucher fotografiert. Ohne dass sie etwas davon mitbekommen.

Die Mediensprecherin im Vorstand der Deutschen Adipositas-Gesellschaft, Dr. Stefanie Gerlach, steht ebenfalls im Eingangsbereich. Sie begrüßt Gäste und beobachtet die Szenerie. Sie entscheidet sich, den Spieß umzudrehen. Als sie die Zuckermittelsmänner fotografiert, lässt der Fotograf sofort die Kamera sinken. Er grinst. Ihre überraschende Aktion offenbart noch etwas. Anscheinend gehört noch eine vierte Person zum Zuckerteam. Auf die Frage, was der Hintergrund der Aktion sei, verweisen die jungen Campaigner auf eine etwas abseits stehende Frau – ihre »Teamleaderin«. Sie ist gewissermaßen »undercover« in Sportkleidung unterwegs. Schnell dreht sie sich weg. Nein, sie möchte nicht erkannt werden auf den Fotos, die Gerlach jetzt macht. Aber die lässt nicht locker. Gerlach hakt nach. Fragt, wofür die Bilder, die der Fotograf von den Teilnehmern schießt, denn seien. Für »interne Zwecke«, antwortet die Undercover-Frau kurz angebunden.

Hinter der Kampagne »Schmeckt Richtig!« steckt die Wirtschaftliche Vereinigung Zucker. Die Pressesprecherin der WVZ beantwortete meine schriftliche Anfrage zu dieser Aktion nicht.[104]

Es ist an der Zeit, dass sich etwas ändert

Kinder können Markennamen wie Nutella, Milka oder Milchschnitte oft besser unterscheiden als Obst- und Gemüsesorten. Aber verlangen Sie einmal von einem Kind, dass es sich gesund ernährt, wenn selbst Erwachsene oft daran scheitern. »Du hast doch die Wahl, du kannst dich frei entscheiden, was du essen oder trinken willst« – ein Spruch, den die Industrie gern mantraartig wiederholt, entbehrt gerade bei den Kleinsten jeder Logik. Denn Kinder tun das, was ihnen vorgelebt wird. Und die Werbung der Lebensmittelindustrie lebt ihnen eben vor, dass Sportidole gesund, fit und erfolgreich sind, weil sie etwa eine süße Schokoladencreme essen. Dafür dass sich das in den Köpfen der Kinder festsetzt, sorgen ausgeklügelte Werbestrategien in TV und Internet, Radio und Kino, auf Plakatwänden, in Kinder- und Jugendzeitschriften und, obwohl verboten, beim Direktmarketing in Schulen oder Kitas. Auch mit Comics, Stickern, Sammelfiguren und bunten Verpackungen lockt die Industrie ihre jungen Kunden. Und die Erwachsenen ködert sie mit maßlosem

Vertrauen in ihre Produkte. Selbst unsere frühere Übungsleiterin beim Kinderturnen schien davon überzeugt zu sein, dass es ohne die bunten Gummibärchen nach dem Sport absolut nicht gehe. Die Unternehmen haben uns alle schon lange manipuliert. Uns fällt nicht mehr auf, wie merkwürdig es ist, dass Coca-Cola Hauptsponsor von Europa- und Weltmeisterschaften sowie den Olympischen Spielen und Premium-Partner des Deutschen Fußball-Bundes ist. Coca-Cola ist der Hersteller einer Limonade, in der, auf einen Liter gerechnet, 35 Würfel Zucker stecken. 35! Logisch, dass das Unternehmen da voll auf Bewegung setzt. Die Mission lautet: Trink Cola. Und beweg dich mehr, dann ist das kein Problem mit den vielen Kalorien. Was die Zuckerlobby aber Eltern und Kindern gerne verschweigt: Egal wie viel Sport man macht, einer schlechten Ernährung kann man nicht davonlaufen!

Die süße Versuchung hat gefährliche Nebenwirkungen. Jeder dritte Erwachsene auf der Welt ist zu dick, hierzulande ist es sogar jeder zweite. Besonders alarmierend ist der massive Anstieg übergewichtiger Kinder. Laut einer Studie des Robert-Koch-Instituts sind 15 Prozent der Kinder in Deutschland zwischen drei und 17 Jahren übergewichtig, 6,3 Prozent gelten sogar als fettleibig. Mit zunehmendem Lebensalter steigt der Anteil weiter. Die Generation XXL kriegt ihre überschüssigen Kilos einfach nicht los. Dabei sind es gerade die dicken Kinder, die eine schwere Hypothek herumschleppen: Übergewicht verursacht schwerwiegende Krankheiten.

Insbesondere unsere Kinder sind Zielscheibe aggressiver Werbestrategien. Bereits 2012 hat foodwatch nachgewiesen, »dass drei Viertel der gezielt an Kinder vermarkteten Industrieprodukte süße und fettige Snacks sind«. Durch Werbung für fast ausschließlich ungesunde Produkte trägt die Lebensmittelindustrie maßgeblich zu den steigenden Zahlen kranker Kinder bei. Doch solange stark gezuckerte Produkte die Supermarktregale dominieren, kann auch ein Werbeverbot keine nachhaltige Lösung sein. Ein neues Denken und Handeln ist gefragt, um den gesundheitlichen Verbraucherschutz endlich angemessen zu berücksichtigen. Für die Lebensmittelindustrie muss das eine Umkehr bedeuten: weg vom überhöhten Einsatz von Zucker, Glukose-Fruktose-Mischungen, Maltodextrin und anderen billigen Süßmachern hin zu gesünderen Produkten.

Der viele Zucker geht uns alle an. Es geht nicht um das Stückchen Schokolade oder den Kuchen am Sonntag, sondern um den andauernden Konsum von versteckten Süßmachern. Der Verbraucher hat schlichtweg keine Wahl. Ernährungsinitiativen an Kindergärten und Schulen, eine starke Gesundheitspolitik und die Aufklärung durch Verbraucherschützer sind sicherlich nach wie vor wichtig. Doch die Hersteller von Getränken und Nahrungsmitteln können selbst den größten Beitrag zur Gesundheit leisten. Die Industrie muss endlich Schluss mit dem vielen Zucker machen, besonders wenn ihnen die jüngsten Konsumenten am Herzen liegen. Kinder sind nicht nur Kunden. Sie sind vor allem die Zukunft unserer Gesellschaft. Es sollte wieder darum gehen, Kinder zu ernähren und nicht, sie zu verführen.

Kinder oder Konzerninteressen schützen?

Die öffentliche Lobbyshow geht unterdessen munter weiter. »Aus der Eigenverantwortung kommen die Eltern nicht raus«, ermahnt Tissen in der TV-Sendung *hart aber fair* und ergänzt: »Man ist nicht nur erziehungsberechtigt, sondern verpflichtet, seine Kinder zu erziehen. Wir müssen sie befähigen, dass sie damit umgehen können.« Grotesk wird es, wenn der ehemalige Ernährungsminister Christian Schmidt in der gleichen Sendung fast genauso klingt wie der Lobbyist. Mit Blick auf die Nährwerttabelle eines Joghurts, den er in der Hand hält, fordert er: »Hier stehen die Ernährungsdaten drauf. Da erwarte ich von den Eltern, dass die das lesen …!« Seine Stimme überschlägt sich dabei fast.[105]

Schon kapiert. Wir Eltern sollen also schuld sein. Mal wieder. Denn wir entscheiden doch, was in den Einkaufskorb kommt. Wir kaufen die Zuckerbomben doch selbst! Wer als Politiker so redet, hat leider gar nichts kapiert. Es wird uns Eltern sehr, sehr schwer gemacht, unsere Kinder gesund zu ernähren. Und: Es wird von Tag zu Tag schwerer.

Bisher hat sich nicht viel getan. Obwohl immer mehr Menschen krank werden und dadurch auch früher sterben, setzt die Politik lieber auf die Verantwortung des Einzelnen. Ganz nach dem Motto: Jeder kann sich doch selbst entscheiden, jeder kann durch mehr Informationen und Aufklärung lernen, gesünder zu essen und sich mehr zu bewegen. Das ist übrigens genau die gleiche Argumentation, die die Industrie versucht, in unsere Köpfe zu hämmern. Die Fakten allerdings zeigen, dass dieser individualistische Ansatz gescheitert ist. Mit der Betonung der Eigenverantwortung wollen die Verantwortlichen von ihren krank machenden Produkten ablenken – und die Politiker von ihrem Unvermögen und fehlenden Schneid, unsere Kinder zu schützen.

Das Engagement der Industrie wirkt auf viele Akteure in der Debatte beruhigend. Sedierend trifft es eigentlich besser. Denn gut gemeinte Absichten werden im Keim erstickt. Die Plattform Ernährung und Bewegung (peb) ist ein Musterbeispiel dafür, was passiert, wenn nichts passiert. Das Bündnis mit über 100 Mitgliedern aus öffentlicher Hand, Sport, Verbraucherzentralen, Wissenschaftsverbänden, Lebensmittelunternehmen wie Ferrero, Danone und Mars sowie Verbänden wie dem Süßstoff Verband und der Wirtschaftlichen Vereinigung Zucker will das Übergewicht bei Kindern und Jugendlichen bekämpfen. Als Verbraucherschutzministerin hatte Renate Künast das Bündnis 2004 ins Leben gerufen. Heute lassen sie und viele andere kaum ein gutes Haar daran. 2018 sind die Deutsche Gesellschaft für Kinder- und Jugendmedizin, der Berufsverband der Kinder- und Jugendärzte und die Deutsche Adipositas-Gesellschaft aus dem Netzwerk ausgetreten. »Wir wollen kein Feigenblatt sein für ein Agreement von Leuten, die sehr unterschiedliche Interessen verfolgen«, sagte Thomas Fischbach, Präsident des BVKJ. Konkrete Vereinbarungen wie ein Verbot von Kinderwerbung oder die Einführung der Lebensmittelampel wurden nicht erzielt. Wirtschaftliche Interessen würden verständlicherweise überwiegen. »Aber wir können nicht darauf vertrauen, dass diejenigen die Lösung bieten, die das Problem machen«, wurde der Kinderarzt sehr deutlich.[106]

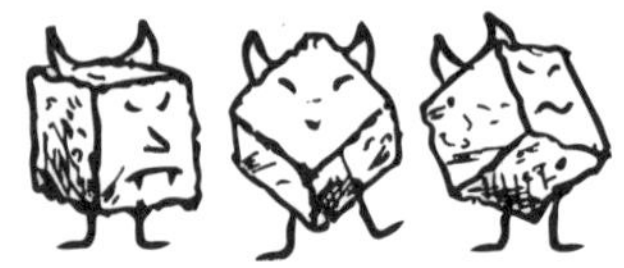

Wie die Lebensmittelindustrie gegen eine stärkere Regulierung kämpft

Strategie 1: Zweifel an wissenschaftlicher Evidenz säen
Beispielsweise wird der Zusammenhang zwischen zuckerhaltigen Getränken und Übergewicht abgestritten, dabei belegen ihn 80 Prozent der unabhängig finanzierten Studien.

Strategie 2: Andere Risikofaktoren in den Vordergrund spielen
Beliebtester Sündenbock für Übergewicht und Co. ist der angebliche Bewegungsmangel. Studien weisen darauf hin, dass wir uns heute aber nicht weniger bewegen als früher. Zudem wird Sport als Kalorienkiller oft überschätzt.

Strategie 3: Freiwillige Selbstverpflichtungen eingehen
Eigene Zuckerreduktionsstrategien von Nestlé und Co. sollen in der politischen Auseinandersetzung helfen, strenge verbindliche Vorgaben als unnötig darzustellen.

Strategie 4: Eigene Interessen als Gemeinwohlinteressen verschleiern
Bei Werbeverboten, Sondersteuern und verständlichen Nährwertkennzeichnungen spricht die Industrie gerne von einer »Bevormundung« der Bürger. Sie bekämpft daher deren angebliche Einschränkung. In Wahrheit ist dies aber ein Kampf gegen Grenzen, die die Wirtschaft betreffen.

Strategie 5: Sich als Lösung des Problems darstellen
Die Industrie bestreitet nicht, dass in unserer Gesellschaft viele krankhaft übergewichtig sind. Über verschiedene – teilweise staatlich geförderte – Initiativen setzt sich die Industrie dafür ein, dieses Problem zu lösen. In solchen Initiativen promotet die Lobby insbesondere mehr Bewegung (siehe Strategie 2) und mehr Aufklärung (für mündige Bürger, siehe Strategie 4).[107]

700 MILLIONEN MENSCHEN WERDEN WELTWEIT BIS 2045 EINEN DIABETES ENTWICKELN (SCHÄTZUNG)

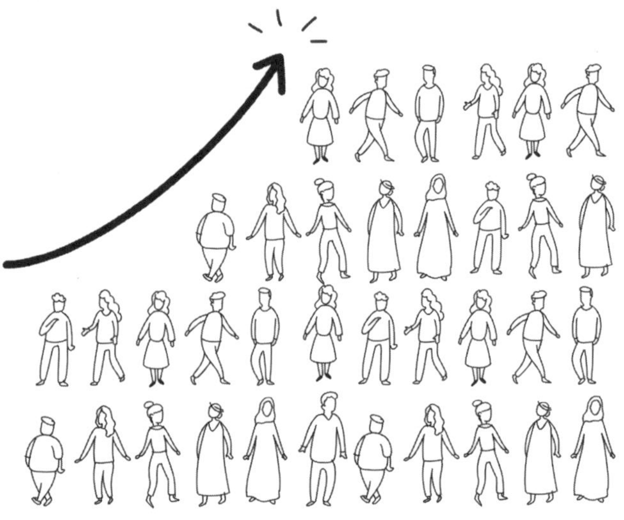

QUELLE: IDF (INTERNATIONAL DIABETES FEDERATION)

Die Zeit drängt. Bis 2040 sollen hierzulande bis zu 12,3 Millionen Menschen von Diabetes Typ 2 betroffen sein. Momentan sind es »nur« etwa sieben Millionen Kranke. Hinzu kommen Millionen, die an anderen ernährungsbedingten Krankheiten leiden. Die Probleme, die uns die Industrie durch ihre ungesunden Produkte beschert, sind von gewaltigen Ausmaßen. Doch unsere Volksvertreter befinden sich im ewigen Dornröschenschlaf – Dornröschen wird in der Zeit vermutlich sehr dick, wenn nicht gar fettleibig.

Kein Wunder also, dass Mediziner und unabhängige Wissenschaftler in Alarmbereitschaft sind und von der Politik fordern, endlich einzugreifen.

Weil so gut wie nichts passiert, haben der AOK-Bundesverband, die Deutsche Allianz Nichtübertragbare Krankheiten (DANK), die Deutsche Diabetes Gesellschaft, das Ethno-Medizinische Zentrum und foodwatch die »Aktion Weniger Zucker« ins Leben gerufen. Die gesellschaftliche Initiative konzentriert sich zunächst auf den hohen Zuckerzusatz in Fertigprodukten und Softdrinks.

Die Aktion fordert vier Maßnahmen, um den Zuckerkonsum zu senken:

1. Verbot für an Kinder gerichtete Werbung für zuckerreiche oder andere hochkalorische Lebensmittel (wenn das Produkt nicht dem sogenannten Nährwertprofil der WHO entspricht),
2. eine für alle Bevölkerungsgruppen verständliche Lebensmittelkennzeichnung,
3. steuerliche Anreize für die Lebensmittelindustrie, gesündere Rezepturen zu entwickeln,
4. verbindliche Standards für die Kita- und Schulverpflegung.

Deutschland ist in Sachen Prävention ein Entwicklungsland. Besonders bedauernswert: Von den Wissenschaftlern empfohlene verhältnispräventive Maßnahmen werden größtenteils nicht umgesetzt. Es ist Zeit, dass sich das ändert.

Das Märchen vom mündigen Verbraucher

Als Kind hatten die vielen Süßigkeiten im Supermarkt auf mich eine Sogwirkung. Insbesondere, als ich nach dem Mauerfall endlich »Westschokolade« kaufen konnte. Einige Jahre später, im Sommer 1995, führte Milka die Großtafel »Schoko & Keks« in den Markt ein. Fortan steuerte ich dafür oft das Süßwarenregal an. Schlappe 300 Gramm brachte diese Zucker- und Fettbombe auf die Waage. Was soll ich sagen? Ich aß die ganze Tafel an einem Tag.

Heute allerdings nehme ich diese bunten Süßwarenregale kaum mehr wahr. Und es fällt mir leicht. Natürlich nasche auch ich ab und zu. Aber eben anders. Ich laufe lediglich im Urlaub oder wenn ich aus beruflichen Gründen in anderen Ländern bin, die Süßwarenregale entlang. Dann gucke ich mir die Lebensmittelverpackungen und die Inhaltsstoffe genauer an – eine Art Berufskrankheit. Wussten Sie, dass man in Italien Schokoladenkekse mit Olivenöl kaufen kann? Und in den USA Salzbrezeln (»Pretzels«) mit Schokolade oder Zimt? Dass man in den Niederlanden bunte Streusel (»Hagelslag«) nicht etwa auf die Kuchenglasur streut, sondern aufs Butterbrot zum Frühstück?

Trotz aller nationalen Eigenheiten der zuckrigen Produkte gibt es etwas, was sich nicht ändert. Egal ob in Deutschland, den USA oder anderen Industrieländern – die Anordnung der Supermarktregale ist fast immer gleich. Wussten Sie, dass Verkaufspsychologen dafür verantwortlich sind? Denn den Betreibern geht es um nichts anderes, als die Kunden so lange wie möglich im Geschäft zu behalten und sie zum Kauf von noch mehr Produkten zu bewegen. Von noch mehr ungesunden und teuren Lebensmitteln, um genau zu sein. Denn damit erzielen sowohl Produzenten als auch der Handel die höchsten Gewinne.

Teure Artikel sind zumeist in Augen- und Greifhöhe platziert, preiswertere Produkte dagegen als Bück- oder Streckware unten oder ganz oben in den Regalen. Auch die Einkaufswagen sind nicht zufälligerweise so riesig. Ein leerer Einkaufswagen signalisiert uns, dass wir scheinbar zu wenig eingekauft haben. Und so neigen wir dazu, noch mehr in den Einkaufswagen hineinzupacken. Dagegen hilft ein einfacher Trick: Nehmen Sie einfach einen Einkaufskorb. Wenn Sie Ihre Einkäufe selbst tragen müssen, kaufen Sie auch weniger ein.

Ich bewege mich im Supermarkt fast ausschließlich in den äußeren Gängen, beginnend beim Gemüse und Obst geht es weiter zu den Milchprodukten und dann meistens direkt zum Tiefkühlsortiment. Der Großteil der stark verarbeiteten Lebensmittel ist in den langen, oft unübersichtlichen Gängen im Inneren von Supermärkten und Discountern platziert. So wird der Kunde länger im Herzstück des Geschäfts gehalten und zum Kauf verführt.

Wir alle kaufen viel zu häufig ungesunde Lebensmittel. Dabei zeigen Umfragen immer wieder, dass uns Gesundheit am wichtigsten ist.[108] Ich glaube also nicht, dass irgendjemand freiwillig übergewichtig oder gar fettleibig ist. Trotzdem sind in Deutschland 53 Prozent der Erwachsenen übergewichtig und 16 Prozent sogar krankhaft fettleibig.[109] Das sind insgesamt 69 Prozent! Gut zwei Drittel aller Erwachsenen in Deutschland! Die Alarmglocken müssten also schrillen. Müssten …

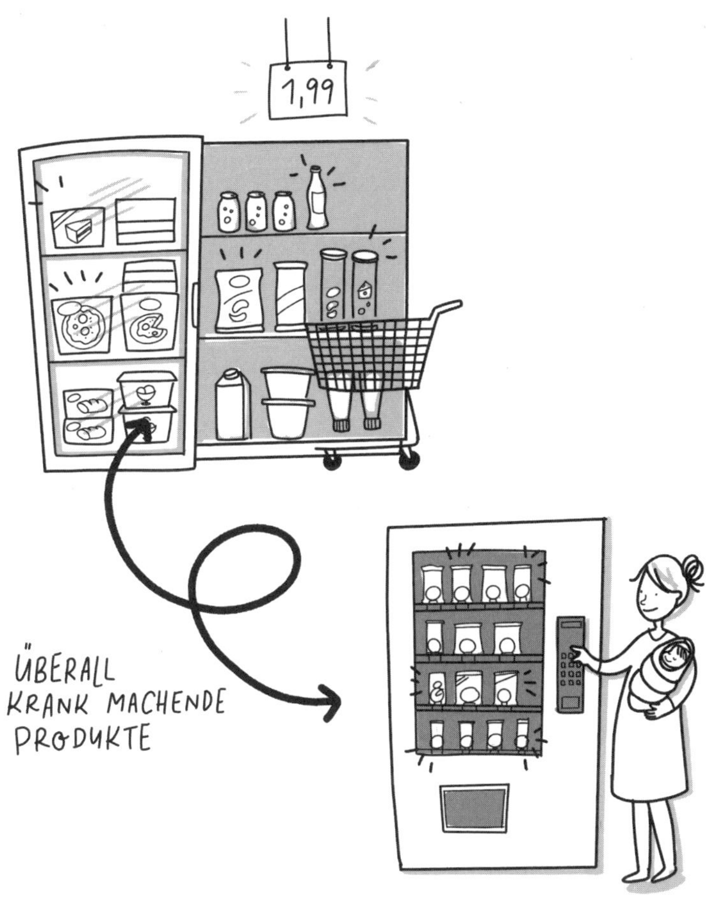

Aber wir sind selbst schuld. Das jedenfalls vermitteln uns Lebensmittelkonzerne, Lobbyverbände, PR-Spezialisten und auch führende Politiker. Die Rede ist immer wieder vom »mündigen Verbraucher«. Sie sind auch einer. Ja, genau, Sie! Sie entscheiden nicht nur, was und wie viel Sie konsumieren, ob Sie also wenig oder viel ungesundes Convenience Food und damit Zucker essen, sondern Sie befinden sich sogar auf Augenhöhe mit den anderen Akteuren, die ganz fundamental das Marktgeschehen bestimmen. So weit zumindest die Theorie. Oder vielmehr das Märchen.

Glauben Sie an das Märchen vom mündigen Verbraucher? Ich nicht. Das sind die Gründe: Experten zufolge gibt es grundlegende Fehleinschätzungen in Wissenschaft, Öffentlichkeit und Politik, die alle Versuche, die Epidemie der Fettleibigkeit aufzuhalten, untergraben. Das, was ich Ihnen erzähle, ist nichts Neues: Gesundes Essen hilft uns allen, länger gesund zu bleiben. Die schlechte Nachricht findet trotz aller Warnrufe zu wenig Gehör: Eine ungesunde Ernährung dagegen wird zur tickenden Zeitbombe.

Um eigenverantwortlich handeln zu können, brauchen wir alle nicht nur korrekte Informationen, sondern auch eine echte Wahlfreiheit. Zum gegenwärtigen Zeitpunkt haben wir weder das eine noch das andere. Wir sind nicht nur umzingelt von Zucker, der sich hinter unzähligen Bezeichnungen in der Zutatenliste versteckt, sondern auch von Lebensmitteln, die krank machen. Unsere – durchaus vorhandene – Fähigkeit, gesunde Lebensmittel auszuwählen, wird daher stark eingeschränkt. Die Eigenverantwortlichkeit für eine gesunde Ernährung bleibt daher für die meisten Menschen – insbesondere für unsere Kinder – eine Illusion.

Wer sich umschaut, egal ob beim Bäcker, im Discounter, Supermarkt und selbst im Bioladen, auf Bahnhöfen oder Flughäfen, bei Konzertveranstaltungen oder sogar Sportevents, findet den erdrückenden Beweis. In jeder zweiten deutschen Gemeinde gibt es keinen einzigen Lebensmittelladen mehr, schreibt *Die Welt*. In ihrer Not decken sich viele Bürger in Tankstellen ein.[110] Auch wenn diese inzwischen mehr und mehr ihr Sortiment ausweiten: gesunde Lebensmittel? Fehlanzeige!

Sogar in Krankenhäusern ist das Essen alles andere als gesund. Ich treibe mich wirklich nicht regelmäßig in Kliniken herum, aber wenn ich einmal ein Krankenhaus betrete, offenbart sich mir immer wieder das gleiche Bild. Ob an Snackautomaten oder in kleinen Cafeterien – Softdrinks, Schokoriegel und andere Snacks sind oft die einzigen »Lebensmittel«, die Sie kaufen können. Und das in einem Krankenhaus! Die Industrie hat also sogar die Institutionen, die uns gesund machen sollen, untergraben. Natürlich wird niemand gezwungen, solche Produkte zu essen, schließlich gibt es doch Krankenhauskost. Stimmt, die gibt es. Aber: Waren Sie schon einmal im Krankenhaus? Wissen Sie, welches Essen in den meisten Kliniken auf dem Speiseplan steht?

Ich habe meine Kinder in Geburtskliniken in zwei verschiedenen Großstädten auf die Welt gebracht, in München und in Berlin. Meine erste Geburt glich dabei einem fiesen Marathon. Über 24 Stunden dauerte es – von der ersten Wehe bis zum Finale –, bis unser kleiner Sohn gesund »hallo Welt!« schrie. Erschöpft schlief ich ein, wachte nur wieder auf, wenn mein Baby an meiner Brust trinken wollte. Am nächsten Morgen hatte ich Hunger. Doch auf dem Teller lag wohl Deutschlands langweiligstes Frühstück: zwei Scheiben Graubrot, eine Portion Butter, eine Portion Scheibenkäse und eine Portion Marmelade. Zu wenig gesunde Fette, zu wenig Proteine, ja, auch zu wenig komplexe Kohlenhydrate. Ich hätte an diesem Tag locker ein bis zwei Eier, eine halbe Avocado und eine Scheibe Vollkornbrot oder eine Schale Müsli sowie eine Portion griechischen Joghurt mit Walnüssen verdrücken können. Und dazu etwas frisches Obst. Ich hatte schließlich schon über 24 Stunden nichts mehr gegessen und dazu noch alles, was vielleicht irgendwo im System steckte, hinausbefördert. Wie aber bitte sollte ich davon satt werden? Beim Mittag- und Abendessen ging es genauso trostlos weiter. Das gleiche kulinarische Grauen erlebte ich bei Baby Nummer zwei, meiner Tochter, in einer anderen Geburtsklinik. In Krankenhäusern, in denen ich Freunde besuche, das gleiche Bild: zerkochtes Gemüse, undefinierbare Soßen über Nudeln und vieles mehr. Gesund geht anders. Und satt wird davon keiner. Zumindest niemand, den ich kenne.

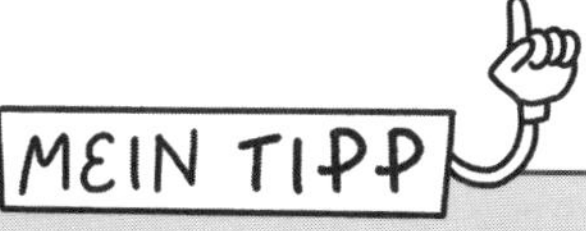

Sollten Sie dieses Buch lesen, bevor Sie Ihr Kind bekommen: Packen Sie sich *wirklich* genügend nahrhafte Snacks in die Kliniktasche ein. Da sich in der Schwangerschaft der Appetit manchmal schlagartig ändern kann, sollte Ihre Auswahl nicht zu klein sein. Denken Sie ebenfalls an eine extragroße Portion für Ihre Begleitperson. Auch eine Geburt zu unterstützen, macht oft sehr hungrig.

Ich finde es also wenig verwunderlich, wenn Patienten zu Zuckerbomben aus Automaten und Cafeterien greifen. Den mündigen Verbraucher jedenfalls habe ich in den Kliniken vergeblich gesucht.

Ich hatte noch einmal Glück. Meine netten Zimmernachbarinnen in München und Berlin teilten mit mir ihr Obst und ihre hart gekochten Eier. Alle späteren Anflüge von Hunger konnte mein Mann mit mitgebrachten Lebensmitteln stillen. (Danke für alles!)

Der Beikostkampf beginnt bereits bei Säuglingen

Gerade um die Beikost ist in den letzten Jahren ein richtiger Kampf entbrannt. Schließlich ist das Zeitfenster, in dem Beikost an den Mann bzw. an das Baby gebracht werden kann, zeitlich begrenzt. Der Industrie kam es natürlich sehr gelegen, dass das Netzwerk Junge Familie 2010 empfahl, Säuglinge lediglich »mindestens vier volle Monate« ausschließlich zu stillen. Hintergrund war eine Konsensentscheidung verschiedener Fachverbände. Dieser Konsens wurde 2010 unter der Regie des Netzwerks Gesund ins Leben entwickelt; zuvor hatten die Fachgesellschaften eigene Empfehlungen.[111]

Zwischen dem (angenommenen) frühestmöglichen Zeitpunkt der Beikosteinführung nach der Netzwerkempfehlung (ab dem fünften Monat) und der WHO-Empfehlung (ab dem siebten Monat) liegen also mindestens zwei Monate. »Mindestens«, weil die Hersteller von Babynahrung ihre Produkte mit Labels bewerben, die Eltern dazu verführen, die Säuglingskost schon *im* vierten Monat zu geben, wie meine Recherchen belegen.

Das entspricht einem deutlich kürzeren Zeitraum, als die vollen sechs Monate (180 Tage), die seitens der WHO sowie der Europäischen Behörde für Lebensmittelsicherheit empfohlen werden. Im Jahr 2009 hat die EFSA zu der Frage Stellung bezogen, ab welchem Alter ein Säugling zusätzlich zur Muttermilch Beikost bekommen sollte. Die EFSA stellte basierend auf den verfügbaren Studienergebnissen bisher Folgendes fest:

- »Ausschließliches Stillen in den ersten sechs Monaten ist für die Mehrheit der gesunden reif geborenen Säuglinge in Europa die ausreichende Ernährung.
- In Abhängigkeit von Wachstum und Entwicklung kann es in einigen Fällen notwendig sein, Beikost bereits vor dem vollendeten sechsten Lebensmonat zu füttern (aber nicht vor dem vollendeten vierten Monat!).«[112]

Bereits damals warnten verschiedene Hebammenverbände wie die Arbeitsgemeinschaft Freier Stillgruppen (AFS) davor, dass die Aussagen des Netzwerks Junge Familie dazu führen würden, die Empfehlung für die Beikosteinführung von sechs Monaten auf vier bis sechs Monate zu reduzieren. Genau das ist passiert. Inzwischen können Sie Babynahrung im Handel kaufen, die genau für diesen Zeitraum beworben wird. Aber damit nicht genug. Die Lebensmittelindustrie will schließlich so viel Geld wie möglich mit Ihnen und Ihrem Säugling verdienen. Und dazu hat sie sich natürlich etwas ganz Besonderes einfallen lassen. Statt die Babygläschen *ab* dem fünften Monat zu bewerben, steht auf ihren Labels *nach* dem vierten Monat. Die Zahl 4 ist riesig, die Infos »nach dem« und »Monat« sind dagegen winzig klein geschrieben.

Schenkt man Foren Beachtung, in denen sich junge Eltern über Beikost austauschen, wird schnell klar: Viele sind wegen der unterschiedlichen Empfehlungen verunsichert und fühlen sich durch die Produktlabels desinformiert. So verfüttern nicht wenige Eltern schon *im* vierten Monat diese Gläschen an ihr Kind. Und genau das will die Industrie: So früh und so lange wie möglich Kasse machen. Dass das zu Lasten von Säuglingen geschieht, die viel zu früh Beikost erhalten, ist nicht von der Hand zu weisen. Ich halte es für grob fahrlässig, dass der Gesetzgeber hier nicht stärker eingreift. Schließlich geht es um schutzlose Säuglinge.

Als Begründung für die frühere Beikosteinführung wurde ein möglicherweise verringertes Risiko für die Entstehung von Allergien und Zöliakie angegeben. Doch dies hat sich wissenschaftlich als nicht haltbar erwiesen. Für die Manifestation von Allergien sind andere Faktoren wesentlich bedeutsamer, zum Beispiel die genetische Veranlagung, prä- und postnatale Keimberührung einschließlich der mütterlichen Darmflora sowie umweltbedingte chemische Belastungen. Auch eine angeblich gefährdete Nährstoffversorgung wurde widerlegt. Die Wissenschaft ist also längst weiter. Die Fakten sprechen für sich. Die Leidtragenden der Industrieinteressen sind die Säuglinge.

Doch es könnte bald noch dicker kommen, so befürchtet Aleyd von Gartzen, die Bundesbeauftragte für Stillen und Ernährung des Deutschen Hebammenverbands. Auf Basis neuerer Studien bestimmte die EFSA 2019 abermals das geeignete Alter für die Einführung von Beikost. Darin heißt es zum einen: »Mit Ausnahme einiger ausschließlich gestillter Säuglinge, bei denen das Risiko eines Eisenmangels besteht, gibt es für die Mehrzahl der Säuglinge bis etwa sechs Monate keine ernährungsphysiologischen Gründe für die Gabe von Beikost.« Zum anderen schreibt die Behörde aber auch: »Das angemessene Alter für die Einführung von Beikost hängt von den Eigenschaften und der Entwicklung des Kindes ab, insbesondere bei Frühgeborenen. Bei den meisten Säuglingen liegt dieses Alter zwischen dem dritten/vierten und dem sechsten Monat.«[113]

Wie kam es überhaupt zu dieser Empfehlung? Die Europäische Kommission hatte die EFSA um die Einschätzung gebeten, welche Altersangabe für die Etikettierung von Getreidebeikost und anderer verarbeiteter Säuglingsnahrung verwendet werden könne. Ein Sprecher der EFSA betont ausdrücklich, dass es sich nur um eine Auswertung von Studien handle und die EFSA naturgemäß keine Handlungsempfehlungen ausspreche. Diese werden durch die europäischen bzw. nationalen Gesetzgeber festgelegt.

Dennoch befürchtet von Gartzen, dass die Industrie genau solche Aussagen für ihre Zwecke instrumentalisieren wird: »Demnächst könnte also auf den Babygläschen ›zwischen dem dritten und vierten Monat‹ stehen und nicht mehr wie bisher ›nach dem vierten Monat‹ – was sowieso schon für viele Kinder viel zu früh ist. Für mich ist das eine Maßnahme, die Frauen am ausschließlichen Stillen in den ersten sechs Monaten hindert.« Zugleich könne der »dritte Monat« von Eltern missverstanden werden. Ist das Kind nämlich erst *im* dritten Monat, hat es diesen noch nicht vollendet, ist also eigentlich erst *zwei* Monate alt. Von Gartzen empfiehlt allen Müttern, ihr Kind in den ersten sechs Monaten ausschließlich zu stillen. Sollte ein Kind schon früher zeigen, dass es reif für die Beikost ist, dann sei das kein Problem. »Ich sehe immer das Kind, nur dieses Argument zählt für mich. Es muss feste Nahrung sitzend zu sich nehmen können. Das heißt, es muss – mit ein bisschen Unterstützung – alleine sitzen können. Die Hand-Mund-Augen-Koordination muss beim Baby ebenfalls ausgeprägt entwickelt sein.«[114]

Hört man sich bei freien Hebammen und verschiedenen Stillvereinigungen um, steht von Gartzen mit ihrer Einschätzung nicht alleine da. Auch die AFS plädiert dafür, die Empfehlung, sechs Monate ausschließlich zu stillen, beizubehalten, unter anderem da kein erhöhtes Risiko für Allergien und Zöliakie zu erwarten sei.

Wer wissen möchte, wie es zu dieser neuen Einschätzung der EFSA kam, sollte einen Blick auf die wissenschaftliche Stellungnahme werfen. Als ich die Namen der Experten lese, erhärtet sich mein Anfangsverdacht – schließlich begleite ich die Behörde durch meine Recherchen schon seit vielen Jahren. Bei sieben von insgesamt 21 Experten kann ich einen Interessenkonflikt feststellen, etwa weil sie für Danone, Nestlé und weitere Unternehmen bzw. industrienahe Institutionen tätig waren.

Offenheit und Transparenz sind »grundlegende Aspekte der Tätigkeit der EFSA«, schreibt die Behörde mit Sitz im italienischen Parma auf ihrer Webseite. Diese Grundwerte seien von wesentlicher Bedeutung, da sie das Vertrauen der Verbraucher und sonstiger Interessengruppen in die Arbeit der EFSA fördern. Immer wieder fällt die EFSA mit der Auswahl vieler industrienaher Experten in ihren Entscheidergremien auf. Die Behörde verspricht seit Jahren Besserung, aber außer Absichtserklärungen passiert nicht viel. Besonders pikant: Die meisten dieser Verbindungen zur Industrie werden in den aktuellen Erklärungen zu Interessenkonflikten gar nicht mehr aufgeführt. Sie gelten quasi als »verjährt«.[115]

Glauben Sie, dass aus Experten, die sich früher von der Babynahrungsindustrie bezahlen ließen, plötzlich unabhängige Sachkundige werden? Ich bin jedenfalls skeptisch. Kurz vor Drucklegung beantwortet mir ein Pressesprecher der EFSA meine Fragen. 300 Arbeiten zu insgesamt 210 Studien berücksichtigte die Behörde bei der Bewertung. Auf die Frage, ob und wie viele industriegesponserte Studien in den Datensatz einflossen, erhielt ich zunächst die Antwort, dass solche Statistiken nicht verfügbar seien. »Wir haben diese Informationen nicht, da es bei der Datenextraktion Aspekte gibt, die wichtiger sind als die Finanzierungsquelle und entscheidender im Hinblick auf das Verzerrungspotenzial«, heißt es offiziell. Einen Tag später werde ich dann doch mit weiteren Informationen versorgt. 73 Prozent der zugrunde liegenden Studien seien demnach unabhängig.[116] Die gemeinnützige Organisation First Steps Nutrition Trust spart dennoch nicht mit Kritik. Etliche Studien würden zeigen, dass ausschließliches Stillen in den ersten sechs Monaten vor Übergewicht und Adipositas schütze. Es sei daher »pervers«, wenn ein Ausschuss, der den »angemessenen« Zeitpunkt der Beikosteinführung bestimmt, die Wichtigkeit des ausschließlichen Stillens innerhalb der ersten sechs Monate ignoriere. »Es scheint, als wäre im Voraus vereinbart worden, dass die Altersspanne von drei/vier bis sechs Monaten im gesamten Dokument vorgeschlagen wird, unabhängig von den vorgelegten Beweisen«, kritisiert der First Steps Nutrition Trust scharf. Die Organisation bemängelt weitere methodische Schwächen, fehlende Hinweise auf Interessenkonflikte und vieles mehr.[117] Noch ist unklar, ob und wie diese europaweite Stellungnahme im Bereich der Säuglingsnahrung zukünftig von nationalen Entscheidern verwendet wird. Die Hersteller können sich in einer extrem guten Position wähnen, wenn es darum geht, künftig noch höhere Gewinne mit Gläschen und Breien zu machen. Die guten Verbindungen zur EU-Behörde, die sich wissenschaftliche Exzellenz und Unabhängigkeit auf die Fahne schreibt, scheinen jedenfalls nicht zu schaden.

Zucker: Wo kein Bedarf ist, wird künstlich einer geschaffen

Der Markt für Baby- und Kleinkindnahrung ist immer mehr »auf Zucker«. Wo kein Bedarf ist, wird künstlich einer geschaffen. Dies wird deutlich, wenn wir einen Blick zurückwerfen.

In den 1980er-Jahren hat die Lebensmittelindustrie Kinder als wichtige Kundengruppe entdeckt, weil sie als Motor für den Kauf vieler Produkte gelten. Später kamen auch die Eltern von Kleinkindern dazu. Sie werden insbesondere von den klassischen Babynahrungsmarken umworben. Die neue Zielgruppe der Ein- bis Dreijährigen umfasst etwa zwei Millionen Kinder.

Es locken also zusätzliche Gewinne in Millionenhöhe. Kindermilch, Müslis, Puddings, Fruchtriegel, Kekse, Säfte und sogar komplette Menüs sollen für den nötigen Kaufanreiz sorgen. Kinderlebensmittel unterliegen dem allgemeinen Lebensmittelrecht, genau wie herkömmliche Lebensmittel. Das bedeutet zugleich, dass keine besonderen Schutzbestimmungen gelten und die Hersteller sich nicht an gewisse kindgerechte Richtlinien halten müssen.

Als die Geburtenrate in Deutschland vor einigen Jahren rückläufig war und dies zu Umsatzeinbußen in Millionenhöhe bei Babynahrung führte, erfand die Industrie die sogenannte Kindermilch und andere Produkte. Allein die Kindermilch liefert zweistellige Wachstumsraten bei einem Marktvolumen von knapp 38 Millionen Euro pro Jahr (Stand 2012). Und unser alter Bekannter, der Zucker, ist bei diesen angeblich baby- und kleinkindgerechten Produkten oft mit von der Partie.

Wie sich die Industrie mit Aromen und Zucker ihre Kunden von morgen »züchtet«

Das Essen, das wir früh lieben lernen, begleitet uns in den meisten Fällen ein Leben lang. Das weiß natürlich auch die Industrie. Nicht nur in Folgemilch, sondern auch in anderer Babynahrung stecken süßende Zutaten. Aromen stehen ebenfalls hoch im Kurs. Ein Marktcheck der Verbraucherzentrale Hessen zeigte 2014, dass etwa zwei Drittel der Hersteller bereits für Babys ab dem fünften Monat aromatisierte Breie, Joghurts und andere Produkte anbieten. Besonders gerne setzen sie auf Vanille oder Vanillearoma. Klar, denn kleine Vanillefans von heute werden zu erwachsenen Konsumenten, die gerne aromatisierte Produkte kaufen. So »züchtet« sich die Industrie ihre Kunden von morgen.

Babynahrung bedeutet *big business*. Der Umsatz im Segment Babynahrung betrug 2018 993 Millionen Euro. Für 2019 wird mit etwa 1,020 Milliarden Euro Umsatz gerechnet. Laut Prognose wird im Jahr 2023 ein Marktvolumen von 1,147 Milliarden Euro erreicht; dies entspricht einem jährlichen Umsatzwachstum von 3,0 Prozent.[118]

Beim Einkauf legen Eltern nach den Erkenntnissen von Marktforschern zunehmend Wert auf eine gesunde Ernährung des Nachwuchses. So würden Früchtezubereitungen als Beikost in Deutschland immer beliebter, während Süßes wie etwa Kekse weniger gekauft werde. Was viele Verbraucher nicht wissen: Früchtezubereitungen sind nicht viel gesünder als Kekse. Denn oft versteckt sich darin hochkonzentrierter Fruchtzucker. Und wie Sie bereits wissen, ist Fruchtzucker eben nicht gesünder als Haushaltszucker (ab S. 63). Auch Knabbersnacks, Riegel und Quetschbeutel liegen im Trend und landen immer öfter im Einkaufswagen.[119] Doch genau diese Nahrung ist häufig stark gezuckert und alles andere als gesund.

Manchmal lesen Eltern die Zutatenliste erst in Ruhe *nach* dem Einkauf und sind alarmiert. So auch eine Mutter, die sich erschrocken an ein Forum auf der Webseite Rund-ums-Baby.de wendet. Die Seite wirbt damit, »das beliebteste Portal der Mütter im deutschsprachigen Raum« zu sein. Über neun Millionen Visits verzeichnet es pro Monat. Fragen von Eltern rund um die Ernährung von Babys und Kleinkindern beantwortet ein kostenloser Ernährungsservice. Es handelt sich dabei aber nicht um irgendeinen Service, sondern um die »Hipp Ernährungsberatung«.

Die Mutter schreibt 2017 an die Experten, dass ihr Sohn sechs Monate alt sei und die ersten viereinhalb Monate voll gestillt wurde. Seit dem sechsten Monat würde sie Abendbrei zufüttern, hätte aber mit Schrecken festgestellt, dass der Bebivita »Milchbrei Grieß«, den ihr Sohn gegessen hat, Zucker enthielt. Sie mache sich nun große Sorgen, dass der hohe Zuckeranteil langfristige Folgen haben könne, zum Beispiel auf das Gewicht des Kindes. Es sei ein kräftiger großer Junge mit 9,8 Kilogramm bei einer Größe von 74,5 Zentimetern.[120]

Die »Ernährungsberatung« von Hipp will keinen Zweifel aufkommen lassen, natürlich nicht. In ihrer Antwort beteuert die Industrie, dass sich die Mutter keine Sorgen machen müsse. Ihr Kind würde davon keine langfristigen Folgen bekommen, denn Zucker sei ja schließlich nicht giftig. Um Babys nicht zu früh an zu viel Zucker zu gewöhnen, sei die zugesetzte Menge begrenzt. Es gebe strenge gesetzliche Vorgaben bezüglich der Zusammensetzung von Babynahrung, die von allen eingehalten werden müssen. Die Mutter wird beruhigt, dass sie ihrem Kind ein für Babys geeignetes Produkt gegeben hätte und erhält den Hinweis, dass es auch viele Produkte ohne Zuckerzusatz gebe. Zudem empfiehlt ihr die Ernährungsexpertin ein paar Hipp-Produkte ohne Zuckerzusatz.

Bei Aussagen wie »Zucker ist nicht giftig« und »Sie haben Ihrem Kleinen ein für Babys geeignetes Produkt gegeben« würden sich wohl bei unabhängigen Experten die Nackenhaare sträuben. Zutaten wie Molken- und Magermilchpulver, Maltodextrin, Zucker und Bourbonvanilleextrakt sorgten damals beim Bebivita »Milchbrei Grieß ab dem sechsten Monat« für 16,5 Gramm Zucker pro zubereiteter Portion. Heute sind es »nur« noch 10,8 Gramm Zucker pro zubereiteter Portion (= 111 Kilokalorien); das bedeutet: Von 111 Kilokalorien stammen 44 Kilokalorien aus Zucker! Zwar wirbt Bebivita mit neuer Rezeptur »ohne Zuckerzusatz«, doch diese irreführende Aussage durchschauen Sie sofort. Die zuckrigen Kalorien stammen nicht mehr aus Kristallzucker, sondern aus Molkenerzeugnis und Magermilchpulver. Für Ihren Säugling gibt es wahrlich Besseres.

»Den größten Einfluss auf den Geschmack eines Kindes haben mittlerweile nicht mehr die Eltern, sondern Lebensmittelkonzerne, deren Erzeugnisse trotz der Illusion endloser Auswahlmöglichkeiten tatsächlich eher eintönig schmecken, besonders im Vergleich zu den abwechslungsreichen Aromen der traditionellen Kochkunst«, stellt die englische Kulturhistorikerin Bee Wilson in ihrem lesenswerten Buch *Essen lernen* fest.[121] Die Food-Autorin geht der Frage nach, warum wir eigentlich essen, was wir essen. Ihr Fazit: Unser Verhalten ist gelernt, nicht geerbt. Und am wichtigsten dafür sind die ersten Jahre des Lebens. Also die Jahre, in denen Ihr Neugeborenes zu einem Baby und schließlich zu einem Kleinkind heranwächst.

Wenn Sie also möchten, dass Ihr Kind besser isst, verzichten Sie vor allem auf zwei Sachen: Fertiggerichte und scharfe Ansagen wie: »Iss jetzt bitte endlich (auf)! « Machen Sie es einfach vor. Lassen Sie das Industrieessen im Regal stehen – sowohl für sich als auch für Ihr Kind.

Zugesetzter Zucker hat in Babynahrung nichts verloren

Zwar stellt der Gesetzgeber an Lebensmittel, die als Säuglingsnahrung oder Beikost im Handel sind, besonders strenge Anforderungen. Dies betrifft unter anderem die Belastung durch Pestizide. Dennoch haben die Hersteller immer noch genügend Spielraum – und den nutzen die Produzenten gerne aus, gerade wenn es um Zucker geht.

Ärzte, Ernährungswissenschaftler und Verbraucherschützer betonen seit Jahren, dass zugesetzter Zucker in der Beikost absolut nichts zu suchen hätte. Und doch setzt die Industrie gerne Zucker oder Zuckerarten wie Maltodextrin, Milchzucker, Fruchtzucker oder Malzzucker schon bei Lebensmitteln für die kleinsten Konsumenten ein. Ihr Kind benötigt weder Babytees[122], Quetschies, Kinderkekse, Desserts noch andere gesüßte Produkte. Insbesondere Milch-Getreide-Breie wie »Abendbrei« (oft auch »XY-brei mit Keks« oder »XY-brei mit Schoko«), den Sie als Pulver selbst anrühren oder fertig im Gläschen kaufen können, sollten Sie beim Einkauf links liegen lassen. Diese enthalten in der Regel viel Zucker – und darüber hinaus andere überflüssige Inhaltsstoffe wie zugesetzte Aromen oder Vitamine.

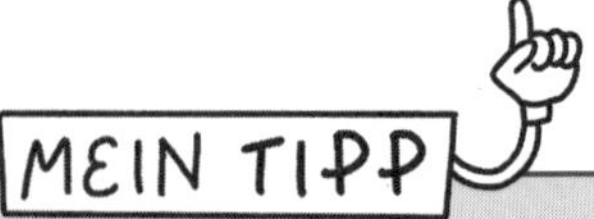

Einen (Abend-)Brei können Sie superfix selbst herstellen. Dazu Grieß oder Instant-Getreideflocken kochen, 1 EL kaltgepresstes Öl (zum Beispiel Rapsöl) und mit der Gabel zerdrückte Banane (oder ein anderes Lieblingsobst oder -gemüse) unterrühren. Ein noch schnelleres Babyessen ist eine reife Avocado: einfach aufschneiden und auslöffeln. Lassen Sie Ihr Baby ab dem siebten Monat ruhig immer wieder verschiedene Gemüsesorten wie Pastinake oder Mangold (ohne die nitratreichen Stiele kochen!) probieren. Persönlich habe ich mich nicht an ein klassisches Beikostschema gehalten, bei dem nur wochenweise neue Speisen eingeführt werden, sondern spätestens nach zwei bis drei Tagen ein weiteres Gemüse angeboten. Im Alter zwischen vier und sieben Monaten sollen Babys besonders empfänglich für neue Geschmäcke sein. Und da ich die WHO-Empfehlung mit sechsmonatigem ausschließlichem Stillen befolgte, blieb mir nur ein Monat. Zumindest in der Theorie. Ich habe dieses »Geschmacksfenster« bei meinen Kindern nie wirklich beobachten können. Meine Kinder (und ich) hören oft, dass sie gute Gemüseesser seien. Die ersten Zähnchen sind da? Dann bieten Sie zunächst weiche Rohkost, beispielsweise Gurkenstreifen, an. Nehmen Sie das Gemüse direkt aus dem Kühlschrank, Ihr Baby wird die Kühle beim Zahnen als sehr angenehm empfinden. Außerdem eignen sich Zwieback, Knäckebrot und Brotkanten zum Knabbern.

Wenn Sportidole für Junkfood und Softdrinks werben

Den Mauerfall am 9. November 1989 fand ich gleich doppelt gut. Die grauen Betonplatten waren weg – und die bunten Westprodukte plötzlich da. Wie schon berichtet, gehörten damals Coca-Cola und Sport für mich zusammen. Ich war zehn Jahre alt, ich dachte mir nichts dabei. Heute schon.

Noch immer setzt der Konzern auf die Verknüpfung von Sport und Genuss. Einer der zentralen Bausteine im Marketing von Coca-Cola sind millionenschwere Sportsponsorings und Testimonialkampagnen mit weltberühmten Stars. »Wo immer die Spitzenathleten der Welt sich im sportlichen Wettkampf messen, Rekorde aufstellen und ihre Fans begeistern – die aktive Unterstützung von Coca-Cola ist ihnen gewiss«, so lautet das Selbstverständnis des Unternehmens. Coca-Cola ist seit 1928 Sponsor der Olympischen Spiele. Daneben spielt Fußball eine wesentliche Rolle bei der Absatzsteigerung.

Dr. Peter Rohlmann, Inhaber der Beratungsagentur PR Marketing, erklärt, dass Coca-Cola mindestens 30 Millionen US-Dollar im Jahr ausgebe, um bei Fußballweltmeisterschaften als Sponsor in der ersten Reihe zu stehen. »Dies ist aber nur der Betrag für den Erwerb der Sponsorenrechte. Zur Aktivierung dieser Rechte, also begleitenden Werbe- und Promotionmaßnahmen, müssen die FIFA-Toppartner in der Regel mindestens noch einmal den gleichen Betrag aufwenden«, weiß Branchenkenner Rohlmann. Noch bis 2030 läuft der aktuelle Vertrag zwischen Coca-Cola und der FIFA.

Fußball ist für Coca-Cola *big business*. In Kooperation mit dem Deutschen Fußball-Bund (DFB) hat Coca-Cola im Rahmen der Europameisterschaft 2016 groß für sich geworben. Mit dem Motto »Hol dir das Team auf 24 Sammeldosen« bewarb der Brausehersteller auf vielen Kanälen seine Aktion. Auf den Getränkedosen lockten die Gesichter der Fußballnationalspieler zum Kauf. Außerdem sorgten Aktionspackungen mit Stickern für die beliebten Panini-Alben für klingelnde Kassen bei Coca-Cola.

Die Kampagne war für die Deutsche Diabetes Gesellschaft (DDG) und die Verbraucherschutzorganisation foodwatch Anlass, um beim Deutschen Werberat Beschwerde einzureichen. Denn: Gerade Kinder identifizieren sich mit großen Fußballstars – und trinken gerne süße Getränke. So wie ich damals. Die Aktion verstoße gegen drei grundlegende Verhaltensregeln für Lebensmittelwerbung, argumentierten die DDG und foodwatch. Erstens sei die Kampagne eine »direkte Aufforderung zum Kauf oder Konsum an Kinder«. Zweitens nutze Coca-Cola das besondere Vertrauen aus, das Kinder Vertrauenspersonen wie den deutschen Nationalspielern entgegenbringen. Drittens erschwere die Kampagne das »Erlernen einer ausgewogenen, gesunden Ernährung«. Nach Ansicht der WHO gelten gezuckerte Getränke wie Coca-Cola als unausgewogene Lebensmittel, für die Hersteller kein Kindermarketing betreiben sollten. Die Fakten lagen also klar auf dem Tisch. Doch der Deutsche Werberat wies die Beschwerde zurück. Auch ein Einspruch gegen diese fragwürdige Entscheidung blieb ohne Erfolg. Die strittigen Werbemaßnahmen hätten sich nicht an Kinder, sondern in erster Linie an Erwachsene gerichtet, und somit keinen Verstoß gegen die Verhaltensregeln für Lebensmittelwerbung dargestellt, lautete die Begründung des Werberats. Das Sammeln von Panini-Bildern der Nationalmannschaft sei vor allem ein Hobby von Erwachsenen, argumentierte die Selbstkontrolleinrichtung der Werbewirtschaft. foodwatch und der DDG bezeichneten diese Erklärung als absurd.

Wer weiß, dass der Deutsche Werberat aus Akteuren der Werbewirtschaft besteht, wundert sich vermutlich weniger. Es gibt in Deutschland keine unabhängige Werbeaufsichtsbehörde. »Der Deutsche Werberat, der den Anschein erweckt, dies bei uns zu tun, ist eine reine Farce. Der Deutsche Werberat ist in Wirklichkeit eine reine Interessenvertretung der werbetreibenden Unternehmen und des deutschen Werbeverbandes. Von einer neutralen Verbraucherschutzinteressen vertretenden Konfliktregelung kann keine Rede sein«, kritisiert der Ökonom Prof. Dr. Christian Kreiß.[123]

Fakt ist, dass sich gerade Kinder mit großen Fußballstars besonders stark identifizieren. So befinden sich laut des Marktforschungsinstituts iconkids & Youth in der Top Ten der »beliebtesten Personen« unter Kindern und Jugendlichen immer wieder Fußballnationalspieler.[124] Und natürlich nutzen Unternehmen wie Coca-Cola und andere das positive Image dieser Superstars, um ihre gezuckerten Produkte an Kinder zu bringen.

Kinder sind längst als eigenständige und kaufkräftige Zielgruppe erkannt worden. Viele der Agenturen, die auf Kindermarketing spezialisiert sind, sprechen jedoch von Kids. Das klingt irgendwie cooler. Es soll wohl das Bild vermitteln, man hätte es mit kleinen Erwachsenen und nicht mit schutzbedürftigen Kindern zu tun, auf die die Werbefachleute regelrecht zielen.

Kinder haben inzwischen in vielen Anschaffungsbereichen ein Mitspracherecht. 78 Prozent der Vier- bis Dreizehnjährigen dürfen mitbestimmen, was letztendlich im Einkaufswagen landet. Für die Werber besonders interessant sind die »Kids«, da 74 Prozent von ihnen das Taschengeld eigenständig verwalten. Durchschnittlich stehen ihnen 24 Euro monatlich zur Verfügung. Rund 73 Prozent fließen davon in Lebensmittel.[125] Und das macht diese »Kids« natürlich zu einer äußerst attraktiven Zielgruppe.

Apropos Werbung: Kleine Konsumenten im Visier

Kein Wunder also, dass die Lebensmittelindustrie die kleinen Konsumenten ins Visier genommen hat. Und zwar nicht nur über Werbung in Zeitschriften, im Kino oder im Fernsehen. 15.000 Werbespots, die Kinder in Deutschland pro Jahr im Fernsehen sehen, sind da erst der Anfang.[126] Immer öfter lotsen Hersteller von zu süßen, zu fettigen oder zu salzigen Lebensmitteln ihre minderjährigen Kunden über soziale Medien zu ihren Produkten. Das hat der Betriebswirtschaftler Dr. Tobias Effertz im Auftrag des AOK-Bundesverbands herausgefunden. Dafür hat er 2017 die Online-Vermarktung von 301 Lebensmitteln untersucht. »Mindestens 60 Prozent der Onlinewerbung richtete sich gezielt an Kinder«, stellte er fest.[127] Die Hersteller nutzen Plattformen wie Facebook, Twitter, Instagram, Pinterest, Spotify oder YouTube, um Kinder zu erreichen. Besonders häufig locken Onlinespiele, Comics und Prominente die Kinder an.

Es ist also offensichtlich, dass die Industrie mit ihren Produkten nach wie vor gezielt die Kleinsten anspricht. Dabei hatten sich weltweit führende Lebensmittelunternehmen bereits 2007 im Rahmen einer Initiative der Europäischen Union freiwillig dazu verpflichtet, ihr Marketing verantwortungsvoller zu gestalten. In dem sogenannten »EU Pledge« sicherten sie zu, Regeln für an Kinder gerichtetes Marketing einzuhalten. So sollen beispielsweise nur noch Produkte, die bestimmte Nährwertanforderungen erfüllen, an Kinder unter zwölf Jahren beworben werden. Zu den Gründungsmitgliedern gehörten Burger King, Coca-Cola, Danone, Ferrero, General Mills, Kellogg's, Mars, Mondelēz, Nestlé, PepsiCo und Unilever. Inzwischen haben 23 Hersteller die freiwillige Selbstverpflichtung unterzeichnet.[128]

Doch die AOK-Studie offenbart Kurioses: Besonders häufig werben ausgerechnet jene Unternehmen, die sich auf EU-Ebene freiwillig dazu verpflichtet haben, an Kinder gerichtetes Marketing stark einzuschränken (»EU Pledge«). Eine Pressesprecherin weist Kritik weit von sich und hinterfragt die Methodik der Studie.[129]

Laut der AOK-Studie kämen Kinder täglich zwischen acht- und 22-mal mit Onlinewerbeaktivitäten von Lebensmittelherstellern in Kontakt. »Vor allem im Bereich der sozialen Medien haben die Lockrufe von Süßwarenherstellern und ähnlichen Anbietern deutlich zugenommen«, warnt Effertz. Damit werden Kinder immer häufiger von Werbung für ungesunde Produkte angesprochen, ohne dass Eltern oder andere erwachsene Bezugspersonen das wirklich verhindern können.

Gerade die Internetauftritte der Unternehmen in sozialen Medien wie Facebook und Co. spielen eine besondere Rolle: Das Liken und Teilen solcher Beiträge sorge laut Effertz zum einen dafür, dass sich Kinder anders als bei Fernsehwerbung aktiver mit den Werbeinhalten auseinandersetzen und damit die Botschaften der Konzerne verinnerlichen. Zum

MEIN TIPP

Einen guten Überblick zum Thema Onlinewerbung bietet beispielsweise der Medienratgeber »Schau hin«: www.schau-hin.info/sicherheit-risiken/online-werbung-ein-risiko-fuer-kinder. Ich empfehle, Werbeblocker zu installieren. Außerdem können Sie den Browser so einstellen, dass Cookies nur in Einzelfällen aktiviert werden und die Browser-Historie nach Beenden der Sitzung gelöscht wird sowie in den Einstellungen Ad-Tracking untersagen. Technische Hilfsmittel bieten jedoch niemals einen alleinigen Schutz vor Werbefallen. Spätestens ab dem Vorschulalter empfiehlt sich eine Sensibilisierung zum Thema Werbung (was will sie und was macht sie mit einem) sowie eine aufmerksame Begleitung der Mediennutzung durch Sie als Eltern.

anderen würden die Unternehmen von einem besonders starken Multiplikatoreneffekt profitieren. Indem die Kinder die Botschaften direkt empfehlen und mit ihren Freunden teilen, erzeugen sie zugleich eine besonders hohe Glaubwürdigkeit – für das Produkt.[130]

Die Unternehmen erreichen die Kinder mit ihrer Werbung aber nicht nur im Internet, sondern auch dort, wo Eltern sie in einem geschützten Raum wähnen: in der Kita, in der Schule, im Sportverein. Heute befinden sich schon die Jüngsten von früh bis spät im Werbedschungel. Ein Tag eines Kleinkindes in Deutschland könnte in etwa so aussehen: Zum Frühstück isst es ein vermeintlich gesundes Kindermüsli (gesüßt mit Zucker, Maltodextrin und Früchten), dazu wird süße Vanillemilch gereicht. Alles bio, versteht sich! In der Kita wird der Schokoaufstrich von Ferrero zum zweiten Frühstück serviert. In der Weihnachtszeit liegt vielleicht ein Adventskalender mit Schokolade von Rewe in der Umkleide. Oder aber ein Produktsampling, welches den Weg von der Kindermarketingagentur in die Kita gefunden hat. Nachmittags darf das Kind zu Hause fernsehen. (Bereits ein Drittel der Zwei- bis Dreijährigen schaut fast jeden Tag fern. Und zwar 34 Minuten pro Tag, die Vier- bis Fünfjährigen kommen bereits auf 52 Minuten – täglich![131]) In vielen Fällen glotzt es neben der Lieblingssendung auch bunte Werbefilmchen. Und in manchen Familien spielt das Kind vor dem Einschlafen noch kurz allein mit dem Tablet, während Mama oder Papa das kleine Geschwisterchen versorgen – und ist wieder umgeben von Werbung. (Mediziner warnen übrigens, dass die regelmäßige Nutzung von Tablets und Smartphones in jungen Jahren zu gesundheitlichen Problemen wie psychischen Erkrankungen, ADHS und Kopfschmerzen führen kann.)

Klar, Werbung wirkt. Sonst wäre die Lebensmittelwirtschaft wohl kaum die Branche mit den höchsten Werbeausgaben in Deutschland. 2,8 Milliarden Euro berappt sie nach Angaben von foodwatch jährlich.

Werbung beeinflusst eindeutig das Essverhalten von Teenagern

Britische Wissenschaftler stellten fest, dass Jugendliche auf Werbung für fett-, salz- und zuckerreiche Produkte anspringen. Die Reklame beeinflusst eindeutig das Essverhalten von 11- bis 19-Jährigen. Wurde die Werbung für ungünstige Lebensmittel mit einer bekannten Marke oder einem Prominenten verknüpft, griffen die 3348 befragten Teenager sogar noch häufiger zu. Allein durch das tägliche Anschauen von Werbung essen Jugendliche nach eigenen Angaben mehr ungesunde Produkte, was sich schätzungsweise auf 18.000 zusätzliche Kalorien pro Jahr summiert. Dabei sind soziale Medien die wichtigste, weil effektivste Werbeplattform, um den Konsum zu beeinflussen. Im Durchschnitt aßen die Befragten nur 16 Portionen Obst oder Gemüse pro Woche, aber fast 30 der ungesunden Produkte. Darüber nahmen sie bereits 30 bis 40 Prozent der benötigten Energie auf. Bei sozial benachteiligten Teenagern war der Anteil sogar noch höher. Um diesen ungünstigen Konsum zu stoppen, fordern die Studienautoren dringend politisches Handeln und Werbebeschränkungen.[132]

3. FETTE IRRTÜMER: TSCHÜSS ERNÄHRUNGSMYTHEN!

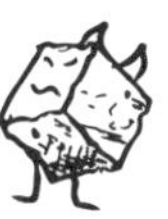

Nicht jedes Fett ist ungesund

»Streich dir nicht so viel Butter aufs Brot!« – Erinnern Sie sich daran, als Sie noch selbst ein Kind waren und Ihre Eltern Ihnen diesen Satz am Tisch zuriefen? Und? Was macht Ihr eigenes Kind jetzt? Sind Sie auch schon Zeuge dieses merkwürdigen Verlangens nach Fett geworden? Mein vierjähriger Sohn greift jedenfalls gerne zur Butter – und nascht sie. Am liebsten pur. Ohne Brot. Mein Sohn lacht, als ich ihn frage, wieso er denn die Butter vom Brot kratzt. Brot wolle er gerade nicht. Die heruntergekratzte Butter nimmt er in die Hand und schiebt sie sich genüsslich in seinen Mund.

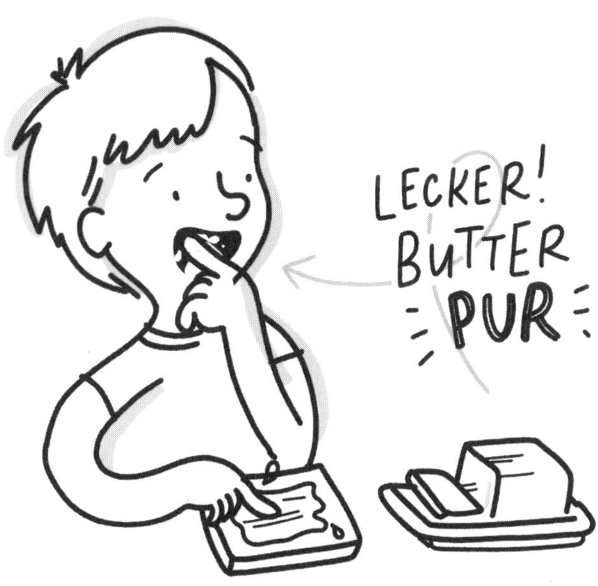

Vom gemeinsamen Frühstücken mit Freunden und ihren Kindern weiß ich, dass ich mit dieser Erfahrung nicht allein dastehe. Auch ein Arzt erzählte mir einmal, dass seine kleine Tochter immer wieder das Brot vom Tisch heruntergeworfen hätte und nur die Butter wollte. Ich sehe das entspannt. Zum einen, weil wir am Familientisch wenig gesättigte Fette essen. Butter, Kokosfett oder andere Nahrungsmittel, die größere Mengen an gesättigten Fettsäuren mitbringen, verzehren wir nicht täglich. Zum anderen hat die Forschung inzwischen erklärt, dass Butter ein ziemlich neutrales Lebensmittel ist. Butter is back? Nicht ganz.[133]

Ungesättigten Fetten lasse ich persönlich immer noch großzügig den Vortritt. Weshalb bei uns hauptsächlich Olivenöl auf dem Gemüse, dem in Wasser gedünsteten Fisch oder in der Suppe, und ja, auch manchmal auf dem Brot landet. Zum Braten verwende ich neben Olivenöl Butter, Ghee oder Kokosfett. Auch das (leider ziemlich teure) Avocadoöl eignet sich zum Erhitzen bei hohen Temperaturen.

Nicht alle Fette sind sichtbar. Oft »verstecken« sich Fette in verarbeiteten Lebensmitteln, zum Beispiel in Käse, Wurst, Schokolade oder Backwaren. Kinder in Deutschland verzehren so viel Fett wie empfohlen wird, Jugendlich allerdings konsumieren mehr. Das Fett stammt hauptsächlich aus Fleisch- und Wurstwaren, Süßigkeiten und Milchprodukten. Fällt Ihnen etwas auf? Genau, das sind alles hochverarbeitete Produkte. Solange Ihr Kind hauptsächlich naturbelassen isst, halte ich die Angst vor »zu viel« Butter auf dem Brot für unbegründet. Also, entspannen Sie sich, falls Ihr Kind mal wieder reines Fett naschen will.

Fett macht fett und krank – lange hielt sich dieses Vorurteil in den Köpfen. Unser Misstrauen gegenüber Fett sitzt tief und hat es geschafft, sich in unsere Ernährungskultur einzuschleichen. Um gesund zu bleiben, dürfen wir nicht mehr so viel Cholesterin und so viele gesättigte Fette essen, hieß es lange Zeit. Also keine Eier, keinen Speck und bitte keine Vollmilch.

Wie kam es eigentlich zu dieser Annahme? Dahinter steckt eine Story über zwei Konkurrenten und blinde Fachgesellschaften, eine Story über die mächtige Zuckerlobby und eine Story, die noch längst nicht zu Ende erzählt ist, denn noch immer streiten sich Forscher und andere Ernährungsexperten. Wenn Sie nicht schon sitzen, nehmen Sie gerne Platz, denn es wird spannend.

Alles begann so: In den 1950er- und 60er-Jahren kam es in den USA zu deutlich mehr tödlichen Herzinfarkten. Als US-Präsident Dwight D. Eisenhower im September 1955 einen Herzinfarkt erlitt, bestand er darauf, seine Erkrankung publik zu machen. Und so erläuterte sein Leibarzt Paul D. White auf einer Pressekonferenz den Amerikanern, wie sie Herzkrankheiten vorbeugen könnten: »Hören Sie mit dem Rauchen auf und meiden Sie Fett und Cholesterin.«

Cholesterin spielt als Bestandteil der Zellwände und als Baustein vieler Hormone wie zum Beispiel Testosteron eine wichtige Rolle. Den größten Teil des Cholesterins stellt unser Körper selbst her, den anderen Teil nehmen wir mit der Nahrung auf. Cholesterinreich sind vor allem tierische Produkte mit einem großen Anteil an gesättigten Fettsäuren wie eben Butter, Eier, Fleisch, Milchprodukte mit hohem Fettgehalt sowie einige Fischsorten.

Als sich die Wissenschaftler auf die Suche nach dem Übeltäter hinter den gestiegenen Herzerkrankungen machten, stand das Nahrungscholesterin schnell auf der Liste der Verdächtigen. Es kann nämlich in die Wände von Blutgefäßen eindringen, was nach Ansicht dieser Experten zu Arteriosklerose und später zu einem Herzinfarkt führen kann. Oft ist auch von Arterienverkalkung die Rede, das haben Sie bestimmt schon einmal gehört. (Allerdings kommt es weder zu einer Ablagerung an der Oberfläche der Gefäßinnenwand noch handelt es sich dabei im chemischen Sinne um irgendeine Form von Kalk.)

Wissenschaftler vermuteten damals also, dass zum Beispiel Rühreier mit Speck einen hohen Cholesteringehalt im Blut und damit Cholesterinablagerungen in den Blutgefäßen hervorrufen könnten. So entstand die Cholesterinhypothese. Bei dieser Theorie passt jedoch nicht alles ganz zusammen. Viele Herzinfarktpatienten etwa zeigen normale Cholesterinwerte. Andere Menschen wiederum haben trotz sehr hoher Cholesterinspiegel gesunde Blutgefäße. Dennoch wurde diese Theorie immer weiter vorangetrieben – unter anderem durch den Ernährungsforscher Ancel Keys von der Universität Minnesota. Seine These fiel bei Eisenhowers Leibarzt auf offene Ohren, der sich in seinen Empfehlungen, die er an die amerikanische Nation richtete, auf ihn berief. Der US-Präsident hielt sich jedenfalls daran und verbannte gesättigte Fette und Cholesterin komplett aus seiner Ernährung.

Keys formulierte seine »Diät-Herz-Hypothese« auf der Grundlage von tierexperimentellen Untersuchungen. Später untermauerte er seine Ansicht mit der extrem umstrittenen »Sieben-Länder-Studie«.[134] Keys versuchte darin einen Zusammenhang zwischen gesättigtem Fett im Essen, dem Cholesterinspiegel im Blut und dem Risiko von Herzinfarkt aufzuzeigen. Kritiker werfen der Studie methodische Schwächen vor: Eigentlich hatte Keys 22 Länder untersucht, aber schließlich nur sieben davon in seine Analyse einfließen lassen. Und diese sieben Länder habe er gezielt ausgesucht, sich quasi seine Fett-ist-schlecht-Theorie zurechtgebastelt. Und deshalb seien alle einer großen Täuschung aufgesessen. Hätte er nämlich alle Länder in seine Analyse einbezogen, wäre das Ergebnis nach dieser Lesart genau umgekehrt ausgefallen: Je mehr Cholesterin verzehrt wurde, desto weniger tödliche Herzinfarkte konnten gemessen werden. Die Kritiker haben einiges an seiner Studie auszusetzen.

Es lohnt sich, exemplarisch einen Punkt genauer anzuschauen, nämlich dass Keys gezielt bestimmte Länder weggelassen hat. »Cherry picking«, heißt es so charmant im Englischen. Hierzulande »pflücken« wir aber keine Kirschen, sondern »picken Rosinen«, wenn es darum geht, pseudowissenschaftlich zu argumentieren. Und genau das wurde Keys vorgeworfen. Frei nach dem Motto: Was nicht passt, wird eben passend gemacht.

Frankreich, die Schweiz, aber auch Westdeutschland und andere Staaten schloss Keys beispielsweise aus – und das, obwohl sie alle mit einem geringen Vorkommen an Herzerkrankungen aufwarten konnten. Was hatten die Länder gemeinsam? Sie ahnen es: reichlich Fett in der Ernährung. Wer sich genauer in die Materie vertieft, stellt fest, dass es durchaus nachvollziehbare Gründe gegeben haben kann, warum bestimmte Länder durchs Raster fielen. Keys erwähnte sehr wohl, dass für viele europäische Länder grundsätzlich gute Gesundheitsstatistiken existierten. Der Zweite Weltkrieg war ein herber Einschnitt. Nazi-Deutschland marschierte in besetzte Gebiete ein, mordete, plünderte und rationierte Lebensmittel, sodass sich das Leben aller Menschen dramatisch veränderte, auch die Ernährung, und damit die Daten, die aus den Nachkriegsjahren stammten. Und die französischen Forscher? Die hätten schließlich selbst entschieden, nicht an der Studie teilzunehmen.[135]

Die Frage, wer recht hat, ist für mich auch heute noch ungeklärt. Das mediale Blätterrauschen ist nicht zu überhören. Mit spitzen Federn kämpfen Ernährungsexperten und Journalisten immer noch um die Deutungshoheit.[136] Für uns Verbraucher ist das letztendlich nicht so wichtig. Sie müssen sich lediglich merken, dass sich mit dem Fokus auf Fett insbesondere der Zuckerindustrie plötzlich ungeahnte Möglichkeiten boten.

Auch die Amerikanische Herzgesellschaft griff die Idee einer fettärmeren Ernährung auf. Der Weg dorthin war denkbar kurz: Eisenhowers Leibarzt war zugleich Begründer der Gesellschaft. Im Jahre 1961 veröffentlichte sie erstmals Richtlinien, die die Amerikaner aufforderten, bitte gesättigte Fette in ihrem Speiseplan zu reduzieren, um Herzkrankheiten zu vermeiden. 1977 übernahm die amerikanische Regierung diese Empfehlung, der Rest der Welt folgte.

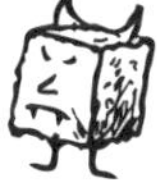

Keys, der 28 Jahre im kleinen italienischen Küstenort Pioppi wohnte, empfahl allen Herzkranken die »mediterrane Diät«, die natürlicherweise eher arm an gesättigten Fetten ist. Er gilt als Vater dieser Ernährungsform, nach der er selbst lebte und 100 Jahre alt wurde. Die Lebensmittelindustrie empfand Keys gar nicht als Bedrohung, sondern als Chance. Marktforschungen zeigten den Unternehmensbossen, dass die Öffentlichkeit auf »gesunde« Produkte geradezu wartete. Labels wie »fettarm« und »fettfrei« waren geboren und zierten fortan die Verpackungen. Fettarm war in. Anfang der 70er-Jahre wimmelte es in den Supermarktregalen nur so von fettarmen Joghurts und Brotaufstrichen. Sogar fettarme Desserts und Kekse konnte man kaufen. Fettreduzierte Produkte galten plötzlich allgemein als gesund, egal was sonst noch an künstlichen Zusätzen in ihnen steckte. Ob Keys das wohl ursprünglich im Sinn hatte? Wohl kaum.

Es war im Übrigen nicht so, dass niemand diese Fett-ist-schlecht-Theorie kritisierte. Einige Wissenschaftler blieben skeptisch. Der wohl bekannteste Zweifler war John Yudkin, damals Großbritanniens führender Ernährungsexperte. Yudkin hielt den industriell hergestellten Zucker für das größere Problem.

Wir Menschen haben Fette schon immer über unsere Nahrung aufgenommen: Gesättigte Fette befinden sich bereits in der Muttermilch. Der industriell hergestellte Zucker dagegen rückte erst Mitte des 19. Jahrhunderts in den Mittelpunkt unserer Ernährung. Aus evolutionärer Sicht ist das ein Wimpernschlag. Yudkin zufolge war es einfach wahrscheinlicher, dass uns der neue Stoff krank machte und nicht unser prähistorisches Grundnahrungsmittel Fett. Zudem überzeugten ihn die angeblichen Beweise dafür, wie schlecht Fett für uns sei, nicht. Yudkin analysierte die vorhandenen Daten ebenfalls bezüglich der Herzkrankheiten. Darin konnte er einen Zusammenhang mit dem Konsum von Zucker erkennen – und nicht mit Fett. In einer Serie von Experimenten an Kaninchen und Schweinen sowie an Menschen beobachtete er ziemlich genau, dass der Zucker die Blutfette (Triglyceride) erhöhte, die als Risikofaktor für Herzerkrankungen gelten. Yudkin erkannte in seinen Experimenten, dass Zucker den Insulinspiegel erhöhte, weshalb er den Zucker direkt mit Typ-2-Diabetes in Verbindung bringen konnte.

Eine ganze Zeit lang lieferten Keys und Yudkin sich also einen Schlagabtausch mit ihren Forschungen, Vorträgen auf Kongressen, Artikeln in renommierten Fachzeitschriften. Publizierte Yudkin eine zuckerkritische Schrift, legte Keys mit seiner Fetthypothese nach. Keys versuchte dabei nicht nur seine eigene Position durchzusetzen, sondern auch Yudkins Kritik am Zucker zu widerlegen. Das war übrigens auch im Interesse der Zuckerindustrie, die enge Verbindungen zu ihm unterhielt und sehr viel Geld für seine Gegenstudien bereitstellte. Und so ging es weiter und weiter. Der Amerikaner Keys fuhr dabei scharfe verbale Attacken gegen den Briten Yudkin. Keys, den Zeitgenossen als selbstbewusst und dreist bis hin zur Arroganz beschreiben,[137] zerriss seinen britischen Konkurrenten förmlich und soll Yudkins Theorie einen »Haufen Blödsinn« genannt haben.[138] Der Brite jedenfalls antwortete nie auf gleiche Weise. Er war ein sanfter Zeitgenosse und nicht bedacht auf politische Kriegführung. Das machte ihn zu einem leichten Ziel, und zwar nicht nur für Keys.

Wir befinden uns immer noch in den 1960er- und 70er-Jahren. Seinerzeit veröffentlichten neben Yudkin auch andere Forscher kritische Artikel über Zucker. Die öffentliche Meinung war schon damals durchaus geneigt, den süßen Stoff als Verantwortlichen für den Anstieg der Herzerkrankungen und damit einhergehenden Todesfällen wahrzunehmen. Die amerikanische Zuckerlobby war besorgt, sollte ihr Liebling doch nicht als Bösewicht dastehen. Und so veröffentlichte sie großformatige Anzeigen in Zeitungen und Magazinen, die Zucker als gesunden Nährstoff anpriesen. Die Zuckervertreter bewarben ihn gar als tolles Diätmittel. Doch das reichte der Zuckerindustrie noch lange nicht. Sie war in großer Sorge um ihren wachsenden Profit. Also startete sie eine geheime Operation, Codename »Projekt 226«. Die Zuckerlobbyorganisation Sugar Research Foundation beauftragte drei führende Ernährungswissenschaftler der renommierten Harvard School of Public Health damit, Yudkins kritische Forschung zu widerlegen.

Bekannt wurde dies alles, als 2016 ein Wissenschaftlerteam der University of California San Francisco über 300 historische Dokumente analysierte.[139] Zu den Wissenschaftlern gehörte auch Prof. Stanton Glantz, Leiter des Center for Tobacco Control Research and Education, der in den 1990er-Jahren den Einfluss der Tabakindustrie auf die Forschung aufgedeckt hat und wohl wie kein anderer die Täuschungsstrategien der Industrie kennt. Kein Wunder also, dass ihn – und inzwischen auch viele andere – die Taktiken der Zuckerlobby stark an »Big Tobacco«, die Größen der Tabakindustrie, erinnern. »Das Sprichwort besagt ja: ›Wes Brot ich ess, des Lied ich sing'‹«, erklärt Stanton Glantz. »Es gibt viele Möglichkeiten, das Ergebnis einer Studie, mit der die Branche sehr gut vertraut ist, subtil zu manipulieren.«[140] Etwa folgende: Die Studien, die die Harvard-Forscher auswerten sollten, suchte der Chef der amerikanischen Zuckerlobbyisten höchstpersönlich aus.

Aus den historischen Korrespondenzen geht hervor, dass Yudkins These die Sugar Research Foundation ziemlich nervös machte. Der Verband wandte sich also an Fredrick Stare, einen führenden Ernährungswissenschaftler der Harvard University. Der hatte gerade zwei Beiträge veröffentlicht, nach denen Blutzucker eine spätere Arteriosklerose besser vorhersagt als das Gesamtcholesterin – was die Vermutungen von Yudkin also bestätigte. Stare, der es also mehr mit Yudkin hielt, schien deshalb besonders als Leitautor des Projekts geeignet zu sein. Er wirkte unauffällig und sollte die Dinge aus Sicht der Zuckerindustrie in ein positives Licht rücken. Die Zuckerindustrie wollte nichts anbrennen lassen und startete das »Projekt 226«.

Die beauftragte Übersichtsarbeit erschien im Juli 1967 im *New England Journal of Medicine.*[141] Darin verschweigen die Autoren übrigens keinesfalls, dass neben dem Konsum gesättigter Fettsäuren auch der Verzehr von Zucker mit der Häufigkeit auftretender Herzinfarkte verbunden ist. Doch »auf der Basis von epidemiologischen, experimentellen und klinischen Beweisen« kommen sie zu dem Schluss, dass die Vermeidung von gesättigten Fetten und cholesterinhaltigen Nahrungsmitteln sowie ein erhöhter Verzehr von ungesättigten Fetten am ehesten den Cholesterinwert senken würden. Von einer möglichen Rolle des Zuckers ist im Fazit des Artikels nicht mehr die Rede.

»Es fällt schwer zu glauben, dass eine einzige Studie die Welt verändern konnte. Aber es waren sehr einflussreiche Leute und eine sehr wichtige Fachzeitschrift«, erklärt Dr. Cristin Kearns, die die Manipulation der Studie zusammen mit Glantz aufdeckte.[142] Der Zucker war damit aus dem Rampenlicht der Öffentlichkeit verschwunden – so wie es sich die Zuckerbosse gewünscht hatten. Dafür erhielten die Harvard-Forscher 50.000 Dollar.[143] Die öffentlichen Gelder und auch Zuschüsse aus der Industrie erwähnten sie. Die direkte Finanzierung durch die Sugar Research Foundation allerdings nicht. Das »Projekt 226« blieb somit geheim. Erst knappe 50 Jahre später, als Kearns und Glantz die brancheninternen Dokumente in Archiven aufspürten, sollte sich das ändern.

Nach deren Veröffentlichung gab der amerikanische Verband der Zuckerindustrie in einem Statement zwar zu Protokoll, dass eine »größere Transparenz in allen Forschungsaktivitäten nötig gewesen« wäre, spielte darin aber gleichzeitig die eigene Rolle in der aktuellen Zuckerdebatte herunter. Die Regeln zur Offenlegung der Finanzierung und die Transparenzstandards seien damals nicht mit heutigen Richtlinien vergleichbar gewesen.[144] Das ist zwar korrekt, wirft aber dennoch kein besonders gutes Licht auf die Zuckerindustrie. Es ist übrigens dem detektivischen Spürsinn von Kearns zu verdanken, dass wir alle mehr als je zuvor über die Taktiken der Zuckerindustrie Bescheid wissen. Dass die Verharmlosung des süßen Stoffes bereits in den 70er-Jahren begann, entdeckte Kearns, als sie in den Archiven der Great Western Sugar Company 1500 Seiten interner Dokumente einsehen konnte. Darin fand sie eine Art geheime »Anleitung« der Zuckerindustrie, in der stand, wie wir alle manipuliert werden sollten.

Die Veröffentlichung der Harvard-Forscher war für die Zuckerindustrie offenkundig extrem fruchtbar: Erstens konnte sie von den schädlichen Effekten von Zucker ablenken, zweitens profitierte sie davon, dass das gesättigte Fett in Verruf geriet. Denn was landete fortan in den fettarmen oder gar fettfreien Produkten der Industrie? Genau: mehr Zucker. Einer der Harvard-Forscher, Prof. Mark Hegsted, sollte später Leiter der Ernährungsabteilung im Landwirtschaftsministerium der US-Regierung werden. Ziemlich praktisch, konnte er doch so gleich die nationalen Ernährungsrichtlinien mitgestalten. Ganz im Sinne der Zuckerlobby rief er in dieser Schlüsselrolle das »Low-Fat-Paradigma« aus.

Fortan galten also gesättigte Fette als »bad guys«. Doch nicht nur die Verbraucher hatten mit fettarmen und überzuckerten Produkten auf ganzer Linie schlechte Karten. Yudkin, der nach wie vor von Zucker als Hauptverursacher von Herzerkrankungen überzeugt war, wurde regelrecht aufs Abstellgleis geschoben.[145] Von Konferenzen wurde er ausgeladen, Fachmagazine wollten seine Arbeiten nicht mehr veröffentlichen. Seine Forschung fiel schließlich unter den Tisch. Auch sein 1972 erschienenes Buch *Pure, white and deadly* (deutscher Titel: *Pur, weiß, tödlich*) erhielt nicht die große Aufmerksamkeit, die es meiner Meinung nach verdient hätte. Die World Sugar Research Organisation nannte sein Werk gar »Science Fiction«.[146]

Yudkins schneller Niedergang schreckte nachfolgende Wissenschaftler ab, den Konsens wirklich infrage zu stellen, obwohl einige Forscher weiterhin daran zweifelten, dass Fett das weltweit größte Ernährungsproblem darstellte. Noch dazu hatte sich die Idee, dass fettfreie Produkte gesünder für uns wären, nicht nur in den Köpfen der Konsumenten verfestigt, sondern auch innerhalb der Wissenschaft und in staatlichen Institutionen, die mit der Verteilung von Forschungsgeldern ebenfalls eine einflussreiche Rolle spielten.

Auf die Idee, Fett durch Zucker zu ersetzen, kam übrigens schon einmal jemand, und zwar lange vor der Harvard-Studie. Der Leiter der amerikanischen Zuckerlobbyorganisation Sugar Research Foundation, Henry Hass, sah bereits 1954 eine strategische Gelegenheit darin, die Amerikaner davon zu überzeugen, Zucker durch Fett zu ersetzen. Hass rechnete das so vor: Würde der durchschnittliche Konsum von 40 Prozent Fett auf 20 Prozent der Gesamtkalorien sinken, könnten diese Kalorien durch Kohlenhydrate ersetzt werden. Wenn Zucker seinen damaligen Anteil am Kohlenhydratmarkt behielte, würde »der Pro-Kopf-Verbrauch von Zucker um mehr als ein Drittel steigen, einhergehend mit einer enormen Verbesserung der allgemeinen Gesundheit«, kalkulierte der Lobbychef.[147] Inzwischen kennen wir ja das Ergebnis dieses Versprechens. Gesünder wurden wir jedenfalls nicht.

Vermutlich hatte Ancel Keys selbst nicht geahnt, welche Lawine er ins Rollen bringen würde. Schließlich hielten nicht einfach nur fettärmere, naturbelassene Produkte Einzug in die Haushalte, sondern mehr und mehr hochverarbeitete Industrienahrung. Nach heutigen Maßstäben war Keys in seinen Ansichten keinesfalls radikal: Er empfahl 1961 »weniger fettes Fleisch, weniger Eier und Milchprodukte zu essen, dafür mehr Fisch, Huhn, Kalbsleber, kanadischen Speck, italienisches und chinesisches Essen, ergänzt durch frisches Obst, Gemüse und Aufläufe«.[148] Merken Sie etwas? Das sind vor allem naturbelassene Lebensmittel. Fettfreie Industrienahrung – Fehlanzeige. Doch die Unternehmen setzten die neuen Ernährungsrichtlinien nach der für sie wohl wichtigsten Regel um: Profitmaximierung. Und so verschwand das natürliche Fett von unseren Tellern. Stattdessen verzehrten wir Zuckerberge; die größten davon, ohne es überhaupt zu ahnen.

Die Mär vom bösen Fett und guten Zucker war über 40 Jahre fest in unseren Köpfen verankert. Erst als der New Yorker Kinderarzt Prof. Robert Lustig auf den Plan trat, änderte sich das. Yudkins Forschungsergebnisse und sein Buch waren so tief begraben, dass Lustig nur zufällig von einem Kollegen auf einer Konferenz in Australien davon erfuhr. Ohne es zu wissen, trat er seit Langem in Yudkins Fußstapfen. Dabei hatte er noch nie von dem Briten gehört. Lustig ist heute der wohl bekanntesten Zuckerkritiker weltweit. Wer sich wundert, warum sich mehr als drei Jahrzehnte niemand mehr den Gefahren von Zucker widmete, der sei an das Schicksal von Yudkin erinnert. Er wurde so heftig niedergemacht, dass anderen Forschern vermutlich die Lust daran verging, genauer hinzuschauen. So erklärt sich das jedenfalls Prof. Lustig.

Was haben wir aus alldem gelernt? Langsam spricht sich herum, dass Zucker der eigentliche Bösewicht ist. Ernährungsrichtlinien wurden angepasst. Laut der Deutschen Gesellschaft für Ernährung sollen wir alle »Zucker einsparen«. Leider empfehlen die obersten Ernährungshüter nach wie vor, im Supermarkt zu fettfreien Varianten (USA) bzw. fettarmen Produkten (Deutschland) zu greifen. Die DGE rät ganz konkret Folgendes, um Fett bei der Kinderernährung einzusparen:

- »Fettränder am Schinken oder am Fleisch abschneiden und fettarme Produkte wählen,
- bei Milch und Milchprodukten, Fleisch und Wurst fettarme Varianten wählen,

- Soßen statt mit Sahne mit Milch und/oder püriertem Gemüse verfeinern,
- antihaftbeschichtete Pfannen zum Braten verwenden,
- eventuell fettreduzierte Streichfette verwenden, zum Beispiel Butter mit Joghurt,
- auf das Verhältnis von Brot zu Belag achten; Brot mit Belag und nicht Belag mit Brot essen,
- Öl mit dem Esslöffel abmessen, nicht aus der Flasche über den Salat gießen; Butter nicht direkt aus dem Kühlschrank aufs Brot streichen, sondern die gewünschte Menge etwas erwärmen lassen – dann benötigen Sie weniger.«[149]

Fettarme Produkte? Im Ernst? Wer sein gesundes Kind ausgewogen und abwechslungsreich mit naturbelassenen Lebensmitteln ernährt, also nicht hauptsächlich fette Salamischeiben und bunte Donuts auf den Tisch stellt, braucht meines Erachtens keine Angst vor dem bisschen tierischen Fett zu haben. »Lightprodukte« lassen Sie bitte im Regal stehen. Käse und Wurst mit der Kennzeichnung »light« sind zwar fettreduziert, oft ist das aber nur mithilfe künstlicher Zusatzstoffe möglich. Also ehrlich: Gesund klingt anders! Ich persönlich finde, dass diese Hinweise dringend von der DGE überarbeitet werden müssen.

Beim letzten Tipp der DGE muss ich innerlich schmunzeln. Haben Sie etwa Zeit, die Butter extra anzuwärmen, bevor Ihr Kind »Ich habe Hunger, Papa/Mama!« ruft? Also ich nicht. Sicher, ich benutze auch mal einen Löffel, um Öl über Speisen zu träufeln. Aber bestimmt nicht, um Kalorien oder Fett einzusparen, sondern damit der Geschmack nicht plötzlich alles andere dominiert. Ich befürchte, es wird noch eine Weile dauern, bis das fettarme Paradigma wirklich ganz aus den Köpfen verschwunden ist. Hoffentlich nicht weitere 40 Jahre!

Zum Fettsparen an den *wirklich* richtigen Stellen, kann ich Ihnen nur raten, Folgendes so oft es geht zu vermeiden:

- Wurst, Wurst, Wurst! Wenn der Appetit Ihres Kindes auf diese Art Brotbelag dennoch groß ist: Gönnen Sie sich und Ihrem Kind lieber mal einen guten Schinken, der im besten Falle keine unnötigen Zusätze enthält. Wenn wir mal etwas kaufen, für das ein Tier geschlachtet wurde, ist das fast immer Schinken (zum Beispiel Serrano). Ich achte dann darauf, dass dieser Schinken wirklich nur Salz als Beigabe enthält, die Zutatenliste also extrem kurz ist. Sie sollten sich auch darüber im Klaren sein, dass Wurst und Schinken oft mit nitrit- oder nitrathaltigem Pökelsalz konserviert werden. Das im Pökelsalz enthaltene Nitrit kann mit Aminen (Eiweißstoffen) sogenannte Nitrosamine bilden. Diese gelten als wahrscheinlich krebserregend und erbgutschädigend. Deshalb empfehle ich, genauestens auf die Inhaltsstoffe zu achten.

- Alles, was frittiert ist. Vor allem das, was Sie nicht selbst frittiert haben. Lassen Sie den wöchentlichen Besuch an der Pommesbude besser ausfallen.
- Fertigsoßen
- Fertigpizzas
- Fertigsalate wie Fleischsalat, Eiersalat usw.
- Fertigbackwaren – also all das, was nicht Sie, Ihr Kind, Ihre Familie oder ein traditioneller Bäcker gebacken haben. In industriell hergestellten Backwaren stecken oft gesundheitsschädliche Transfette.

Transfette: Aktuell kein Durchblick für den Verbraucher

Künstliche Transfette sind gehärtete Fette, die unser Körper nicht verarbeiten kann. Sie entstehen beim industriellen Härten von Ölen, aber auch beim starken Erhitzen von Fetten.

In den USA sind Transfettsäuren seit 2018 verboten. In Deutschland dagegen besteht kein solches Verbot, noch nicht einmal ein Grenzwert. Verbraucher müssen sich deshalb mit dem Hinweis auf »gehärtete« oder »zum Teil gehärtete Fette« zufriedengeben. Dies sagt aber nichts über den Gehalt an Transfetten aus. Einen Grenzwert für den Gehalt gibt es EU-weit aktuell nur für Säuglingsanfangsnahrung und -folgenahrung (nicht über 3 Prozent des Gesamtfetts) sowie Olivenöl (0,05 bis 0,4 Prozent, je nach Kategorie des Olivenöls). Erst ab dem 2. April 2021 wird ein Grenzwert in Kraft treten. Dann dürfen Lebensmittel in der EU höchstens 2 Gramm industriell hergestellte Transfette pro 100 Gramm

Fett enthalten. Dies gilt für Nahrungsmittel, die für den Endverbraucher und den Einzelhandel bestimmt sind. Transfette, die natürlicherweise in tierischen Produkten wie Milch und Fleisch vorkommen, sind von der Regelung ausgenommen.

Grundsätzlich sollten Sie bei Fertigprodukten wie Chips, Croissants und Co. im Zweifelsfall davon ausgehen, dass diese erhöhte Mengen an künstlichen Transfetten enthalten.[150]

Transfette wirken sich negativ auf unsere Gesundheit aus: Sie begünstigen nicht nur Übergewicht, sondern steigern das Risiko für Herz-Kreislauf-Erkrankungen wie Herzinfarkte und Schlaganfälle. Einige Untersuchungen brachten Transfette mit Auswirkungen auf unser Gehirn, ganz konkret mit schlechten Gedächtnisleistungen, in Zusammenhang. Nach WHO-Schätzungen sind weltweit mehr als 500.000 Todesfälle pro Jahr auf den übermäßigen Verzehr von Transfetten zurückzuführen.

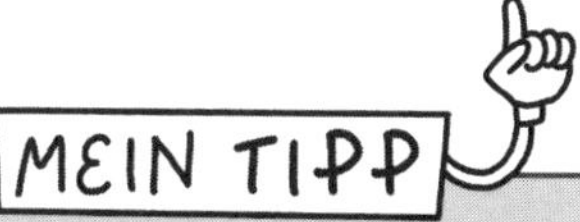

Nur Mut! Essen Sie mit Ihrem Kind ausreichend gesunde Fette. Dazu gehören für mich in erster Linie ungesättigte Fette aus Avocados, Oliven, Olivenöl, Nüssen, Leinsamen, Leinöl und (Wild-)Lachs. Nehmen Sie ruhig auch gesättigte Fette mit Ihren Kindern zu sich. Allerdings: nicht im Übermaß und nur aus naturbelassenen Nahrungsmitteln, also vor allem aus Naturjoghurt (ja, der griechische Joghurt mit 10 Prozent Fett darf durchaus in Ihren Kühlschrank), Kefir, Käse, Butter und unverarbeitetem Fleisch. Noch seltener Wurst. Industrielle Transfettsäuren vermeiden wir gänzlich. Unsere zuckerfreie Ernährung ist übrigens keine Ernährungsform im Sinne einer kalorienreduzierten Ernährungsweise. Das wäre das Letzte, was ich Ihnen und Ihrem Kind (sofern Sie beide gesund sind) empfehlen würde. Denn das würde weder Spaß machen noch langfristig funktionieren.

Gute Studien, schlechte Studien?

Wie Sie beim Lesen dieses Buches schon feststellen konnten, sind wissenschaftliche Forschungsergebnisse selten eindeutig. Der Grund? Aussagekräftige Ernährungsstudien sind kompliziert, aufwendig und teuer; und manchmal schlichtweg nicht umsetzbar.

Ernährungsstudien sind oft als sogenannte Beobachtungsstudien konzipiert. Das bedeutet, dass Sie als Teilnehmer befragt werden, was Sie in den letzten Monaten oder gar Jahren gegessen haben. Das Problem liegt auf der Hand: Die wenigsten von uns können sich genau daran erinnern. Oder aber wir schummeln ein bisschen, weil wir das Croissant, das wir eigentlich jeden Tag essen, aus Gewissensgründen einfach weglassen. Wir machen also sozial erwünschte Angaben und stellen uns und unsere Ernährung in ein positives Licht. Das verzerrt die Ergebnisse natürlich.

Brauchbare Aussagen dagegen liefern beispielsweise sogenannte Interventionsstudien am Menschen. Wenn Sie bei einer solchen Studie mitmachen, erhalten Sie genaue Anweisungen, wie Sie sich ernähren sollen. Stellen Sie sich vor, Sie gehören zu Gruppe 1, die sich fettarm ernähren soll. Und ich würde bei Gruppe 2 mitmachen, die beim Fett ordentlich zuschlagen darf. Wurden wir beide von den Forschern zufällig in die jeweiligen Gruppen eingeteilt, spricht man von Randomisierung. Unserem alltäglichen Leben dürften wir weiterhin nachgehen. Randomisierte klinische Studien, die quasi unter Laborbedingungen stattfinden, sind extrem selten.

Grundsätzlich sollten Sie wissen, dass Forscher niemals aufgrund von Studien definitiv erkennen können, ob jemand einen Herzinfarkt erlitt, weil derjenige zeitlebens viel Butter genascht hat. So sehr sich Wissenschaftler auch bemühen, Sie können nur Hinweise auf Faktoren finden, die das Risiko für bestimmte

Erkrankungen *erhöhen können*. Und auf diesen beruhen dann die Empfehlungen für unsere Ernährung.

PS: Sie interessiert ja nun, was für unsere Kinder besonders günstig oder ungünstig ist. Müssen Sie sich denn schon jetzt überlegen, welche Fette Ihr Sprössling in jungen Jahren verzehrt? Ja! Denn obwohl Herzerkrankungen typischerweise erst später im Leben auftreten, können die Gefäße bereits im Kindesalter geschädigt werden. Auch deshalb sollten gesättigte Fettsäuren eine untergeordnete Rolle in der Ernährung Ihrer Familie spielen.[151]

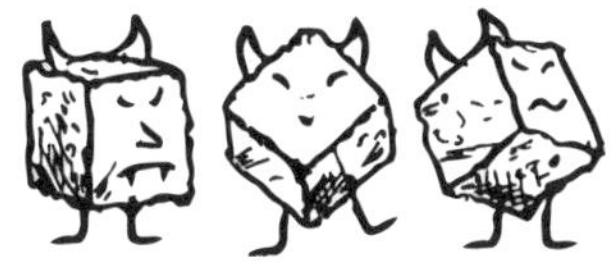

Kalorie ist gleich Kalorie? Von wegen!

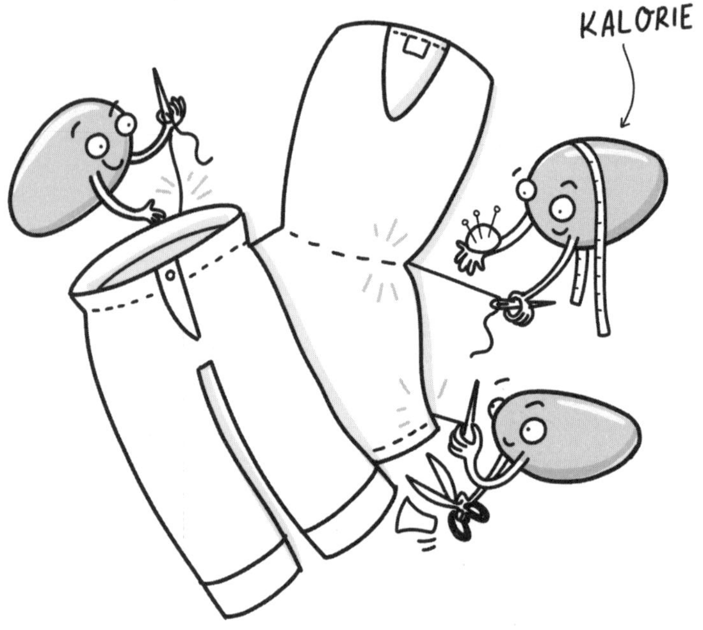

»Kalorien sind kleine Tierchen, die nachts die Kleidung enger nähen.«

Kennen Sie diesen Spruch? Kalorien können wir nicht sehen und dennoch stecken sie in unserem Essen. Viele Menschen sprechen über sie, wenn es darum geht, dass wir und unsere Kinder »nicht dick« werden wollen. Dabei halte ich das für eine falsche Herangehensweise, die nicht selten zu Frust führt. Denn unserem Körper geht es nie nur um Kalorien, sondern um das, was unsere Ernährung darüber hinaus liefert, quasi den Beipackzettel, der erklärt, wie wir diese Kalorien verwerten sollen.

Was ist eigentlich eine Kalorie?

Eine Kalorie ist eine veraltete Maßeinheit der Energie. Oft werden Kalorie und Kilokalorie synonym verwendet, wissenschaftlich korrekt ist der Begriff der Kilokalorie. Grob gesagt entspricht eine Kilokalorie der Wärme, die man benötigt, um die Temperatur von einem Kilogramm Wasser – unter bestimmten Bedingungen –, um ein Grad Celsius zu erhöhen.

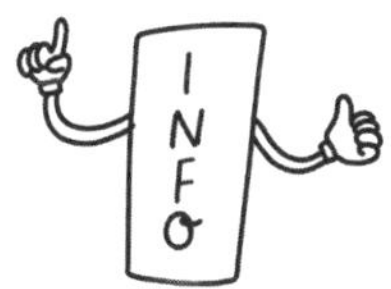

1 Gramm Eiweiß = 4,1 kcal
1 Gramm Kohlenhydrat = 4,1 kcal
1 Gramm Alkohol = 7,1 kcal
1 Gramm Fett = 9,3 kcal

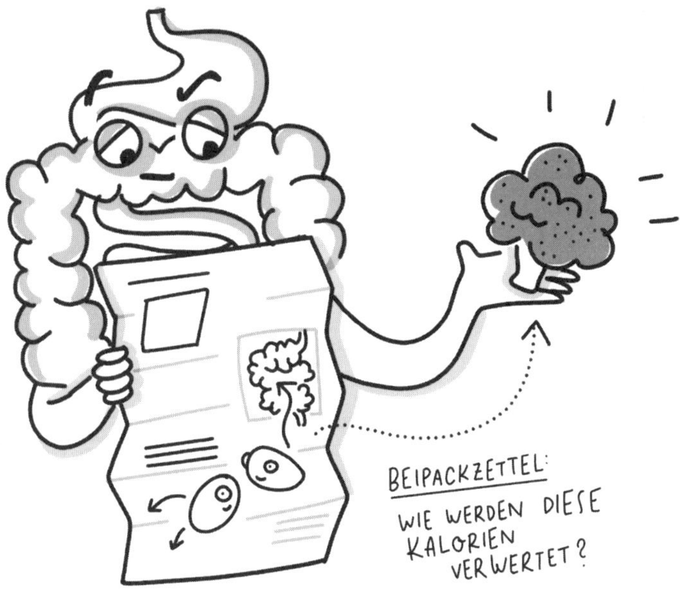

Die Kalorienangaben auf den Lebensmittelverpackungen sind uns allen vertraut. Auch wenn diese Zahlen und ihre Berechnungen Ihnen vielleicht wie eine präzise Wissenschaft vorkommen, ist ihre Genauigkeit nur eine Illusion. So fangen die Schwierigkeiten bereits bei den Werten an, die als Grundlage zur weiteren Berechnung dienen. Die wenigsten Lebensmittelproduzenten machen sich nämlich die Mühe, jeden Inhaltsstoff erst durch ein sogenanntes Bombenkalorimeter[152] zu jagen. Stattdessen verlassen sie sich auf bereits vorhandene Daten – und diese können stark variieren.

Ein weiterer wichtiger Punkt, der in der Kaloriendebatte häufig vergessen wird: Wenn wir unserem Körper Energie in Form von Essen zuführen, dann verbraucht er einen Teil der Energie sofort, weil er die Nahrung ja verarbeiten muss. Und wie jede andere körperliche Anstrengung erzeugt diese Verdauungsarbeit Wärme. Der wissenschaftliche Begriff dafür lautet Thermogenese.

Wie viel Energie wir beim Verdauen verbrennen, hängt also von unserem Essen ab: Für Fett und Kohlenhydrate benötigt unser Körper etwa 10 bis 15 Prozent der zugeführten Kalorien. Für Eiweiße brauchen wir dagegen mehr Energie. Ihre chemische Zerlegung ist aufwendiger und so verbrennen wir etwa 20 bis 25 Prozent der Kalorien gleich wieder.

Zwar behauptet die Zuckerlobby immer wieder gerne, dass eine Kalorie eine Kalorie ist, egal woher sie stammt – also egal, ob es sich um Kohlenhydrate, Fett oder Protein handelt. Aber das ist, mit Verlaub, kompletter Blödsinn, den Sie nun als solchen entlarven können. Zucker gehört zu den Kohlenhydraten. Unser Körper kann Kohlenhydrate nur begrenzt in den Glykogenspeichern Leber und Muskeln sichern. Sind sie voll, warten unsere Fettzellen auf die überschüssigen Kohlenhydrate – die nun in Fett umgewandelt werden. Nimmt Ihr Kind also durch Säfte, Softdrinks, Süßigkeiten und Fertiglebensmittel übermäßig viel Zucker zu sich, speichert es diese Energie in Form von (Körper-)Fett. Auch deshalb handelt es sich bei der Aussage der Zuckerlobby, eine Kalorie sei eine Kalorie, schlichtweg um eine dreiste Lüge.

Außerdem kann unser Körper längst nicht alle Kalorien verwerten, die ein Lebensmittel enthält. Dazu gibt es interessante Studien, von denen ich Ihnen eine Forschungsreihe kurz vorstellen möchte. Janet Novotny und ihre Kollegen arbeiten im Food Components and Health Laboratory des US-Landwirtschaftsministeriums in Maryland. Dort untersucht das Team regelmäßig verschiedene Lebensmittel und überprüft gewissermaßen den »Beipackzettel«, also wie unser Körper diese

EINE KALORIE IST EINE KALORIE?
VON WEGEN!
EINE KALORIE IST eine VERALTETE MAẞEINHEIT

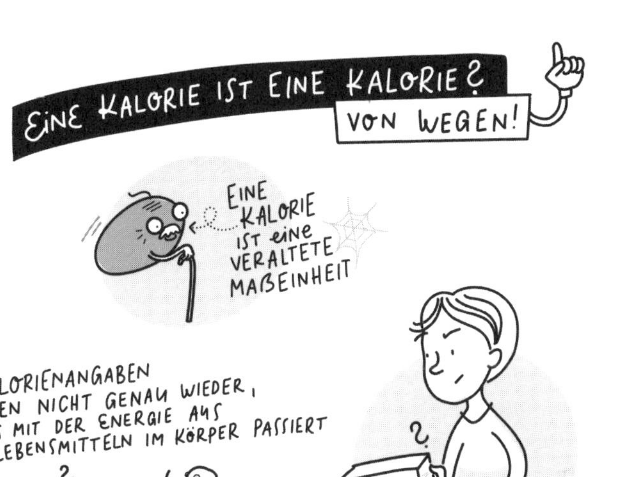

KALORIENANGABEN GEBEN NICHT GENAU WIEDER, WAS MIT DER ENERGIE AUS LEBENSMITTELN IM KÖRPER PASSIERT

KALORIENANGABEN AUF VERPACKUNGEN SIND OFT UNGENAU

BALLASTSTOFFE
583 KALORIEN
460 KALORIEN
100 G

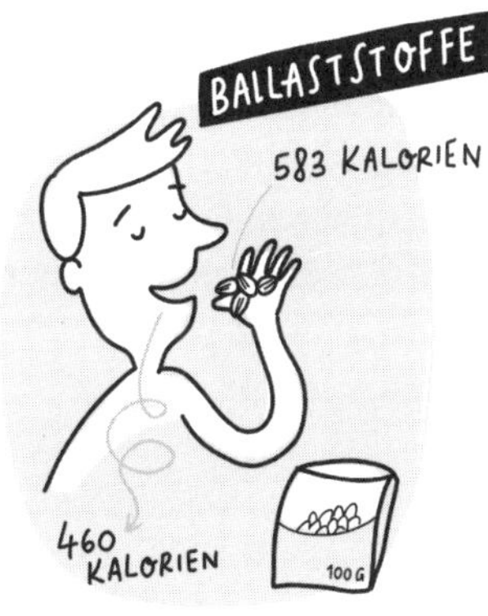

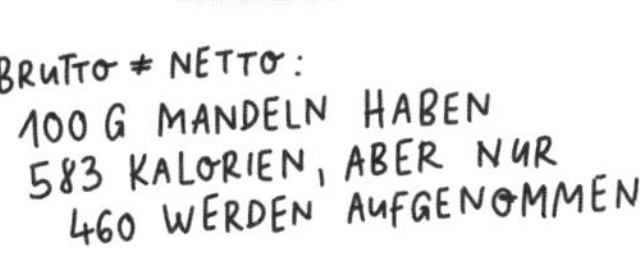

PROTEINE

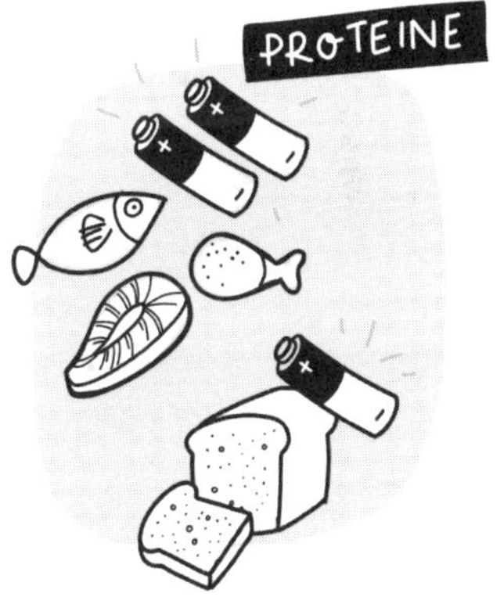

DIE VERSTOFFWECHSELUNG VON PROTEINEN VERBRAUCHT DOPPELT SO VIEL ENERGIE WIE DIE VON KOHLENHYDRATEN & FETT

Kalorien auch tatsächlich verwertet. Die Forscherin wollte herausfinden, ob Mandeln tatsächlich 583 Kilokalorien pro 100 Gramm liefern, so wie in der Fachliteratur und auf den Verpackungen angegeben. Dazu startete sie eine kleine Studie mit 18 gesunden Personen. Neun von ihnen ernährten sich über drei Wochen lang von einer Kost, die mit Mandeln angereichert war. Die zweite Gruppe erhielt die gleiche Nahrung, allerdings ohne Mandeln. Die Testpersonen gaben regelmäßig Blut-, Urin- und Stuhlproben ab. Anhand dieser konnte Novotny den Energiegehalt bestimmen, den die Probanden tatsächlich aufgenommen hatten. Sie kam letztlich zu dem Schluss, dass Mandeln unserem Körper lediglich 460 Kilokalorien pro 100 Gramm liefern. Das sind rund ein Drittel weniger als bisher angenommen.[153] Bei einer ähnlichen Studie, die das Forscherteam mit Walnüssen durchführte, nahmen die Testesser 21 Prozent weniger Kalorien auf als erwartet.[154] Das ist zwar nicht der Grund, warum ich so gerne Nüsse und Kerne esse, aber eine erfreuliche Feststellung!

Kurz und knapp gefragt: Warum ist das so? Der Unterschied zwischen metabolisierbarer Energie (»Bruttowert«) und tatsächlich verwertbaren Kalorien (»Nettowert«) könnte an der Struktur der Nüsse liegen. Solange die Zellwände also nicht vollständig zersetzt werden, weil Sie diese beispielsweise nicht (extrem) lange kauen oder die Nüsse in der Soße mitkochen, kann Ihr Körper einige Kalorien einfach nicht aufnehmen. So weit die Vermutung. Diese Kalorien werden stattdessen wieder ausgeschieden. Was die Untersuchungen auch zeigen: Eine Kalorie ist eben *nicht* eine Kalorie! Auch wenn die Zuckerlobby mit dieser Behauptung immer wieder zu Felde zieht: Sie wird nicht wahr dadurch. Punkt.

Neue Ernährungsregeln: Mehr gesunde Fette, weniger zuckrige Kohlenhydrate

Wissenschaftler konnten belegen, dass auch Kinder von einer mediterranen Ernährung profitieren, sie sind etwa seltener dick oder gar fettleibig. 16.220 Kinder im Alter von zwei bis neun Jahren aus acht europäischen Ländern nahmen an der Studie teil. Gewicht, Größe, Taillenumfang und Hautfaltendicke wurden gemessen, einmal zu Beginn der Untersuchung und schließlich nach zwei Jahren. Besonders aussagekräftig sind die gewonnenen Daten, weil unter anderem Unterschiede bezüglich Alter, Geschlecht, Sozialstatus und körperlicher Aktivität herausgerechnet wur-

MEIN TIPP

Ich empfehle wie die DGE, eine Handvoll (etwa 25 Gramm für Erwachsene, für Kinder entsprechend weniger) Walnüsse, Mandeln sowie andere Nüsse, Kerne und Samen pro Tag zu essen. Schon kleinen Kindern schmecken Nüsse gut, für Babys und Kleinkinder eignen sich zudem auch Nussmus (auf dem Brot, im Brei oder einfach pur) oder geschrotete Leinsamen auf einem Joghurt. Gesundes Fett macht *nicht* fett. Das beweist die traditionelle mediterrane Ernährungsweise (Mittelmeerkost) mit bis zu 40 Prozent Fettanteil seit Jahrhunderten.

Allerdings stehen die Fettsäuren der mediterranen Ernährung in einem anderen Verhältnis, als in der gängigen Kost hierzulande und in anderen Industriestaaten: Das Verhältnis von Omega-6- zu Omega-3-Fettsäuren liegt bei 1,5:1 – und ist damit etwa zehnmal niedriger, als in der modernen westlichen Ernährung. Das bedeutet konkret: Sie sollten mit Ihrer Familie öfter einfach ungesättigte Fettsäuren sowie Omega-3-Fettsäuren in Form von beispielsweise Oliven, Olivenöl, Leinöl, Fisch, Avocado und eben auch Nüssen verzehren.

den. Die Analyse der Wissenschaftler zur Verbreitung der mediterranen Ernährung brachte zugleich Erstaunliches zutage: Die meisten Anhänger hatte die mediterrane Diät nämlich *nicht* in den klassischen Mittelmeerländern, sondern in Schweden. Im europäischen Ländervergleich aßen Kinder aus Italien am wenigsten Gemüse und waren am häufigsten übergewichtig oder fettleibig. Ganz ähnlich sah es in Zypern und Spanien aus. Für die Forscher kam dieses Ergebnis nicht ganz unerwartet: Die Gewohnheiten haben sich in Südeuropa verändert, insbesondere jüngere Bewohner verzehren immer mehr tierische und fettreiche Produkte, gleichzeitig sinkt die Aufnahme pflanzlicher Lebensmittel. Wie ich in mehreren Medienberichten lesen konnte, trug auch die Finanzkrise dazu bei, dass etwa die italienische Bevölkerung weniger Geld für frische Lebensmittel ausgibt und mehr zu verarbeiteten, billigeren Produkten greift.[155]

Jahrzehntelang beruhten unsere Ernährungsempfehlungen auf der Annahme, dass eine hohe Fettaufnahme zu Fettleibigkeit, Diabetes, Herzerkrankungen und möglicherweise Krebs führen kann. Inzwischen hat der Nachweis der nachteiligen Auswirkungen von verarbeiteten Kohlenhydraten (etwa in industriellen Lebensmitteln mit viel Zucker) zu einem Wiederaufleben des Interesses an kohlenhydratärmeren und ketogenen Diäten mit einem sehr hohen Fettgehalt geführt. Die endlos anmutenden Auseinandersetzungen über Fett bzw. Fett im Vergleich zu Kohlenhydraten ermüden und ergeben für mich wenig Sinn. Schließlich nehmen wir Menschen diese Makrostoffe ja so gut wie nie einzeln auf, sondern immer als Bestandteil von Nahrungsmitteln. Soll ich Ihnen etwas verraten? Wissenschaftler debattieren jedoch gern über solche Fragen. Einige Forscher argumentieren, dass die relative Menge an Nahrungsfett und Kohlenhydraten für die Gesundheit von geringer Bedeutung ist. Stattdessen sollte darauf geachtet werden, *welche* Fett- oder Kohlenhydratquellen konsumiert werden.

Sollen unsere Kinder also mehr Kohlenhydrate oder mehr Fett futtern? Schauen wir einmal, was unsere obersten Ernährungshüter dazu sagen. Die DGE rät zu einer kohlenhydratreichen, eher fettarmen Kost: »Eine vollwertige Mischkost sollte begrenzte Fettmengen und mehr als 50 Prozent der Energiezufuhr in Form von Kohlenhydraten enthalten.«[156] Die US-amerikanischen Ernährungsregeln für Kinder und Erwachsene besagen ebenfalls, dass Kohlenhydrate sogar einen noch höheren Anteil von 45 bis zu 65 Prozent der Energiezufuhr ausmachen sollten.[157] Und, wie schon beschrieben, empfiehlt die DGE ausdrücklich für Kinder weiterhin fettarme Produkte.

Ist das der richtige Weg? Können wir die Übergewichtsepidemie so stoppen? Egal, wie gut sichtbar Nährwerttabellen und Kalorienangaben auf den Verpackungen prangen: Vor allem die Lebensmittelindustrie hat doch in der Vergangenheit von diesen Ernährungsempfehlungen profitiert – und tut dies weiterhin. Die DGE betont in ihren Richtlinien die Kohlenhydrat*qualität*. Stimmt. Trotzdem müssen wir darüber reden, ob

Fett und Kohlenhydrate: Worüber sich Wissenschaftler einig sind

Ich finde es zur Abwechslung recht erfrischend zu lesen, auf welche Punkte sich Experten, die für gewöhnlich nicht unbedingt einer Meinung sind, aktuell einigen können:[158]

1. Mit Augenmerk auf die Nährstoffqualität kann eine gute Gesundheit und ein geringes chronisches Krankheitsrisiko für viele Menschen erreicht werden. Das Kohlenhydrat-Fett-Verhältnis kann dabei recht unterschiedlich ausfallen (zum Beispiel mehr Kohlenhydrate, wenig Fett oder aber mehr Fett, wenig Kohlenhydrate).
2. Der Ersatz von gesättigten Fettsäuren durch natürlich vorkommende ungesättigte Fettsäuren bietet gesundheitliche Vorteile. Industriell hergestellte Transfette sind schädlich und sollten beseitigt werden.
3. Der Ersatz von stark verarbeiteten Kohlenhydraten (einschließlich raffiniertem Getreide wie Weißmehl sowie Kartoffelprodukten und freiem Zucker) durch unverarbeitete Kohlenhydrate (Gemüse ohne Stärke, ganze Früchte, Hülsenfrüchte und Vollkorn bzw. minimal verarbeitetes Getreide) bietet gesundheitliche Vorteile.
4. Biologische Faktoren scheinen zu beeinflussen, wie wir auf unterschiedliche Makronährstoffzusammensetzung (Verhältnis Kohlenhydrate, Eiweiße und Fett) in unserer Ernährung reagieren. Menschen mit relativ normaler Insulinsensitivität und β-Zellfunktion können bei Diäten mit einem breiten Kohlenhydrat-Fett-Verhältnis gut abschneiden. Personen mit einer Insulinresistenz können von einer Ernährung mit niedrigerem Kohlenhydrat- und höherem Fettgehalt profitieren.

diese Botschaft in der Bevölkerung ankommt. Wenn ich mir in Supermärkten anschaue, was Erwachsene und Familien auf das Kassenband legen,[159] lautet die Antwort eindeutig nein. Da hüpfen oft hoch- bzw. ultrahochverarbeitete Lebensmittel in die Einkaufstaschen. Selbstverständlich bin ich mir dessen bewusst, dass es sich um eine Momentaufnahme handelt, allerdings beobachte ich das ständig, egal wo in Deutschland ich gerade unterwegs bin. Umfragen und Studien bestätigen meinen Eindruck: Convenience-Produkte, die häufig viele leere Kalorien und damit auch wenig wertvolle Kohlenhydrate enthalten, werden immer beliebter.[160] Die Herstellung von Fertiglebensmitteln ist in Deutschland in den letzten zehn Jahren konstant gestiegen. Heute wird ein Jahresumsatz von rund vier Milliarden Euro erreicht, wie die Bundesvereinigung der Deutschen Ernährungsindustrie berichtet.

Oft bleibt neben Arbeit, Familie und Freizeit nur wenig Zeit oder Lust zum Kochen. Geht es Ihnen auch so? Ich koche und backe sehr gerne, für mich bringt das die richtige Portion Entspannung in den wilden Familientrubel. Und ich koche auch gerne *zusammen mit* meinen Kindern. Doch damit gehöre ich, wie ich während der Recherche für dieses Buch lernen musste, einer Minderheit an. Immer seltener wird in deutschen Haushalten der Kochlöffel geschwungen. Nur bei etwa der Hälfte kommt eine frisch zubereitete Mahlzeit auf den Tisch. Wenn es schnell gehen muss, greifen viele zum Fertiggericht, zum Beispiel zur Tiefkühlpizza. Kein Wunder, dass das mit der gesunden Ernährung bei uns Deutschen nicht klappen will. Die meisten dieser Komplettmahlzeiten enthalten zu viel (ungesundes) Fett, zu viel Salz und zu viel Zucker. Ich empfehle Ihnen daher: Weg damit!

Jetzt mal ehrlich: Sind Sie ein Kochmuffel? Vielleicht kann ich Sie ja doch davon überzeugen, sich einmal selbst an den Herd zu stellen. Glücklicherweise gibt es das perfekte Essen für Halbfaule und für alle Supermamas und -papas, die ihre Kinder versorgen, die eigenen Eltern pflegen und auch noch im Job funktionieren. Es eignet sich kurzum für *alle*, die keine Zeit haben. Die Lösung heißt »Teilfertiggerichte«. Dabei ist alles bereits küchenfertig. Tiefkühlgemüse oder Fischfilets gehören beispielsweise dazu. Das nenne ich wirklich echtes Fast Food! Sie müssen das Gemüse nicht einmal mehr waschen, geschweige denn schnippeln, und können im Handumdrehen ein supergesundes Gericht zaubern (mehr dazu lesen Sie ab S. 305). Komplette Fertigmahlzeiten kommen mir, anders als den meisten, nicht in die Tüte bzw. Stofftasche.

Wenn es darum geht, wie wir uns am besten ernähren sollen, um gesund und schlank zu bleiben, gibt es also zwei Lager: Wenig Fett und viele Kohlenhydrate[161] sagen die einen; wenige Kohlenhydrate und viel Fett empfehlen die anderen. Nur das Eiweiß spielte in dieser Diskussion lange keine große Rolle. Das hat sich inzwischen geändert. Zu verdanken haben wir das hauptsächlich zwei australischen Forschern – und der Mormonengrille.

Prof. David Raubenheimer und Prof. Stephen Simpson von der University of Sydney waren die Ersten, die ein besonderes Verhalten dieser Insekten feststellten. Alle Jahre wieder gehen die Mormonengrillen in Nordwestamerika auf Reisen, und zwar immer dann, wenn ihnen ihr ursprünglicher Lebensraum keine Proteine oder Salze mehr bietet. Weil sie nicht fliegen können, marschieren sie in großen Schwärmen. Nichts und niemand kann sie dann stoppen. Einer biblischen Plage gleich wälzen sich also Millionen dieser Mormonengrillen, die eigentlich zu den Heuschrecken zählen, auf dem Boden vorwärts. Auf ihrem Weg vertilgen sie alles, was reichhaltige Proteine verspricht – etwa Samenkapseln, Blütenblätter, Exkremente von Tieren – oder Artgenossen. Wer schwächelt, wird von seinen Kameraden gnadenlos vertilgt. Kannibalismus auf Insektenart.

Diese seltsame Beobachtung veranlasste also die beiden Wissenschaftler, die Tierchen genauer zu untersuchen. Sie platzierten deshalb vor einer heranrückenden Heuschreckenarmee verschiedene Futtermittelproben, einige kohlenhydratreich, andere eiweißreich, dazu Wasser und salzhaltige Flüssigkeiten. Nach der Einkehr der Mormonengrillen stellten die Forscher fest: Auch hier verschmähten die tierischen Probanden die Kohlenhydrate, während die Eiweißbomben, inklusive der eigenen Nachbarn, richtig gut ankamen. Reines Trinkwasser lehnten sie ab, salzhaltige Flüssigkeiten nahmen die gefräßigen Wanderer hingegen gerne zu sich. Proteine, so stellten die Forscher fest, sind also für Mormonengrillen das Nonplusultra.

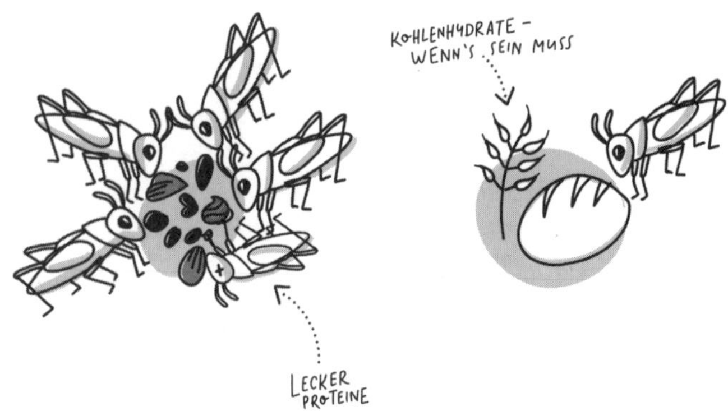

Bei anderen Untersuchungen zeigte sich, dass Heuschrecken bei einem Nahrungsangebot mit wenig Protein zudem immer weiterfressen und auf diese Weise zu viele Kohlenhydrate aufnehmen. Übergewichtig werden sie trotzdem nicht, weil sie die überschüssige Energie verbrennen können, indem sie ihre Stoffwechselrate erhöhen, ohne sich bewegen zu müssen. Praktisch, oder? Wir Menschen können das leider nicht.

Was wäre, wenn Menschen sich ähnlich wie Mormonengrillen verhielten? Eine Studentin von Raubenheimer und Simpson machte daraufhin einen kleinen Test. Rachel Batley lud zehn Freunde ins Chalet ihrer Eltern in der Schweiz ein. Alle durften sechs Tage lang so viel essen, wie sie wollten. Die ersten zwei Tage gab es nur eine einzige Vorgabe: Alles, was vom Büfetttisch genommen wurde, wurde genau abgewogen und ordentlich dokumentiert. Erst am dritten und vierten Tag begann der eigentliche Versuch. Und, weil es sich eben um ein kleines Experiment handelte, wurde natürlich nicht irgendetwas aufgetischt. Die eine Hälfte erhielt proteinreiche Kost, die andere Hälfte proteinarme. Während der eine Teil bei Fisch, Hühnchen, Lachs, Milch und anderen eiweißreichen Nahrungsmitteln zuschlagen durfte, hatte der andere Teil der Gruppe Waffeln, Croissants, Obst und Orangensaft zur Auswahl. Danach folgten zwei Tage, an denen alle zehn Freunde wieder essen durften, was sie wollten. Die Auswertung der Daten brachte Bemerkenswertes ans Licht: Die Proteingruppe nahm 38 Prozent *weniger* Kalorien zu sich als vorher, die Kohlenhydratgruppe 35 Prozent *mehr*. Interessanterweise hatten *alle* Teilnehmer unbewusst ihre Proteinzufuhr konstant gehalten.[162] Nur hatte

PROTEINHEBELEFFEKT

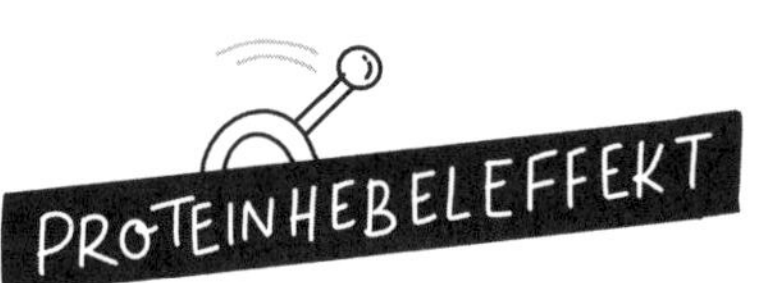

AUSGEWOGENE MAHLZEIT
60 g KOHLENHYDRATE & FETT
14 g PROTEIN
PROTEINREDUZIERTE MAHLZEIT
60 g KOHLENHYDRATE & FETT
7 g PROTEIN
60 g KOHLENHYDRATE & FETT
7 g PROTEIN
DOPPELTE KALORIEN
14 g PROTEIN
PROTEINHEBEL UMGELEGT = SATT
14 g PROTEIN
PROTEINHEBEL UMGELEGT = SATT

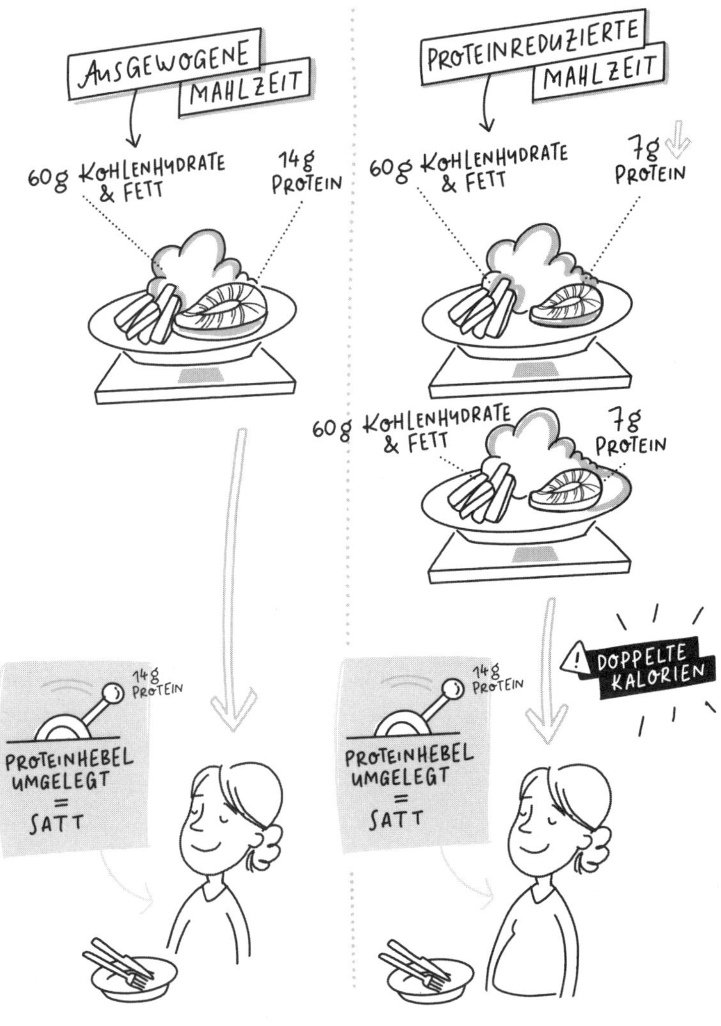

die eine Gruppe eben viel mehr Kohlenhydrate – und somit viel mehr Kalorien – zu sich nehmen müssen, um dieses Proteinlevel zu erreichen, und die andere Gruppe weniger. Die Freunde aus der proteinreichen Gruppe konnten ihren Eiweißhunger schneller stillen als die Kohlenhydratfraktion. Sie waren also unbewusst auf Diät gegangen. Niemand hatte sie dazu gezwungen. Wer hätte gedacht, dass wir kannibalischen Mormonengrillen einmal so dankbar sein würden für diese Erkenntnisse?

Jetzt werden Sie sich vielleicht fragen, ob das Ganze überhaupt aussagekräftig ist. Ist doch nur ein kleines Experiment. Mit gerade einmal zehn Probanden. Das stimmt, aber: Inzwischen haben verschiedene Forscher das menschliche Ernährungsverhalten hinsichtlich unseres Eiweißhungers unter die Lupe genommen; knapp 40 Studien bestätigen diesen Effekt.[163] Wir stellen also fest: Scheinbar besitzen wir Menschen einen gewissen Eiweißhunger und essen so lange, bis wir einen Mindestbedarf an Eiweiß aufgenommen haben.

Für Simpson und Raubenheimer ist dieser sogenannte Proteinhebeleffekt entscheidend, wenn man Strategien gegen die weltweite Übergewichtsepidemie entwickeln will. Davon sind die Forscher bereits seit über 15 Jahren überzeugt. Möglicherweise liegt also in den Proteinen der Schlüssel für unsere Gewichtsprobleme oder besser gesagt: in der Proteinverdünnung. In den letzten Jahrzehnten, in denen die Fettleibigkeit zugenommen hat, ist der Proteinanteil in der Ernährung tatsächlich gesunken. So erklärt das Prof. Raubenheimer. Schuld daran sind ungesunde, stark verarbeitete Lebensmittel, die uns triggern, sogar noch mehr davon zu essen. Mandeln etwa enthalten auf 100 Gramm satte 22 Gramm Eiweiß. Weißbrot dagegen nur 7 Gramm, Kartoffelchips knappe 6 Gramm. Ihr Kind müsste also etwa die dreifache Menge an Weißbrot bzw. Chips essen, um seinen Proteinhunger zu stillen.

In Kombination mit einer krank machenden Umgebung, die in den Supermarktregalen, Cafeterien und Snackautomaten, an Bahnhöfen, Flughäfen und Tankstellen hauptsächlich verarbeitete und hochgradig verarbeitete Produkte bereithält, kann dies fatale Folgen für unsere Gesundheit haben. Nur logisch, dass unsere Kinder und wir dick oder sogar krank werden. Bis unser Appetit auf Eiweiß gestillt ist, futtern wir alle munter weiter. Ihr Kind und Sie haben dann aber, leider, auch eine Menge Kohlenhydrate (Zucker) und Fett mitgefuttert – und bunkern die

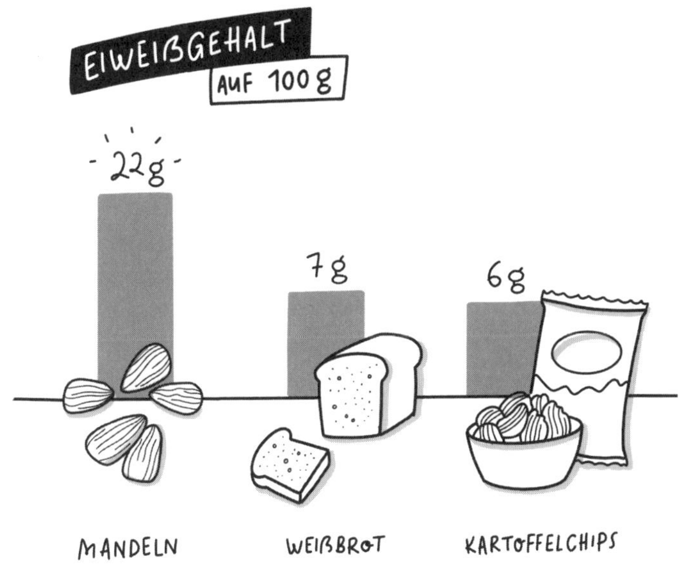

überschüssigen Kalorien in Form von Körperfett. Und der Gewinner in dieser Geschichte ist wie so oft die Industrie.

Besonders perfide und heimtückisch finde ich ja, dass viele verarbeitete Lebensmittel proteinarm sind, aber zum Teil so konstruiert wurden, dass sie wie Eiweiß schmecken.[164] Auf diese Weise untergräbt die Industrienahrung unsere Appetitkontrollsysteme, die für gewöhnlich den Konsum von Makronährstoffen, also Kohlenhydraten, Fett und Eiweiß, ausgleichen. Während die Proteinkonzentration in der Ernährung zwischen 1971 und 2006 in den USA um 0,8 Prozent zurückging, stieg im gleichen Zeitraum der Kalorienverbrauch aus Kohlenhydraten und Fetten um 8 Prozent, was sich in der steigenden Häufigkeit von Fettleibigkeit widerspiegelte. Die Proteinaufnahme blieb nahezu unverändert. Dies zeigt sich übrigens auch in deutschen Statistiken.

Verantwortlich dafür ist wohl die Industrie. Eiweiß ist teuer. Kohlenhydrate wie Zucker sowie Fette sind eine billigere Kalorienform.

Die Industrie kann die sensorischen Eigenschaften von Nahrungsmitteln also dahin gehend manipulieren, dass ein niedriger Proteingehalt verschleiert wird. Dies führt sogar dazu, dass wohlschmeckende Lebensmittel den Eindruck erwecken, wir würden Protein essen, wenn diese in Wirklichkeit mit Kohlenhydraten und Fetten beladen sind. Und ja, das gilt leider auch für Kinderlebensmittel. So ist Kinderschokolade, die früher mit dem »Plus« an Milch beworben wurde, gewiss kein guter Eiweißlieferant, sondern besteht zu fast 89 Prozent aus Fett und Zucker.

Um noch ein anderes Beispiel zu nennen: Vollkorngetreide ist ein guter Eiweißlieferant. Schauen wir uns einmal ein typisches Frühstück für Kinder an. Während Haferflocken oder ein zuckerfreies Basismüsli meinem Kind auf 100 Gramm etwa 13 Gramm Eiweiß liefern, wären es bei industriellen Frühstücksflocken oft nur etwa 10 Gramm. Das Fertigprodukt kommt zudem mit jeder Menge Kohlenhydrate daher, und zwar hauptsächlich in Form von zugesetztem Zucker. Im Falle von Kellogg's Special K Classic sind es 9,3 Gramm Eiweiß plus 11,9 Gramm Zucker. Sollte Ihr Kind tatsächlich einmal ein Getreideprodukt mit etwas mehr Eiweiß erwischen – zum Beispiel Kellogg's All-Bran Original –, werden die 14 Gramm Eiweiß gleich von 18 Gramm Zucker begleitet (auf 100 Gramm berechnet). 18 Gramm Zucker. Zum Frühstück. Lassen Sie sich das mal auf der Zunge zergehen. Oder besser doch nicht!

In Deutschland konsumieren Männer durchschnittlich 85 Gramm Protein am Tag, Frauen dagegen rund 64 Gramm. Umgerechnet auf die Energiezufuhr entspricht diese Eiweißaufnahme, unabhängig von Alter und Geschlecht, 13 bis 15 Prozent des täglichen Energiebedarfs und liegt dementsprechend »im akzeptablen Bereich«. So weit die DGE.

Nun schauen wir uns mal genauer an, mit welchen Lebensmitteln wir unseren Proteinbedarf decken. Gemäß der zweiten Nationalen Verzehrsstudie sind das vor allem Milch, Käse und andere Milchprodukte, Fleisch und Fleischerzeugnisse, Wurstwaren sowie fleischbasierte Gerichte – insgesamt also viele Nahrungsmittel, die viel Fett mit im Gepäck haben. Und das schlägt sich eben auch in den Kalorien und auf der Waage nieder. Hatten wir 1961 noch durchschnittlich 2855 Kilokalorien zur Verfügung, knackten wir 1965 bereits die 3000er-Marke, um inzwischen bei etwa satten 3500 Kilokalorien (2013) angekommen zu sein. Gemeint sind hier die zur Verfügung stehenden Kalorien und nicht die tatsächliche Nahrungsaufnahme. Dennoch zeigen diese Werte in eine deutliche Richtung: nach oben.[165] Wie gesagt: Die Proteinhebeltheorie bietet aus meiner Sicht einen interessanten Ansatzpunkt, der erklären könnte, warum unsere Kinder und wir zu viel essen und daher immer dicker und kränker werden.[166]

Ein kleines Zwischenfazit an dieser Stelle für Sie, liebe Leserinnen und Leser: Die Theorie der Proteinverdünnung klingt sehr interessant. Letztendlich ist aber noch vieles ungeklärt. (Hochgradig) Verarbeitete Industrienahrung ist stark proteinverdünnt. Sie sorgt nach Ansicht einiger Forscher für eine erhöhte Kalorienaufnahme.[167] Daneben zeigen weitere Studien aus ganz anderen Perspektiven, wie sehr diese Produkte uns schaden. Bedauerlicherweise gehören auch sogenannte Kinderlebensmittel dazu.

Solange wir naturbelassene Nahrungsmittel verzehren, ist es relativ egal, ob wir eher bei langkettigen Kohlenhydraten oder gesunden Fetten zugreifen. Weder in der japanischen Präfektur Okinawa, wo die Menschen sehr viele Kohlenhydrate verzehren, noch am Mittelmeer, wo umso mehr Fett gegessen wird, stehen stark verarbeitete Lebensmittel auf dem Speiseplan. Der große gemeinsame Nenner beider extrem gesunder Diäten ist, dass es sich um naturbelassene Nahrung handelt. Es gibt keine bestimmte gesunde Ernährungsweise, die als allgemein gültig angesehen werden kann.

Ist Ihnen das alles zu ungenau? Müssen Ihr Kind und Sie jetzt etwa Proteinpülverchen schlucken? Und sich bei Kohlenhydraten einschränken? Um Himmels willen, nein! Wir können davon ausgehen, dass ein Übermaß an stark verarbeiteten Produkten unsere Kinder krank macht, naturbelassene Nahrung dagegen nicht. Und darin steckt, so simpel es klingen mag, meiner Meinung nach die Antwort.

Vollwertige Kohlenhydrate sind gute Kohlenhydrate

Naturbelassene, qualitativ hochwertige Kohlenhydratlieferanten haben oft eine Extraportion Eiweiß im Gepäck. Den Verzehr genau dieser langkettigen, pflanzlichen Kohlenhydrate, fordert auch die DGE bereits seit Längerem. Nur ist das der Öffentlichkeit nicht so bekannt. Oder einfach noch nicht angekommen.

DAVON MEHR ESSEN

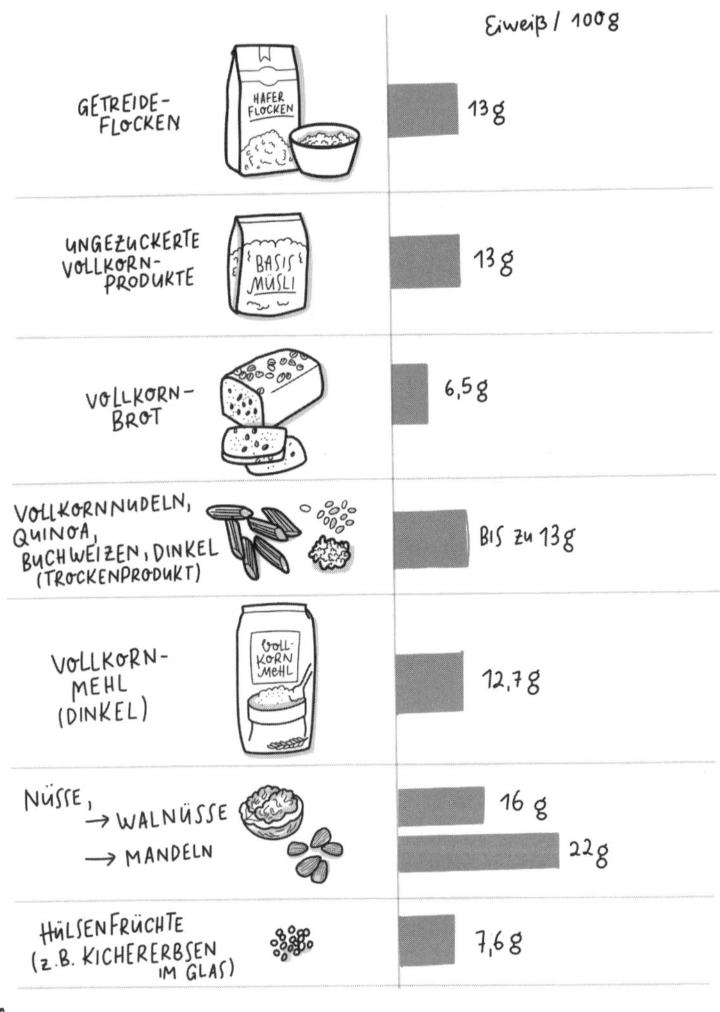

↑ DIESE KOHLENHYDRATREICHEN NAHRUNGSMITTEL BESITZEN AUCH EINEN RELATIV HOHEN PROTEINWERT.

QUELLE: BUNDESLEBENSMITTELSCHLÜSSEL (DEBInet)

DAVON WENIGER VERZEHREN

SÜẞIGKEITEN
VIEL ZUCKER, OFT AUCH VIEL FETT
INDUSTRIELLE BACKWAREN
OFT AUS WEIẞMEHL, VIEL FETT, VIEL ZUCKER
FERTIGPRODUKTE
VIEL ZUCKER, VIEL FETT, VIEL SALZ
DIE MEISTEN MÜSLISORTEN, CEREALIEN & FRÜHSTÜCKS-FLOCKEN
VIEL ZUCKER
Weiß Mehl
VERARBEITETE MILCHPRODUKTE
Z.B. FRUCHTJOGHURT MIT VIEL ZUCKER
ALLE ZUCKERARTEN
AUCH HONIG, AGAVENDICKSAFT, FRUCHTDICKSAFT USW.
VIEL ZUCKER
OBSTKONSERVEN
SAFT, ENERGYDRINKS, SOFTDRINKS
VIEL ZUCKER

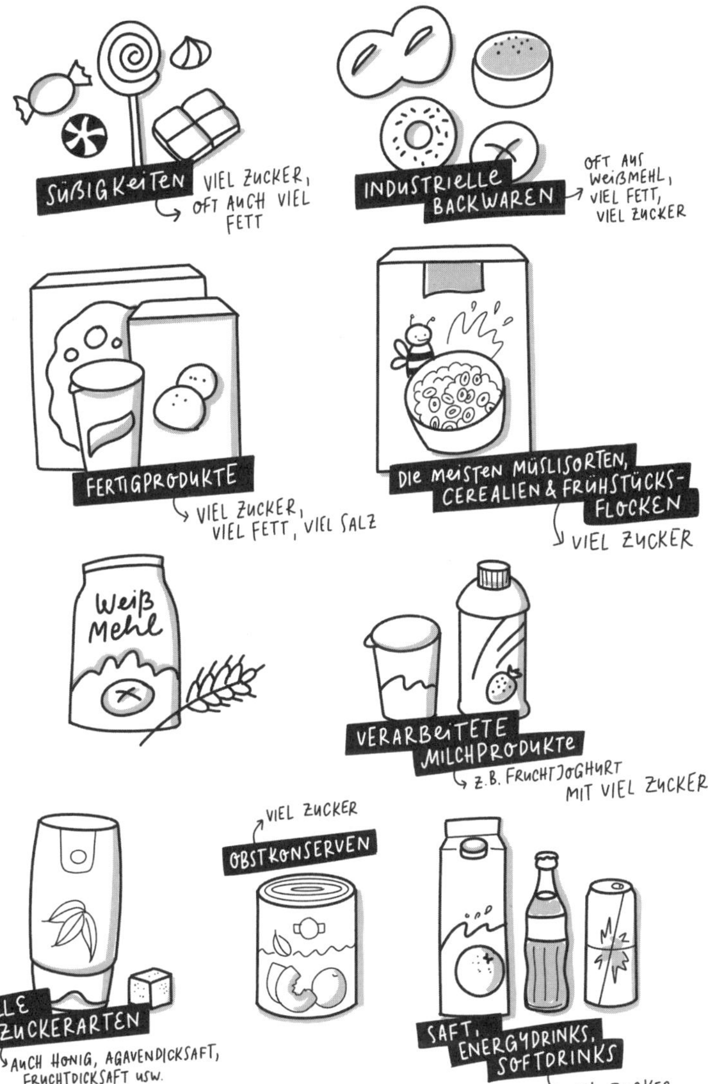

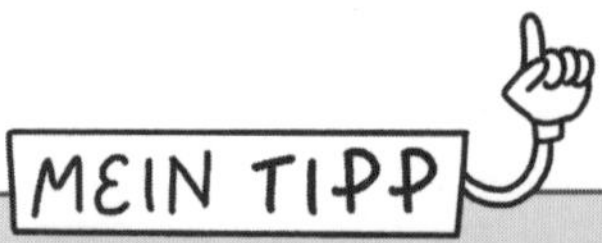

Zuckerfrei essen! Denn das bedeutet auch, zu naturbelassener Nahrung zu greifen. Und die besitzt nun einmal einen höheren Proteinanteil als verarbeitete Lebensmittel. Besonders gut eignen sich pflanzliche Proteinquellen wie Hülsenfrüchte (Linsen, Kichererbsen, Bohnen, Edamame, Sojabohnen, Erbsen etc.), Getreide (Haferflocken, Quinoa, Amaranth etc.) und Nüsse, aber auch tierische Eiweißlieferanten wie zum Beispiel Joghurt, Quark oder Fisch. Pflanzliche Proteinquellen sind von Natur aus fettärmer als tierische Produkte.

Meine Kinder und ich ernähren uns weder nach einem rigiden Ernährungsplan noch zählen wir Kalorien. Da wir uns naturbelassen ernähren, können wir auf unseren Körper vertrauen. Schon häufig habe ich beobachtet, dass mein Kleinkind eiweißreiche Speisen kohlenhydratreichen Lebensmitteln vorzieht. Meine einjährige Tochter isst dann also Bohnen und Kichererbsen und lässt das kohlenhydratreiche Brot und die Kartoffeln auf dem Teller liegen.

Auch ich habe in meiner Stillzeit ordentlich zu proteinreichen Lebensmitteln gegriffen.

Das ist kein Zufall. In manchen Lebenslagen haben wir Menschen einen höheren Eiweißbedarf. So sollten Säuglinge und Kleinkinder mit 1,0 bis 2,5 Gramm pro Kilo Körpergewicht mehr Protein aufnehmen, da es beim Aufbau von Körpermasse hilft und das Immunsystem unterstützt. Für Kinder und Jugendliche gilt mit 0,9 bis 1,0 g Eiweiß pro Kilo Körpergewicht eine leicht höhere Zufuhrempfehlung als für Erwachsene. Letzteren empfiehlt die DGE eine Aufnahme von 0,8 Gramm Protein je Kilo Körpergewicht und Tag. In der Schwangerschaft und Stillzeit steigt der tägliche Eiweißbedarf einer Frau. Durch die Entwicklung des Kindes werden in der Schwangerschaft mit 0,9 bis 1,0 g pro Kilogramm Körpergewicht Eiweiß mehr am Tag benötigt. In der Stillzeit sollten für die Bildung der Muttermilch sogar rund 1,2 Gramm Eiweiß pro Kilo Körpergewicht mehr am Tag aufgenommen werden.[168] Außerdem noch ein Tipp für alle werdenden Mütter: Eine eiweißreiche Ernährung kann auch dabei helfen, Wassereinlagerungen und Schwangerschaftspfunde loszuwerden. Denn wer besonders kohlenhydratreich isst (etwa durch zugesetzten Zucker), speichert zusätzlich Wasser ein. Kohlenhydrate lagert unser Körper nämlich in Form von Glykogen mithilfe von Wasser in den Zellen. Sich zuckerfrei zu ernähren, lohnt sich also auch, wenn man in anderen Umständen ist.

»Kalorien sind kleine Tierchen, die nachts die Kleidung enger nähen.« – Aber nur, wenn sie aus Fertiglebensmitteln stammen.

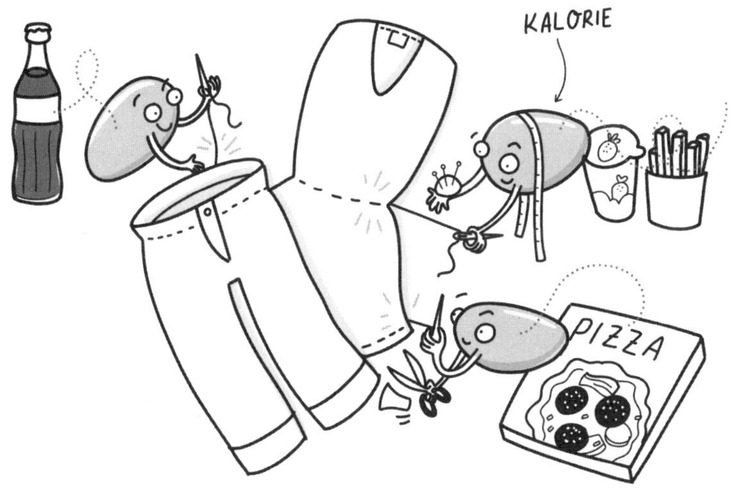

Kinderlebensmittel sind gesund? Schön wär's!

Kinder lieben Eiskönigin Elsa, Micky Maus und Biene Maja. Das wissen auch die Hersteller. Darum leuchten bestimmte Produkte nicht nur in den buntesten Farben. Auf ihnen prangen auch häufig die Lieblingscharaktere der jüngsten Zielgruppe, bekannt aus Filmen und Büchern. Oft handelt es sich dabei um starke Identifikationsfiguren, auf die unsere Kinder eigene Wünsche, Träume und Ängste projizieren – sie sind also extrem wichtig für unsere Kleinen. Verführerisch locken so spezielle Frühstücksflocken, Joghurts, Obstbreie, Fruchtsaftgetränke. Sogar Wurst wirbt damit. Die Rede ist von Kinderlebensmitteln. Der Wiedererkennungswert ist hoch bei den kleinen Kunden, oft möchten sie die Produkte am liebsten mit nach Hause nehmen. Das alles macht es für Eltern oft schwierig, Nein zu sagen. Und schwups, schon ist die vermeintliche Kinderkost im Einkaufswagen gelandet.

Wenn es sogar Lebensmittel gibt, die speziell für die Kleinen entwickelt wurden, können sie ja nur gut sein, denken viele. Aufdrucke wie »Kids« oder »für Kinder« verstärken diesen Gedanken. Denn für unsere Kinder wollen wir alle selbstverständlich nur das Beste. Diesem Irrtum sitzen viele Eltern auf. Und die Einzigen, die mal wieder davon profitieren, sind die Hersteller.

Viele Erwachsene denken also, dass Kinderlebensmittel tatsächlich besser für Kinder seien als gewöhnliche Nahrungsmittel. Einer Umfrage des Bundesverbandes der Verbraucherzentralen und Verbraucherverbände von 2012 zufolge glauben rund 40 Prozent der Käufer den Werbeslogans von Kinderprodukten. Sie gehen davon aus, dass Hersteller ihre Produkte in punkto Zucker-, Fett- und Salzgehalt an die Bedürfnisse von Kindern anpassen.

Doch nur wenige der als Kinderlebensmittel beworbenen Produkte sind gesund. Die meisten sind in der Tat ungesünder als herkömmliche Lebensmittel. Denn viele Hersteller packen sogar eine Extraportion Zucker, Salz und Fett in diese Produkte. Mögliche Folgen sind unter anderem Zahnschäden und Übergewicht.

Ein typisches Beispiel: Mit Disney-Prinzessinnen und Figuren aus dem Animationsfilm *Cars* etwa versuchte eine Aldi-Eigenmarke, Kindern die Wurst aus dem Discounter schmackhaft zu machen.[169] Die

Wurst war nicht nur 84 Prozent teurer als vergleichbare Ware, sondern enthielt auch sehr viel Fett, Salz und unnötige Zusatzstoffe.

Was genau sind Kinderlebensmittel?

Für sogenannte Kinderlebensmittel ohne Altersempfehlung existiert bisher keine lebensmittelrechtliche Definition. Sie werden genau wie herkömmliche Lebensmittel nach dem allgemeinen Lebensmittelrecht hergestellt. Deshalb bestehen auch keine besonderen Schutzbestimmungen. So müssen Kinderlebensmittel beispielsweise nicht an den kindlichen Nährstoffbedarf angepasst werden. Hier könnte der Gesetzgeber nachbessern, wie ich finde. Denn nur mit einem Werbeverbot für diese Produkte wäre es meines Erachtens nicht getan.

Um Kinderlebensmittel klar zu erkennen, hat das Forschungsinstitut für Kinderernährung (FKE)[170] einige praxistaugliche Merkmale erarbeitet.

Es handelt sich dann um ein Kinderlebensmittel, wenn mindestens eines der folgenden Kriterien zutrifft:

- Aufschrift »für Kinder« oder »Kids«
- auffällige Gestaltung der Verpackung, zum Beispiel mit Comicfiguren
- spezielle Form des Produkts, zum Beispiel als Tierfigur
- Beigaben wie Aufkleber, Sammelbilder oder Spielfiguren
- speziell an Kinder gerichtete Werbung oder entsprechende Internetauftritte der Hersteller[171]

Abzugrenzen von Kinderlebensmitteln sind Produkte für Kleinkinder im Alter von ein bis drei Jahren, den sogenannten Kleinkinderlebensmitteln. Diese unterliegen lebensmittelrechtlich besonderen Bestimmungen. Für Kleinkinderlebensmittel, die auch oft mit der Aufschrift »ab 12 Monaten« ausgewiesen werden, und für Säuglingsnahrung gilt die Diätverordnung. Sie setzt strenge Maßstäbe für Rückstände, Schadstoffe und bestimmte Inhaltsstoffe, etwa Farbstoffe.

Viele Kinderlebensmittel sind zu süß, zu salzig, zu fett oder haben andere Nachteile – etwa, dass sie deutlich teurer sind. Auch die kleinen Verpackungen, die von der Industrie gerne als »kindgerechte Einzelportionen« beworben werden, sind unnötig und trainieren schon in jungen Jahren eine Wegwerfmentalität an. Und das steht im absoluten Gegen-

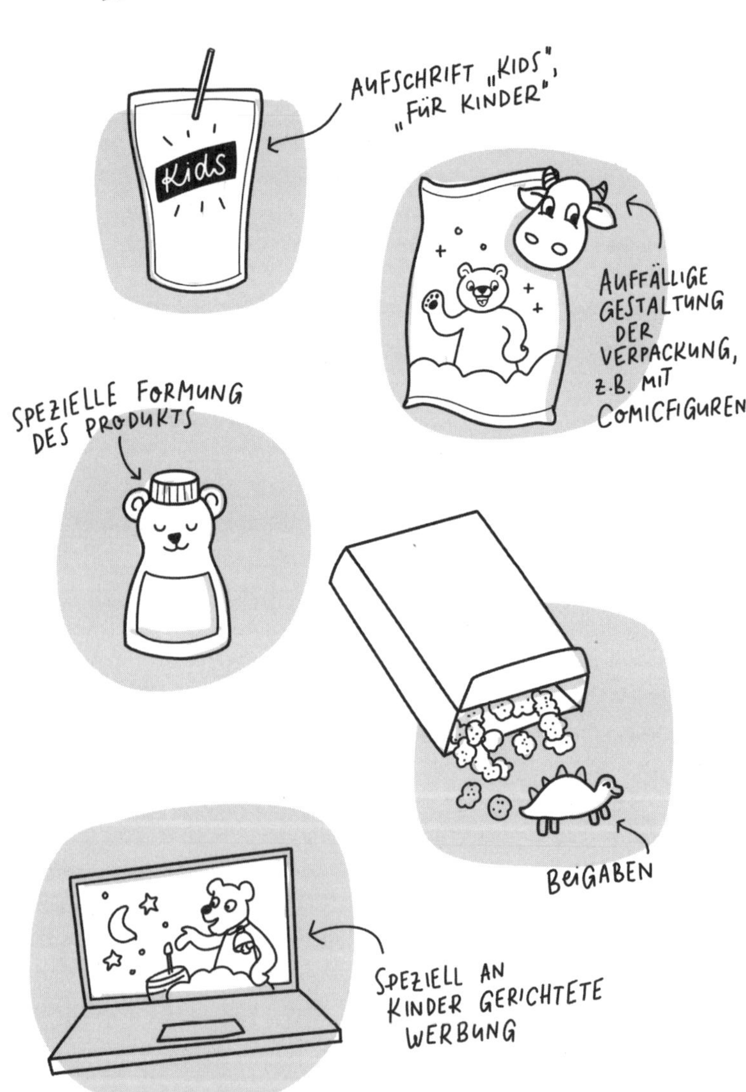
MERKMALE VON KINDERLEBENSMITTELN
AUFSCHRIFT „KIDS", „FÜR KINDER"
Kids
AUFFÄLLIGE GESTALTUNG DER VERPACKUNG, Z.B. MIT COMICFIGUREN
SPEZIELLE FORMUNG DES PRODUKTS
BEIGABEN
SPEZIELL AN KINDER GERICHTETE WERBUNG

satz zu dem, was die jüngste Generation aktuell im Rahmen der weltweiten Bewegung *Fridays for Future* fordert. Mein Fazit: Kinderlebensmittel sind häufig nicht nur schlecht für die Gesundheit Ihres Kindes, sondern obendrein auch für Ihren Geldbeutel und die Umwelt.

Auf dem Markt existieren mehr als 400 Kinderlebensmittel. Dazu gehören Milchprodukte, Frühstückscerealien, Süßigkeiten, Backwaren, Brotbeläge, Convenience-Produkte genauso wie Getränke.

Zwei Warengruppen möchte ich mit Ihnen etwas genauer anschauen: Milchprodukte und Convenience-Lebensmittel. Zu den Milchprodukten gehören beispielsweise Milchmischgetränke, Fruchtjoghurt und -quark, Frischkäsezubereitungen, Milchdesserts sowie Käse. Auffallend ist der hohe Zuckeranteil, der oft 10 Prozent und mehr beträgt. Anstelle von Joghurt setzt die Industrie teilweise auf Frischkäse in diesen Milchprodukten. Dieser enthält im Vergleich zu einem Joghurt mit 3,5 Prozent Fett gleich die zwei- bis dreifache Menge, also 6 bis 9 Prozent Fett, dabei aber weniger Kalzium. Zum Teil werden Frischkäseprodukte mit Kalzium angereichert, um letztendlich die gleiche Menge zu liefern wie naturbelassener Joghurt. Einige Produkte enthalten als Beigabe Süßigkeiten wie Schokolinsen oder Ähnliches. Der Energiegehalt liegt dann weit über der Empfehlung für eine Zwischenmahlzeit.

Auch die Convenience-Produkte nehmen wir nun genauer unter die Lupe. Dazu gehören Kinderwurst, komplette Kindermenüs (wie Nudelgerichte mit Tomatensoße), aber auch Kinderketchup oder Tiefkühlgerichte (wie Pizza). In der Zusammensetzung unterscheiden sie sich kaum von herkömmlichen Fertigprodukten für Erwachsene. Doch die Aufmachung und Portionierung zeichnen sie als Kinderlebensmittel aus. Kinderketchup enthält oft sogar mehr Zucker als herkömmlicher. Auch mit Farb- und Aromastoffen geizen die Hersteller selten.

Zu süß, zu fettig, zu salzig

Wenn ich durch die Regale schlendere und mir die Kinderlebensmittel anschaue, fällt mir der hohe Zuckeranteil besonders negativ auf. Das bemängeln auch Verbraucherschützer immer wieder. Bis zu 15 Gramm Zucker können auf 100 Gramm Joghurt enthalten sein. Das entspricht fünf Stück Würfelzucker und ist leider keine Seltenheit. Auch Frühstückscerealien sind vor allem eins: überzuckert.

Fruchtriegel sind ebenfalls eine Süßigkeit. Denn das Obst liegt hier in verarbeiteter, konzentrierter Form vor, etwa als Apfelsaftkonzentrat – schnell wird ein Zuckergehalt von 50 Prozent erreicht. Lassen Sie sich nicht täuschen, auch wenn die Verpackung die Aufschrift »ohne Zuckerzusatz« trägt: Das hochverarbeitete Obst liefert beachtliche Zuckermengen für ein Kind. (Zu den negativen Folgen eines hohen Konsums von Fruchtzucker ab. S. 63.)

Auch in Sachen Fettgehalt entsprechen viele Kinderlebensmittel nicht den Empfehlungen für eine ausgewogene Ernährung. Produkte, die verniedlichend als »kleine Pausenmahlzeit« beworben werden, machen teilweise bis zur Hälfte des Tagesbedarfs an Fett für ein Kind aus. Und leider reden wir hier nicht über gesunde Fette. Oft verwenden die Hersteller ungesunde gehärtete und teilweise gehärtete Fette und Öle, in denen vermehrt Transfettsäuren vorkommen (mehr dazu ab S. 152).

Kinderlebensmittel sind häufig also nicht nur überzuckert, sondern auch zu fett. Das Beispiel mit der Wurst kennen Sie ja schon. Und nein, es ist kein Einzelfall. Auch Kinderdesserts können neben viel zu viel Zucker schon einmal bis zu 13 Gramm Fett bereithalten (wie etwa der Monte Top Cup, der mit bunten Schokolinsen die Aufmerksamkeit der Kleinen auf sich ziehen will). Dagegen ist jeder selbst gemachte Pudding um Welten besser. Und klar, auch Schokolade erhöht die Fettzufuhr bei Ihrem Kind.

Zusätzlich reichern die Hersteller viele Kinderlebensmittel mit Nährstoffen an, um sie in einem besseren Licht erscheinen zu lassen. Doch diese Zugabe von Vitaminen und Mineralstoffen erfolgt ohne erkennbares Prinzip, wie die Verbraucherzentralen kritisieren. Oftmals übersteigen sie das Vielfache der empfohlenen Tageszufuhr für Kinder. Selbst, wenn manche Kinder mit einzelnen Vitaminen oder Mineralstoffen unterversorgt sein sollten, rechtfertigt dies nicht die wahllose Anreicherung vieler Produkte. Bei eventuellen Defiziten wäre es besser, zum Beispiel mehr Obst, Gemüse, Nüsse, Samen und Vollkorngetreideprodukte in die Ernährung zu integrieren und Rücksprache mit einem Kinderarzt zu halten.

Verbraucherschützer warnen zudem vor einem möglichen Risiko der Überdosierung von Vitaminen und Mineralstoffen. Der Hersteller entscheidet nämlich selbst darüber, welche und wie viele Vitamine und Mineralstoffe zugesetzt werden. Damit er mit dem Zusatz werben darf, muss dieser mindestens 15 Prozent des Tagesbedarfs in 100 Gramm oder

Millilitern eines Lebensmittels abdecken – und zwar für einen Erwachsenen. Isst ein Kind also viele angereicherte Produkte pro Tag, kann die Gefahr einer Überdosierung einzelner Vitamine und Mineralstoffe bestehen. Was auch nicht jedem klar sein dürfte: Oftmals setzt die Industrie mehr Vitamine zu, als es die Packung erkennen lässt. So wollen die Hersteller gewährleisten, dass die angegebene Menge auch nach Ablauf des Mindesthaltbarkeitsdatums enthalten ist.

Ein weiterer Minuspunkt ist die starke Verarbeitung von Kinderlebensmitteln. Geschmacksverstärker, Aromastoffe, Farb- und Konservierungsstoffe sorgen dafür, dass die Produkte immer gleich schmecken, ihre Konsistenz behalten und zudem lange haltbar sind. Wie sich die Vielzahl an Zusatzstoffen auswirkt und welche Wechselwirkungen zwischen ihnen bestehen, ist wissenschaftlich noch ungeklärt. Auch deshalb sollten Lebensmittel für Kinder eigentlich möglichst wenige Zusatzstoffe enthalten. Und wenn, dann nur solche, die nicht in der Kritik stehen, mahnen Verbraucherschützer. Einige von diesen Zusatzstoffen klingen recht harmlos – zum Beispiel Zitronensäure. Denken Sie da nicht auch gleich an Sommer und die hübschen Zitronenbäume in Italien?

Doch mit einer knallgelben leicht herb duftenden und sauer schmeckenden Zitrone hat das rein gar nichts zu tun. Stattdessen handelt es sich bei Zitronensäure um einen erzeugten Zusatzstoff, der auch als E330 gekennzeichnet werden kann. Doch E-Nummern haben bei vielen Kunden ein schlechtes Image, weshalb die Lebensmittelindustrie diesen Zusatzstoff gerne als Zitronensäure auf dem Etikett ausweist.

Um noch einmal den Vergleich mit den echten Zitronen zu bemühen: Weltweit werden etwa 1,6 Millionen Tonnen Zitronensäure produziert. Das entspricht mehr als dem Zehnfachen des Säuregehalts der globalen Zitronenernte.[172] Okay, aber was genau ist das Problem? Bei größeren Mengen von E 330 nimmt unser Darm leichter unerwünschte Metalle wie Aluminium, Blei oder Radionuklide auf. Das klingt für mich alles andere als gesund. Diese Eigenschaft, also unerwünschte Metalle zu binden, kann bei größeren Verzehrmengen die Hirntätigkeit beeinträchtigen und zu Lern- und Gedächtnisstörungen führen; zudem bei sogenannten neurodegenerativen Erkrankungen wie Alzheimer oder Parkinson eine Rolle spielen, bei denen Hirnzellen zerstört werden. Erkrankungen der Nieren und der Leber können eine weitere Folge sein.

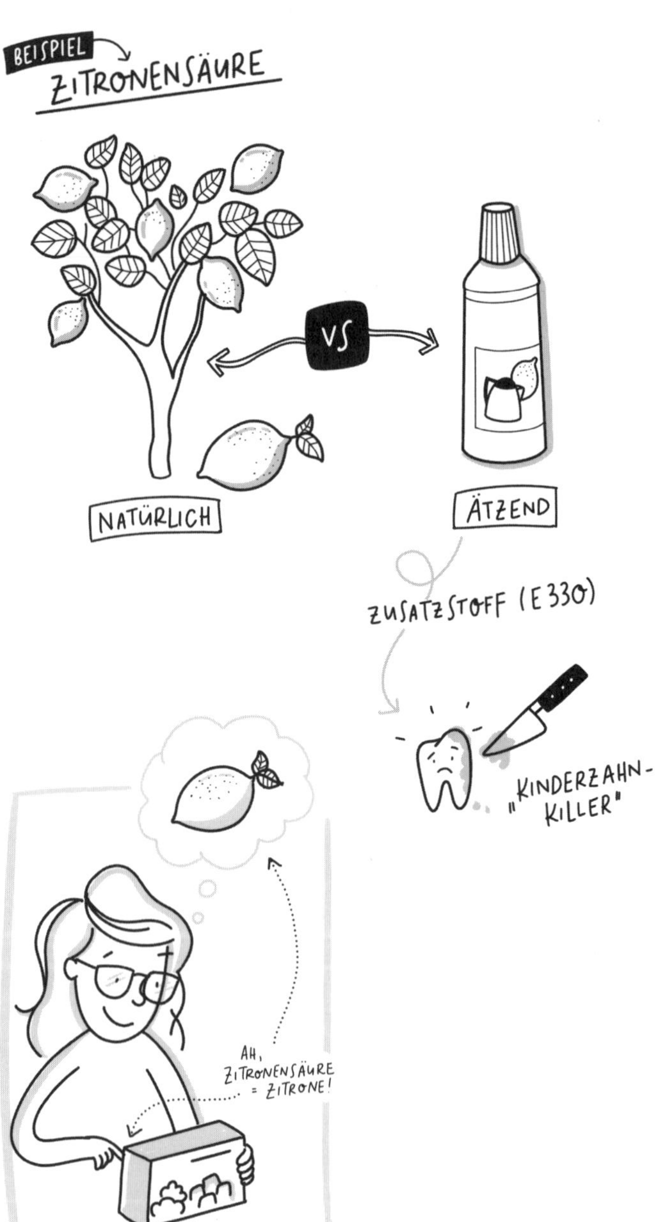
BEISPIEL
ZITRONENSÄURE
VS
NATÜRLICH
ÄTZEND
ZUSATZSTOFF (E330)
„KINDERZAHN-
KILLER"
AH,
ZITRONENSÄURE
= ZITRONE!

Das Hauptproblem liegt aber darin, dass ein regelmäßiger Konsum Zahnschäden wie Karies verursachen kann. Davor warnt auch das Bundesinstitut für Risikobewertung (BfR) seit Jahren.[173] Die staatliche Lebensmittelaufsicht bezeichnet den Stoff mit Verweis auf Schweizer Studien als regelrechten »Kinderzahn-Killer«.

In einer früheren Stellungnahme des Instituts hieß es 2004: »Die vorliegenden Daten erlauben es nicht, für Süßwaren und Getränke einen Zitronensäuregehalt festzulegen, der den Zähnen nicht schadet. Das BfR schlägt deshalb vor, säurehaltige Süßwaren und Getränke mit einem Warnhinweis zu versehen.« Solche Warnhinweise sollten auf Wunsch des BfR auf die Folgen für die Zähne aufmerksam machen: »Aus dem Warnhinweis sollte hervorgehen, dass die Zahngesundheit bei übermäßigem Verzehr solcher Produkte gefährdet ist. Übermäßig heißt hier schon mehr als zwei Mal pro Tag. Nach Meinung des BfR müsste außerdem darauf hingewiesen werden, dass derartige Produkte für Säuglinge und Kleinkinder nicht geeignet sind.« Die behördliche Forderung nach Warnhinweisen hielt nur ein Jahr, dann verschwand sie in der Schublade. Eine aktualisierte Stellungnahme aus dem Jahr 2005 enthält die Forderung nach Warnhinweisen nicht mehr. Expertengespräche des BfR mit Vertretern der Zahnärzteschaft hätten ergeben, dass ein Warnhinweis auf Getränken und Süßwaren, die Zitronensäure oder andere Säuren als Zusatzstoffe enthalten, allein nicht sinnvoll sei, so ein Sprecher des BfR. Zudem hätte »das BMEL das BfR in diesem Zusammenhang außerdem darauf aufmerksam gemacht, dass Warnhinweise in den Zuständigkeitsbereich des Managements von Risiken, also des BVL bzw. des BMEL, fallen würden.«[174]

Eine Höchstmenge für Zitronensäure ist nicht vorgeschrieben, es gibt keinen ADI-Wert (»Acceptable Daily Intake«, was so viel wie duldbare tägliche Aufnahmemenge bedeutet). Der Lebensmittelindustrie wird also freie Hand gelassen. Sie darf nur so viel Zitronensäure einsetzen, wie sie für den gewünschten Effekt unbedingt benötigt.

Zwar gelten hierzulande zugelassene Zusatzstoffe wie Zitronensäure als unbedenklich, jedoch nur bis zu einer bestimmten Menge. Eine absolute Unbedenklichkeitsgarantie können uns die Behörden nicht geben, da sie im Zweifelsfall weder über unseren Verzehr noch über die eingesetzten Mengen in den einzelnen Lebensmitteln informiert sind.

Wie immer gilt: Zusatzstoffe dienen nie Ihrem Kind, Ihnen oder mir als Konsumenten, sondern immer den Lebensmittelproduzenten. Sie helfen der Industrie dabei, etwas länger haltbar, farb- oder geschmacksintensiver zu machen. Doch wir benötigen diese Stoffe nicht!

Zitronensäure wird sowohl von konventionellen Herstellern als auch von Bioproduzenten in folgenden Warengruppen eingesetzt:

- Limonaden, Fruchtsäfte und Fruchtnektare,
- Süßwaren,
- Konfitüren, Marmeladen, Gelees,
- Speiseeis und Desserts,
- geschnittenes, verpacktes Gemüse, Obst und geschälte Kartoffeln,
- Käse,
- Fleischprodukte,
- Teigwaren,
- Säuglingsnahrung, Säuglingsfolgenahrung und Entwöhnungsnahrung für Säuglinge und Kleinkinder, gelegentlich auch Babykost.

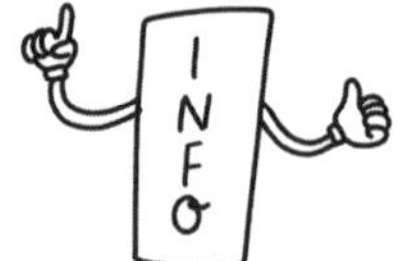

Ein paar »Fun Facts« am Rande: Zitronensäure (E 330) und ihre Salze (sogenannte Citrate) werden mithilfe von Mikroorganismen erzeugt. Als Nährmedium dient Zucker, und zwar Glukose oder Melasse. Als Zwischenprodukt des Energiestoffwechsels (Zitronensäurezyklus) ist Zitronensäure übrigens Bestandteil jeder lebenden Zelle. Der menschliche Stoffwechsel setzt täglich ein Kilogramm davon um. [175]

Die aggressive Säure dient beispielsweise auch als – Sie lesen richtig – Entkalker für Kaffeemaschinen oder WC-Reiniger. Dann sind von Gesetzes wegen Warnhinweise vorgeschrieben wie »haut- und augenreizend« oder »darf nicht in die Hände von Kindern gelangen«.[176]

Braucht Ihr Kind also Kinderlebensmittel? Meine Antwort ist ein klares Nein. Kinderlebensmittel bringen Ihrem Kind weder einen zusätzlichen Nutzen noch stellen sie eine gleichwertige Alternative für herkömmliche Lebensmittel dar. Ganz im Gegenteil. Kinderlebensmittel prägen den natürlichen Geschmackssinn auf Fettiges, Salziges und Süßes sowie auf künstliche Zusatzstoffe.

4. WARENKUNDE: ZUCKER IST NICHT GLEICH ZUCKER

Es gibt nichts zu beschönigen. Im Schnitt verbraucht jeder Deutsche 100 Gramm Zucker, also knapp 24 Teelöffel, täglich. Nur einen Bruchteil davon fügen wir unserer Nahrung, etwa durch den Zucker im Tee oder Kuchen, selbst hinzu. Dabei sollte zugesetzter Zucker nach Auffassung der WHO idealerweise nur 5 Prozent des täglichen Energiebedarfs ausmachen. Für einen Erwachsenen bedeutet das also nicht mehr als 25 Gramm (bzw. sechs Teelöffel oder acht Stück Würfelzucker). Für ein kleines Kind ist das entsprechend weniger, etwa drei Teelöffel Zucker oder vier Stück Würfelzucker. (Wie sich der Wert zusammensetzt, können Sie ab S. 340 nachlesen.)

Wir essen also zu viel Zucker. Der Löwenanteil steckt in industriell gefertigten Lebensmitteln. Etwa zwei Drittel des durchschnittlichen Jahresverbrauchs nehmen Sie und Ihr Kind über folgende Warengruppen zu sich:

- Limonaden, Säfte, Eistees, Energydrinks,
- Müslimischungen, Frühstücksflocken, Cerealien,
- Brot und andere Backwaren,
- Konfitüren und andere Brotaufstriche, zum Beispiel mit Schokolade, aber auch mit Gemüse,
- Wurstwaren,
- Käsezubereitungen,
- Fertiggerichte wie Pizza oder Fischstäbchen,
- Dressings, Ketchups und Soßen,
- Fertigsalate wie Möhrensalat, Weißkrautsalat oder bunter Rohkostsalat,
- Gemüsemischungen in Dosen oder im Glas oder als Tiefkühlware wie Rotkohl und Buttergemüse.

Wie Sie bereits wissen, sollten Kinder und Erwachsene nach den Leitlinien der WHO idealerweise weniger als 5 Prozent ihrer täglich aufgenommenen Energie in Form von freien Zuckern zu sich nehmen. Davon sind wir aber meilenweit entfernt. Gemeinsam mit dem Zentrum für Lebensmittelpolitik an der City University of London untersuchte die WHO, warum das so ist. Befragt wurden einige Akteure der Zuckerindustrie in Europa. Obgleich Verbraucher zunehmend gesundheitsbewusster werden, würden sich viele noch immer süße Produkte wünschen. Ich fasse das noch einmal zusammen: Menschen, die mit viel Zucker sehr viel Geld verdienen, erzählen, dass sich die meisten Verbraucher viel Zucker im Essen wünschen. Einer dieser Zuckervertreter meinte, dass sein Unternehmen für verschiedene Zielgruppen, etwa gesundheitsbewusste Kunden und Süßliebhaber, unterschiedlich süße Lebensmittel anbieten würde. Es sei jedoch nicht die Absicht, diese stark gezuckerten Produkte zukünftig ganz aus dem Sortiment zu entfernen.[177]

Lassen wir einmal die andere Seite zu Wort kommen. Der Ernährungsreport 2019 zeichnet da nämlich ein anderes Bild: 84 Prozent der Deutschen wünschen sich weniger Zucker in Fertigprodukten – auch wenn sie dann nicht so süß schmecken.[178] Das also sagen die meisten Verbraucher. Sprich diejenigen, die für Zucker viel bezahlen – zunächst für billige Produkte im Geschäft und später teuer mit ihrer Gesundheit. Für mich jedenfalls klingt es so, als wären die Verbraucher schon viel weiter als die Hersteller.

Zurück zur Marktanalyse der WHO. Zucker sei für die Lebensmittelproduzenten ein wichtiger Geschmacksverstärker, wird als weiterer Grund für den hohen Zuckerverbrauch genannt. Klar, seit Fett in den 1960er-Jahren gesellschaftlich geächtet wurde, fehlte der Nahrungsmittelindustrie plötzlich ein wichtiger Geschmacksträger. Eine neue kostengünstige Substanz musste her, um Produkte schmackhaft und verkäuflich zu machen. Gesucht, gefunden: Zucker.[179]

Wir lernen daraus: Die Motivation für Hersteller, den Zuckergehalt in verarbeiteten Lebensmitteln zu senken, ist gering. Sie, liebe Leserinnen und Leser, müssen also selbst etwas ändern. Nehmen Sie sich doch beim nächsten Einkauf vor, nur zu ungezuckerten Produkten zu greifen und das Süßwarenregal links liegen zu lassen. Das wäre ein Anfang. Sie müssen zunächst ein wenig Zuckerdetektiv spielen. Die krank machende Zutat versteckt sich nicht nur in Süßigkeiten, sondern auch in herzhaften Speisen. Aber keine Panik. Ich erkläre Ihnen, wie Sie zukünftig den vielen Zucker enttarnen können.

Versteckter Zucker überall

Zucker versteckt sich hinter vielen Begriffen. Im Jahr 2013 haben die Verbraucherzentralen einen Marktcheck[180] durchgeführt und dabei akribisch nach versteckten Süßmachern gesucht. Die nachfolgende Aufzählung zeigt Ihnen, welche Zuckerarten auf Zutatenlisten auftauchen können. Sie sehen gleichzeitig, wie die Industrie ihre Produkte süßt, ohne dass es Ihnen auffällt. Wenn Sie dieses Kapitel gelesen haben, kann Ihnen keiner mehr etwas vormachen. Versprochen!

Zuckerarten

Die folgenden Begriffe können Sie auf der Zutatenliste noch relativ einfach als Zucker erkennen:

- Brauner **Zucker**
- Frucht**zucker**
- Ge**zucker**te Kondensmilch
- Invert**zucker**
- Invert**zucker**creme
- Invert**zucker**sirup
- Karamellisierter **Zucker**
- Karamell**zucker**sirup
- Malz**zucker**
- Milch**zucker**
- Raffinade**zucker**
- Rohrohr**zucker**
- Trauben**zucker**
- Vanille-/Vanillin**zucker**
- Weiß**zucker**
- **Zucker**
- **Zucker**rübensirup

Zuckerhaltige Zutaten

Die nachfolgenden Begriffe sind in der Zutatenliste nicht eindeutig als Zucker zu erkennen, tragen aber zum Zuckergehalt bei:

- Dextrin/Maltodextrin/Weizendextrin
- Dextrose
- Dicksaft
- Fruchtextrakt
- Fruchtpüree
- Fruchtsüße/Apfelsüße/Traubensüße
- Fruktose
- Fruktose-Glukose-Sirup
- Fruktosesirup
- Gerstenmalz/Gerstenmalzextrakt
- Getrocknete Früchte/Rosinen
- Getrockneter Glukosesirup
- Glukose
- Glukose-Fruktose-Sirup
- Glukosesirup
- Honig
- Inulin

- Joghurtpulver
- Karamellsirup
- Konzentrierte Fruchtsäfte/Fruchtsaftkonzentrate
- Laktose
- Magermilchpulver/Vollmilchpulver
- Maltose
- Malzextrakt
- Molkenerzeugnis/Molkenpulver/Süßmolkenpulver
- Oligofruktose/Raffinose
- Oligofruktosesirup
- Polydextrose
- Saccharose

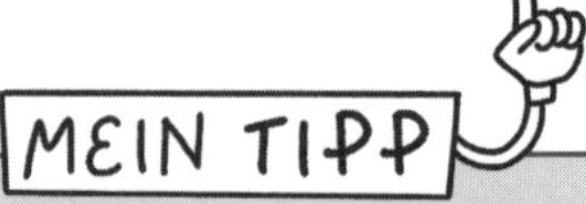

Unbedingt diese Faustregel merken, das ist die halbe Miete: *Hinter Silben wie »-ose«, »-dex«, »-sirup«, »-saft« oder »-süße« steckt Zucker.* Die damit gekennzeichneten Produkte können Sie getrost im Regal stehen lassen. Trauben(frucht)süße, Apfel(frucht)süße und Fruchtsüße klingen zwar nach Obst und damit gesund, sind aber hochkonzentrierter Zucker.

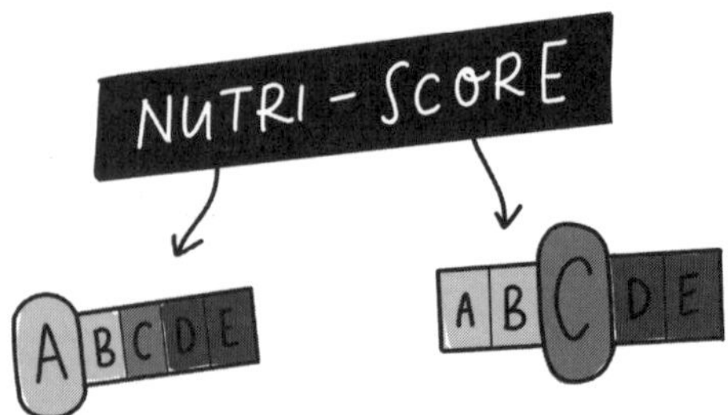

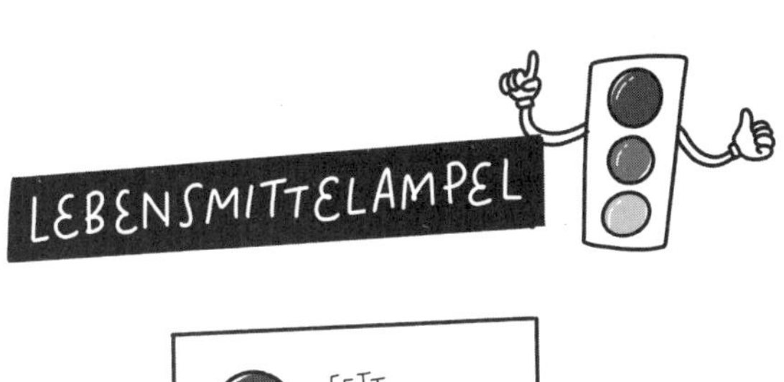

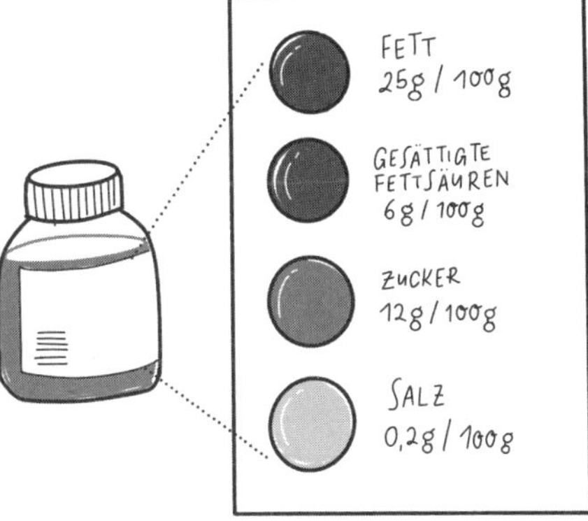

Von Nährwertkennzeichnungen und Lebensmittelampeln

Die europäische Lebensmittel-Informationsverordnung (LMIV) regelt seit Dezember 2014 EU-weit, welche Informationen auf Lebensmittelverpackungen stehen müssen. Deutlich lesbarer wurden Inhaltsstoffe etwa durch eine festgelegte Mindestschriftgröße, auch Lebensmittelimitate und Allergene sind nun besser gekennzeichnet. Seit Dezember 2016 müssen Hersteller auf allen vorverpackten Lebensmitteln zudem die sogenannte Nährwertkennzeichnung anbringen. Schauen Sie einmal auf die Rückseite eines Produkts – dort finden Sie die durchschnittlichen Nährwerte in Tabellenform.

Gesundheitsexperten und Verbraucherschützer kritisieren, dass die Konsumenten jedoch nicht auf einen Blick erkennen können, ob der Gehalt an Zucker, Fett oder Salz hoch, mittel oder niedrig zu bewerten ist. Der EU-Gesetzgeber konnte sich nicht zu einer verbraucherfreundlichen Ampelkennzeichnung durchringen.

Die Lebensmittelampel sollte auf Produktverpackungen leicht verständlich den Gehalt an gesundheitsrelevanten Nährstoffen wie Fetten, gesättigten Fettsäuren, Zucker und Salz signalisieren. Die Einführung einer europaweiten verpflichtenden Ampel scheiterte 2010 am massiven Widerstand der Lebensmittelindustrie. Nach Einschätzung der lobbykritischen Organisation Corporate Europe Observatory hat die Industrie damals bis zu einer Milliarde Euro zur Abwehr der Ampel ausgegeben.[181] Mehrere Länder haben inzwischen freiwillige Ampelkennzeichnungen eingeführt, darunter Großbritannien, Frankreich und Belgien. In Deutschland wird bis zum heutigen Tag um eine verpflichtende verbraucherfreundliche Nährwertkennzeichnung gestritten.

Große Teile der Lebensmittelindustrie scheuen Bewertungen wie rote Skalen oder Punkte. Denn Rot bedeutet »nicht gesund«. Das versteht der Verbraucher selbstverständlich sofort. Aber so leicht will es uns die Industrie nicht machen. Verbraucherorganisationen, Krankenkassen und Ärzte fordern seit Jahren eine einfachere Kennzeichnung. Nachdem die Lebensmittelampel gescheitert ist, wurde hierzulande heftig um eine neue Farbskala namens Nutri-Score gekämpft. Der Nutri-Score ist eine farbliche Nährwertkennzeichnung, die dabei helfen kann, eine bessere Ernährung umzusetzen. Hierbei werden die Eigenschaften des Produkts auf einer fünfstufigen Skala – von einem grünen A bis zu einem roten E – bewertet. Diese Punkteliste bezieht nicht nur einzelne Komponenten wie Zucker oder Fett mit ein, sondern auch den Obst- oder Gemüseanteil im gesamten Lebensmittel.

In Deutschland kennzeichnen bereits verschiedene Unternehmen einzelne Produkte mit dem Nutri-Score. Bundesministerin Julia Klöckner will die rechtlichen Grundlagen für dessen Einführung 2020 schaffen. Grundlage dieser Entscheidung war eine Verbraucherbefragung 2019. Selbst wenn die Bundesregierung den Nutri-Score offiziell in Deutschland erlaubt, heißt das nicht, dass alle Lebensmittel dieses Nährwertlogo tragen werden. Die Verwendung bleibt nämlich den Herstellern überlassen. Einzig die EU könnte aktuell für alle Länder eine verpflichtende Kennzeichnung vorschreiben.

Die Nutri-Score-Kennzeichnung wurde von unabhängigen Wissenschaftlern entwickelt. In Frankreich tragen bereits seit 2017 einige verarbeitete Lebensmittel die Farbskala; Belgien, Spanien, Portugal, Schweiz und auch Luxemburg haben ihn schon beziehungsweise wollen folgen, allerdings auf freiwilliger Basis. Nationale Alleingänge sind in der EU per Gesetz nicht erlaubt.

Der Industrieverband BLL lehnt den Nutri-Score übrigens ab und schlug im Vorfeld der Verbraucherbefragung ein, wie ich finde, sehr unübersichtliches Modell zur Nährwertkennzeichnung vor.[182] Die Farbe Rot wird zum Beispiel konsequent vermieden. Ob das Zufall ist? Wohl kaum.

Süßungsmittel: Kein gesunder Zuckerersatz

Neben verschiedenen Zuckerarten und zuckerhaltigen Zutaten setzen die Hersteller in Lebensmitteln und Getränken häufig Süßungsmittel ein. Dazu gehören Zuckeraustauschstoffe und Süßstoffe.

In der EU wird bei den Lebensmittelzusatzstoffen übrigens nicht zwischen Süßstoffen (intense sweetener) und Zuckeraustauschstoffen (bulk sweetener) unterschieden:

Beide werden unter dem Begriff »Süßungsmittel« zusammengefasst. Produkte, die Süßstoffe oder Zuckeraustauschstoffe enthalten, müssen den Hinweis »mit Süßungsmittel(n)« tragen. Wenn Sie also das Kleingedruckte auf der Verpackung lesen, können Sie erkennen, dass in derart deklarierten Artikeln eine süßende Zutat steckt.

Schauen wir uns diese Süßmacher einmal etwas genauer an. Zuckeraustauschstoffe (Zuckeralkohole) werden unter anderem aus Obst und Gemüse gewonnen. Im Unterschied zu Zucker ist ihr Brennwert bei vergleichbarer Süßkraft niedriger, das heißt, sie haben weniger Kalorien. Während Zucker mit 4,1 Kalorien pro Gramm zu Buche schlägt, sind es bei Zuckeraustauschstoffen 2,4 Kalorien pro Gramm. Zuckeralkohole können keine bzw. kaum Karies hervorrufen, weshalb beispielsweise Sorbit (Sorbitol) gerne in Zahnpasta oder zahnfreundlichen Kaugummis verwendet wird.

Sofern der Anteil von Zuckeraustauschstoffen 10 Prozent des Gesamtprodukts übersteigt, ist der Warnhinweis »Kann bei übermäßigem Verzehr abführend wirken« auf dem Etikett vorgeschrieben. Menschen mit Fruktoseintoleranz müssen einige der Zuckeraustauschstoffe (zum Beispiel Maltit, Mannit, Isomalt und Sorbit) ganz meiden.

In der EU sind derzeit acht **Zuckeraustauschstoffe** zugelassen:

- Erythrit (E 968)
- Isomalt (E 953)
- Lactit (E 966)
- Maltit/Maltitsirup/Maltitol (E 965)
- Mannit/Mannitol (E 421)
- Polyglycitolsirup (E 964)
- Sorbit (E 420)
- Xylit/Birkenzucker (E 967)

Süßstoffe dagegen haben die 30- bis 37.000-fache Süßkraft von Haushaltszucker. Diese künstlich hergestellten Ersatzstoffe zum Süßen sind kalorienarm bzw. kalorienfrei und verursachen keine Karies.

Derzeit sind in der EU elf **Süßstoffe** als Zusatzstoffe zugelassen:

- Acesulfam-K (E 950): rund 400- bis 600-mal süßer als Zucker
- Advantam (E 969): bis zu 37.000-mal süßer als Zucker
- Aspartam (E 951): rund 200-mal süßer als Zucker
- Aspartam-Acesulfam-Salz (E 962): rund 350-mal süßer als Zucker
- Cyclamat (E 952): rund 30- bis 50-mal süßer als Zucker
- Neohespiridin DC (E 959): rund 400- bis 600-mal süßer als Zucker
- Neotam (E 961): rund 7000- bis 13.000-mal süßer als Zucker
- Saccharin (E 954): rund 300- bis 500-mal süßer als Zucker
- Steviolglykoside (E 960): rund 300-mal süßer als Zucker
- Sucralose (E 955): rund 600-mal süßer als Zucker
- Thaumatin (E 957): rund 2000- bis 3000-mal süßer als Zucker

Die Angaben der Süßkraft[183] lesen sich auf den ersten Blick sehr überzeugend. Die 30- bis 37.000-fache Süßkraft von Zucker. Und das kalorienarm oder sogar kalorienfrei! Da liegt der Gedanke an Süßstoffe natürlich auch bei Kinderlebensmitteln nahe. Weltweit konsumieren die Menschen immer mehr Aspartam, Sucralose und Co., wobei der deutlichste Anstieg bei Kindern und Jugendlichen zu beobachten ist. Im Jahr 2018 bekundeten laut der Allensbacher Markt- und Werbeträgeranalyse 4,3 Millionen Deutsche ab 14 Jahren »besonderes Interesse« an Diäten und Diätprodukten, knapp 16 Millionen waren zumindest »mäßig« interessiert. Pro Kopf trinkt jeder Deutsche mehr als 14 Liter Lightgetränke im Jahr.[184]

Es klingt so schön: Süßes essen und trinken ohne Reue, und wenn man den Angaben der Hersteller und Süßstoffverbände Glauben schenken mag, ganz ohne gesundheitliche Nebenwirkungen. Könnten diese Süßstoffe denn nicht eine gute Alternative zum Zucker sein? Habe ich Sie gerade bei diesem Gedanken ertappt?

Zunächst: Im Allgemeinen gelten Süßstoffe als »sicher«.[185] Wer zu viel davon zu sich nimmt, weiß aber auch, dass Bauchweh, Blähungen und Durchfall folgen können. Immer wieder wird diskutiert, ob der Konsum von Süßstoffen für die Gewichtsregulierung hilfreich oder schädlich ist,[186] insbesondere wenn damit bereits in der Kindheit begonnen wird. Studien zeigen, dass Menschen, die Lightgetränke konsumieren, dicker sind als andere Menschen. Warum das so ist, ist nach wie vor unklar: Machen die Lightgetränke dick oder konsumieren Übergewichtige lieber künstlich gesüßte Getränke, um nicht weiter zuzunehmen?[187]

Dr. Kristina Rother forscht an den renommierten National Institutes of Health (NIH) in Washington seit Jahren zu Süßstoffen. Gemeinsam mit Kollegen hat die aus Deutschland stammende Süßstoffexpertin die ziemlich begrenzt vorhandene Literatur zusammengefasst, die die Auswirkungen des Verbrauchs bei Kindern auf Appetit, Energieaufnahme und Körpergewicht untersucht.[188] Während Beobachtungsstudien einen Zusammenhang zwischen Süßstoffen und Gewichtszunahme belegen, wird in den meisten Interventionsstudien über die Vorteile für die Verringerung einer übermäßigen Gewichtszunahme von Kindern berichtet. Studien, die die Auswirkungen von Getränken mit Süßstoffen auf den Appetit von Kindern bewerten, weisen jedoch gemischte Ergebnisse auf.

Einige Forscher konnten zeigen, dass Kinder die eingesparten Kalorien durch eine höhere Essensaufnahme kompensieren, während andere eine Verringerung der Gesamtenergiezufuhr vermeldeten.

»Wenn jemand viele Süßstoffe verzehrt, sehe ich die hauptsächlichen Probleme bei Übergewicht, metabolischem Syndrom, Herzerkrankungen und Schlaganfällen«, erklärt Dr. Rother. Sie ergänzt unsere Diskussion noch um einen anderen interessanten Fakt.

»Die Europäer empfehlen übrigens andere Grenzwerte für die zulässige tägliche Aufnahmemenge als die Amerikaner. Das zeigt, dass man eigentlich nicht genau weiß, welche Grenzwerte ratsam sind.«

Die Forscherin ist davon überzeugt, dass Süßstoffe für gesunde Menschen, die mal ein Lightgetränk konsumieren, kein Problem darstellen. Dass Ungeborene bereits im Uterus und später Säuglinge über die Muttermilch Süßstoffe erhalten, sei allerdings nicht ratsam. Studien belegen zum einen, dass der Konsum von Süßstoffen bei Kindern, Erwachsenen und Schwangeren in den USA gestiegen ist.[189] Zum anderen zeigt sich: Wenn die Mutter Getränke mit Süßstoffen konsumiert, kann dies das Kind dick machen. So untersuchten beispielsweise kanadische Forscher über 3000 Mutter-Kind-Paare, die zuvor an einer Schwangerschaftslangzeitstudie teilgenommen hatten.[190] Fast 30 Prozent der Frauen erklärten, ab und zu künstlich gesüßte Getränke während der Schwangerschaft konsumiert zu haben, 5 Prozent sogar mindestens einmal pro Tag. Als die Babys ein Jahr alt waren, wurden Größe und Gewicht gemessen. Das Ergebnis finde ich erschreckend: Babys, deren Mütter täglich künstliche Süßstoffe konsumierten, waren im Alter von einem Jahr doppelt so häufig übergewichtig wie jene, deren Mütter nicht auf künstliche Süßstoffe zurückgriffen.[191]

Tierstudien bringen künstliche Süßstoffe auch mit Insulinresistenz in Zusammenhang. Die Ursache hierfür könnte im Mikrobiom liegen. Die Mikrobengemeinschaft im Darm passt sich an – und weist nach dem Genuss von Süßstoffen eine geringere Artenvielfalt auf. Am Menschen sind solche Studien derzeit noch schwierig durchzuführen und teuer.

Für Dr. Rother jedenfalls sind Süßstoffe ein Puzzleteil bei der Beantwortung der Frage, warum immer mehr Menschen übergewichtig werden: »Süßstoffe sind sicher nicht allein dafür verantwortlich, dass wir immer dicker werden, aber sie tragen dazu bei.«

Beziehungsstatus Mensch und Süßstoffe: Es ist kompliziert. Von außen lässt sich die Forschung zu Süßstoffen nicht gerade einfach beurteilen. Denn auch dieser süße Markt ist ein großer Wirtschaftszweig, in dem es um viel Geld geht. Es gibt unabhängige Süßstoffstudien, die mit Steuergeldern finanziert werden. Andere wiederum werden von der Süßstoffindustrie bezahlt – vorteilhafte Schlussfolgerungen inklusive. Und dann gibt es noch jene von der lieben Konkurrenz, der Zuckerindustrie. Wie hier das Fazit ausfällt, können Sie sich ja denken.

Die wirklich wichtigen Informationen stehen wie immer im Kleingedruckten. Nicht der fett geschriebene Markenname auf der Lebensmittelverpackung verrät Ihnen die essenziellen Hinweise, sondern die Nährwerttabelle. Bei wissenschaftlichen Studien ist das genauso. Da werden mögliche Interessenkonflikte erst ganz am Ende solcher Studien aufgeführt. Und das klingt dann meistens so: Das Institut *neutral klingender Name* von *Autor xy* wurde vom *Calorie Control Council* – wahlweise können Sie hier auch den Namen einer anderen Lobbyorganisation oder eines Lebensmittelherstellers einsetzen – finanziell gefördert, um die Erstellung des Manuskripts zu unterstützen. *Calorie Control Council* trug nicht zur Entstehung, Planung, Durchführung oder Interpretation dieser Arbeit bei. *Calorie Control Council* hat den Inhalt des gesamten Manuskripts überprüft. *Autor xy* trägt selbstverständlich die Verantwortung für den endgültigen Inhalt.[192]

Unabhängige Forschung geht anders. Spätestens dann, wenn ein Lobbyverband Geld gibt und dazu noch das Manuskript vor Veröffentlichung gegenliest, sollten Sie sich als Verbraucher nicht wundern, wenn die Ergebnisse die Interessen der Mitglieder stützen.[193]

Das Calorie Control Council vertritt schließlich Hersteller von Süßstoffen und Lightlebensmitteln. Auch Coca-Cola ist Mitglied. Klar! Der Getränkekonzern macht ja nicht nur mit gezuckerten Brausen, sondern im Zuge der Gesundheitswelle auch mit Light- und Zero-Produkten Kasse.[194] Selbst wenn inzwischen pflanzliche Getränke, Tee- und Kaffeespezialitäten, Sportgetränke und sogar Wasser Softdrinks wie Coca-Cola, Sprite und Fanta ergänzen, machen die Brausen noch immer 70 Prozent des Sortiments aus.[195] Denn die sprudelnden süßen Limonaden bedeuten *big business*. Wohl auch deshalb wird bei Sportevents für die ungesunde Brause und nicht etwa für Wasser geworben.

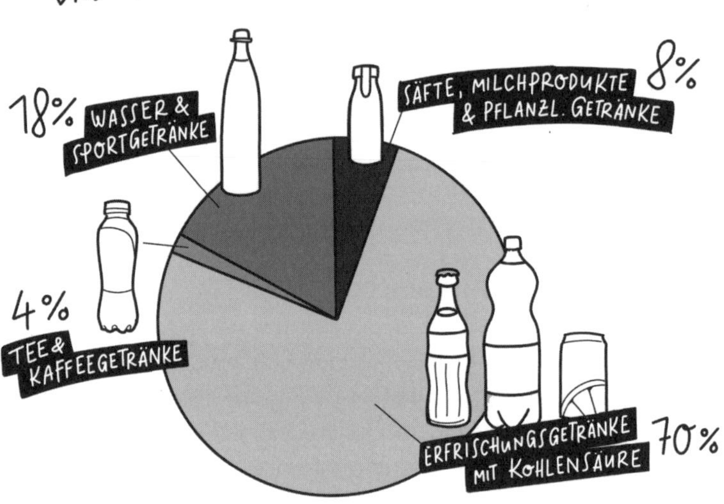

Aber zurück zur Studie, die finanziell vom Calorie Control Council gefördert wurde. Die Autoren geben an, dass aktuelle Untersuchungen keine Hinweise auf schädliche Wirkungen von Süßungsmitteln auf die Darmflora zeigen würden. Eine der renommiertesten Ernährungsforscherinnen weltweit, die US-Amerikanerin Marion Nestle, kommentiert das unter der Überschrift »Industriefinanzierte Studie der Woche« folgendermaßen: »Künstliche Süßstoffe werden aufgrund fragwürdiger Beweise in der einen oder anderen Weise als schädlich vermutet. Die Industrie, die diese Süßstoffe herstellt, möchte sie als sicher und wirksam beweisen. [...] Ich wäre überzeugter von solchen Schlussfolgerungen, wenn sie unabhängig von (der Industrie) getroffen worden wären.«[196]

Stevia: Für Kinder keine Alternative

Lange war Grün die neue Hoffnung auf dem Zuckermarkt. Grün ist natürlich und natürlich ist gut. Oder doch nicht? Produkte, die zugesetzte Süße aus der südamerikanischen Pflanze *Stevia rebaudiana* enthalten, werden jedenfalls gerne auf der Verpackung mit grünen Blättern beworben. Doch das grüne Märchen mit dem süßen Versprechen hat sich nicht erfüllt. Dabei galt Stevia bei vielen Konsumenten als der perfekte Zuckerersatz: natürliche Süße, null Kalorien. Manche Medien bezeichneten den neuen Süßstoff schon als »Superzucker«. Viele Foodblogger und Ernährungscoaches empfehlen die Stevia-Süßstoffe nach wie vor – auch für Kinder.

Warum ich Stevia insbesondere für Kinder nicht empfehle? Die Süßstoffe aus der Pflanze haben mit Natur nicht viel gemein. Sie sind ein hochgradig verarbeitetes Industrieprodukt. Es handelt sich bei dem Stevia-Süßstoff um Steviolglykoside, die mithilfe vieler chemischer Substanzen aus den Blättern der Pflanze extrahiert werden. 2011 hat die Europäische Behörde für Lebensmittelsicherheit Steviolglykoside als Zusatzstoff E 960 in der EU zugelassen. Allerdings dürfen nur vergleichsweise geringe Mengen in Lebensmitteln verwendet werden. So soll sichergestellt werden, dass die von der EFSA festgelegte duldbare tägliche Aufnahmemenge (ADI-Wert) nicht überschritten wird.

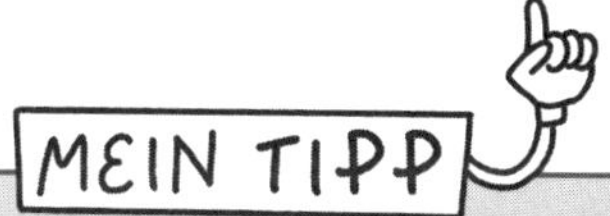

Süßungsmittel haben oft eine intensivere Süße als Zucker. Sie täuschen unserem Gehirn eine Zuckeraufnahme vor, die nicht stattfindet. Es besteht die Gefahr der Gewöhnung, Kinder lehnen dann schwach gesüßte Speisen häufig ab. Der Geschmackssinn gibt sich nicht mehr mit weniger Süße zufrieden. Kindern würde ich also weder Lebensmittel mit Zuckerersatzstoffen noch mit Süßstoffen anbieten. Ich empfehle eine ausgewogene Ernährung mit möglichst zuckerfreien Lebensmitteln. Machen Sie doch einmal eine Bestandsaufnahme Ihres alltäglichen Zuckerverbrauchs (ab. S. 341). Danach können Sie den Zucker schrittweise reduzieren (ab. S. 270).

Nach wie vor ist ungewiss, ob kalorienfreie Süßungsmittel wie Stevia die Kalorienzufuhr reduzieren können. In einer Studie wurde beispielsweise festgestellt, dass Teilnehmer, die am Morgen ein Getränk mit Stevia statt mit Zucker gesüßt hatten, dies kompensierten, indem sie zu Mittag mehr Kalorien zu sich nahmen. Sie zeigten ebenso höhere Blutzucker- und Insulinwerte. Einige Forscher befürchten zudem, dass die langfristige Verwendung von solchen Süßungsmitteln unbeabsichtigte Stoffwechselwirkungen hervorrufen könnte, die mit toxikologischen Standardtests oder anderen Maßnahmen möglicherweise nicht erkannt werden.

Süßstoffe wie Stevia sind künstlich hergestellte hochverarbeitete Produkte. Es wird eine Menge Geld ins Marketing gepumpt, damit Sie genau diesen Fakt vergessen. Auch deshalb passen Süßstoffe nicht zu meiner Einstellung, mich und meine Familie möglichst naturbelassen zu ernähren.

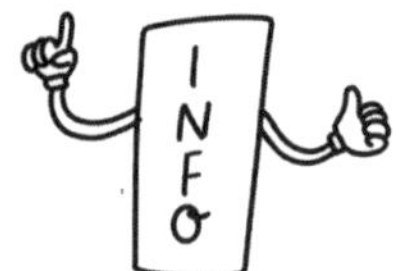

Für Süßstoffe gelten sogenannte ADI-Werte. ADI steht für »Acceptable Daily Intake« und bedeutet so viel wie duldbare tägliche Aufnahmemenge. Diese festgesetzten Grenzwerte beschreiben die Menge eines Stoffes, die ein Mensch lebenslang täglich aufnehmen kann, ohne dass nach aktuellem Wissensstand gesundheitliche Folgen auftreten. Berechnet werden die Werte allerdings auf der Basis von Erwachsenendaten. Trinken Kinder also zum Beispiel häufig Erfrischungsgetränke mit Süßstoffen, können sie aufgrund ihres geringeren Körpergewichts sogar die Grenzwerte für Erwachsene schnell überschreiten. Gesundheitliche Probleme sind vorprogrammiert.

Neben Getränken sind auch vielen Süßwaren, Dessertspeisen, Frühstücksflocken und anderen Lebensmitteln Süßungsmittel zugesetzt. Achten Sie daher beim Einkauf auf die Kennzeichnung »mit Süßungsmittel(n)«.

Das vegane Märchen vom gesunden Agavendicksaft

Optisch erinnert er an Honig oder Ahornsirup. Je dunkler die Farbe, desto kräftiger und karamellartiger ist sein Aroma. Und er machte in den letzten zehn Jahren dem Zucker mächtig Konkurrenz: Die Rede ist von Agavendicksaft. Er gilt in der veganen Szene als natürlicher, gesunder Honigersatz. Veganer lehnen bekanntermaßen Produkte ab, für die Tiere ausgebeutet oder getötet werden. Irgendwann sind auch findige Marketingstrategen auf die angeblich gesunde Zuckeralternative aufgesprungen.

Die Hersteller betonen oft, dass Agavendicksaft im Gegensatz zum Haushaltszucker viele wichtige Mineralstoffe enthalte, kalorienärmer sei, einen niedrigeren glykämischen Index besitze und sich deshalb auch bei Diabetes eigne. Ein klarer Fall von Etikettenschwindel. Gesund ist daran nämlich gar nichts!

Agavendicksaft besteht größtenteils aus Fruktose, und zwar bis zu 80 Prozent. Wie wir bereits wissen, sehen viele Ernährungswissenschaftler gerade diesen hohen Anteil an Fruchtzucker als problematisch an, gilt er doch als Turboschaltung für die Entstehung des metabolischen Syndroms, also für Fettleibigkeit, Bluthochdruck, erhöhte Blutfette, Insulinresistenz und Diabetes Typ 2. Bedingt durch die hohe Süßkraft (bis zu anderthalbmal höher als Zucker) kann der exotische Sirup die Vorliebe für Süßes bei Kindern steigern.

Die Agaven werden überwiegend als Monokulturen in Mexiko angepflanzt. Nach der Ernte wird der Sirup bei hohen Temperaturen eingedickt und fliegt schließlich eine weite Strecke nach Europa. Nachhaltig ist das nicht. Regionale, umweltfreundlichere Produkte wären beispielsweise Apfeldicksaft (Apfelkraut) oder Birnendicksaft. Aber auch diese Dicksäfte sind Fruchtzuckerbomben, eignen sich also nicht für eine zuckerfreie Ernährung.

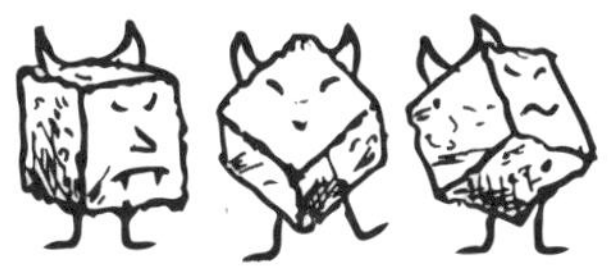

Vegan heißt nicht gesund

Erraten Sie, was das ist?
Tofu, Trinkwasser, Weizeneiweiß, Sonnenblumenöl, Gewürze, Tomatenmark, Meersalz, Rohrohrzucker, Maltodextrin, Hefeextrakt, Mandeln; Verdickungsmittel: Johannisbrotkernmehl, Palmfett, Sellerie, Senf, Rauch. Das ist ein veganes Würstchen der Marke Viana, deren Hersteller Tofutown in der Tofustraße 1 in Wiesbaum residiert (da wollte wohl jemand besonders witzig sein).

Diese 16 Zutaten ergeben also vegane Würstchen, gesüßt mit Rohrohrzucker und Maltodextrin. Es handelt sich um ein typisches Beispiel für »Fleischgerichte« ohne Fleisch. Insbesondere Fleischersatz enthält zu viele Zusätze,[197] zuweilen auch viel Salz, Fett und Zucker.

Auf Fleisch zu verzichten, gilt bei vielen Verbrauchern als gesund. Oft werden Ersatzprodukte aus Soja, Tofu oder Seitan hergestellt. Aber bis aus diesen Grundzutaten ein Würstchen wird, das nach etwas schmeckt, ist reichlich Lebensmittelchemie nötig. Vegan hin oder her: Mit gesunder Ernährung haben Fertiglebensmittel nun einmal nichts gemeinsam. Studien zeigen immer wieder, wie hochverarbeitete Lebensmittel und Fast Food unseren Körper nachhaltig krank machen können[198] – bis hin zu Gehirnschäden, die ab der Mitte unseres Lebens *unumkehrbar* sein können.[199] Wer sich und sein Kind gesund ernähren möchte, sollte immer auf naturbelassene Produkte setzen.

Zutatenlisten sofort verstehen

Die gute Nachricht vorab: Sie müssen kein Lebensmittelchemiker oder Ernährungsexperte sein, um eine Zutatenliste verstehen zu können. Mit den praktischen Informationen, die Ihnen dieses Kapitel liefert, können

Sie schnell erkennen, wo viel Zucker drinsteckt. Der Teufel aber liegt, wie immer, im Detail.

Zunächst: Bei verpackten Lebensmitteln sind die Hersteller verpflichtet, alle enthaltenen Zutaten aufzuführen, und zwar in der Reihenfolge ihres Anteils im Endprodukt. Merken Sie sich:

1. **Je kürzer die Zutatenliste, desto besser**

   Grundsätzlich gilt: Je weniger Zutaten sich in einem Produkt befinden, desto naturbelassener und besser ist das Lebensmittel. Die gesündesten Lebensmittel kommen übrigens ohne Zutatenliste – und damit ohne zugesetzten Zucker – aus. Sprich: Auf Nahrungsmitteln, die nur aus einer Zutat bestehen, zum Beispiel Äpfel, Paprika oder Haferflocken, finden Sie (meist) keine Zutatenliste. Sie eignen sich perfekt für eine zuckerfreie Ernährung.

2. **Je mehr Zutaten, desto stärker verarbeitet ist ein Produkt**

   Viele Zutaten in der Zutatenliste weisen auf eine starke Verarbeitung des Produkts hin. Die Industrie packt neben Zucker auch andere Zusatzstoffe in ihre Lebensmittel, die nicht nur für eine längere Haltbarkeit sorgen, sondern auch dafür, dass die Ware »angenehm« schmeckt, eine gute Konsistenz hat und optisch »hübsch« aussieht.

Ein Beispiel gefällig? Dieses Produkt eignet sich sehr gut für eine zuckerfreie Ernährung:

Zutaten: Joghurt (Milch) aus kontrolliert ökologischem Landbau. Das ist ein Naturjoghurt.

Dagegen ist dieses Produkt **gar nicht gut** bei einer zuckerfreien Ernährung:

Zutaten: Joghurt aus pasteurisierter Milch, schokolierte Getreidekugeln (**Zucker**, Vollmilchpulver, Kakaobutter, Reismehl, Kakaomasse, Weizenvollkornmehl, **Süß**molkenpulver, Milch**zucker,** Emulgator Sojalecithin, Gerstenmalz, Speisesalz, Aroma, Überzugsmittel Gummi arabicum), **Zucker, Glukose-Fruktose-Sirup**, Farbstoff Carotin, Vanillepulver, Aroma.

Dahinter verbirgt sich ein Joghurt mit Schokobällchen. Dieses Produkt hat auf 100 Gramm locker 16,8 Gramm Zucker im Gepäck. Die Packungsgröße umfasst 150 Gramm, also verspeist Ihr Kind schnell mal 25 Gramm Zucker. Das ist kein Joghurt, sondern ein stark gezuckertes, hochverarbeitetes Dessert – also Finger weg!

Allein die Länge der Zutatenliste verrät Ihnen auf einen Blick, dass dies kein Produkt für eine zuckerfreie Ernährung ist. Und auch Zutaten wie **Süß**molkenpulver, Milch**zucker**, **Zucker** und **Glukose-Fruktose-Sirup** erinnern Sie deutlich daran, dass hier ein Übermaß an Süße drinstecken muss.

Der Zuckerfrei-Etikettenschwindel

Werbestrategen wissen natürlich längst, dass gesundheitsbewusste Konsumenten die Verpackungen nach dem Wörtchen »Zucker« scannen. Überall dort, wo wir grundsätzlich viel Zucker erwarten, finden sich in der Regel Werbeaussagen, die entweder auf eine Zuckerreduktion schließen lassen oder den Zuckergehalt möglichst positiv darstellen wollen. Solche irreführenden Werbeclaims sind beispielsweise:

- weniger süß
- ohne Zuckerzusatz
- ohne Kristallzuckerzusatz
- ohne Zusatz von Zucker
- zuckerfrei
- mit natürlicher Fruchtsüße
- mit Traubensüße
- mit Süße aus Früchten
- ohne Süßstoffe
- ohne Süßungsmittel
- mit Süßungsmittel aus Stevia, Süßstoff natürlichen Ursprungs

Obwohl es strenge Kennzeichnungspflichten gibt, werden sogar kritische Konsumenten von der Industrie in die Irre geführt. So schreibt die Verbraucherzentrale: »Nachfragen in den Verbraucherzentralen zeigen, dass selbst gut informierte Verbraucher nicht alle Tricks durchschauen und von Werbung geblendet werden.«[200] In einem Marktcheck suchten die Verbraucherzentralen 2013 nach »verdeckten« süßenden Zutaten in verarbeiteten Lebensmitteln. Neben dem Begriff »Zucker« haben sie 70 weitere Bezeichnungen für süßende Substanzen auf den Lebensmittelverpackungen gefunden. Der Marktcheck untersuchte Fruchterzeugnisse, Getreideprodukte, Getränke, Milchprodukte, Eis sowie Süßwaren aller Art und pikante Produkte.

Denken Sie auch: Je mehr Zucker ein Müsli oder Joghurt enthält, desto weiter vorne in der Zutatenliste müsste der Stoff »Zucker« stehen? So einfach ist es leider nicht. Denn der Einsatz von vielen anderen Süßmachern mit unterschiedlichen Namen vertreibt den Zucker (Saccharose) oft von der Spitzenposition. Zucker ist also auf viele Zutaten ver-

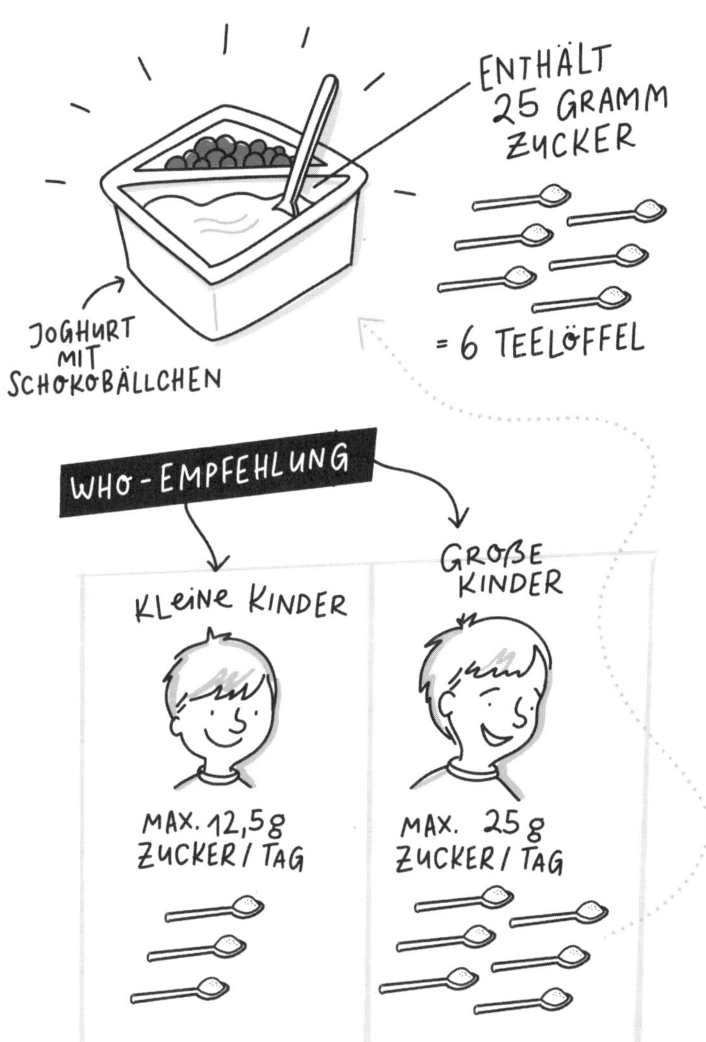
ACHTUNG, ZUCKERFALLE!
ENTHÄLT 25 GRAMM ZUCKER
= 6 TEELÖFFEL
JOGHURT MIT SCHOKOBÄLLCHEN
WHO-EMPFEHLUNG
KLeine KINDER
GROßE KINDER
MAX. 12,5 g ZUCKER / TAG
MAX. 25 g ZUCKER / TAG

teilt. Das haben wir bereits bei dem als Joghurt getarntem Dessert festgestellt.

Noch ein anderes Beispiel gefällig? In ihrem Marktcheck stießen die Verbraucherschützer auf ein sehr interessantes Produkt. In einer mit Schokolade überzogenen Cerealienwaffel stecken ganze elf Zutaten, die zum Zuckergehalt beitragen: Glukose-Fruktose-Sirup, Glukosesirup, karamellisierter Zucker, Maltodextrin, Milchzucker, Molkenerzeugnis, Süßmolkenpulver, Vollmilchpulver, Magermilchpulver, Zucker und gezuckerte Kondensmilch. Der Begriff »Zucker« erscheint erst im hinteren Mittelfeld der Zutatenliste. Dabei beträgt der Zuckergehalt insgesamt 45,4 Gramm pro 100 Gramm. Da fragen wir uns doch: Ist das ein »Lebensmittel« oder kann das weg?

Das schnelle 1x1 der Nährwerttabelle

Neben der Zutatenliste finden Sie auf der Rückseite der Verpackung auch eine Nährwerttabelle. Im Folgenden möchte ich Ihnen einige einfache Tipps geben, wie Sie den Zuckercode schnell entschlüsseln können. Es ist ganz einfach, wenn man erst einmal weiß, wie es geht.

Die wichtigsten Komponenten der Nährwerttabelle sind die Makronährstoffe Kohlenhydrate, Eiweiß und Fett. Die Angaben beziehen sich immer auf 100 Gramm des Lebensmittels. Oft finden Sie rechts daneben eine zusätzliche Spalte mit einer sogenannten »Portionsangabe«. Aber Achtung: Gerade bei der Portionsgröße rechnen Hersteller ihre Zuckerangaben extra klein. Das erkläre ich Ihnen gleich noch genauer. Daher lassen wir die Spalte »pro Portion« am besten links liegen.

Für die zuckerfreie Ernährung Ihres Kindes ist vor allem die Antwort auf folgende Frage wichtig: Wie viel Zucker enthält dieses Produkt? Dafür werfen Sie einen Blick auf die Spalte »Kohlenhydrate, davon Zucker«.

Sie können sofort sehen, ob ein Produkt wenig oder viel Zucker enthält. Alles, was unter 5 Gramm Zucker pro 100 Gramm bei festen Nahrungsmitteln bzw. 2,5 Gramm Zucker pro 100 Milliliter Flüssigkeit enthält, ist grundsätzlich als »zuckerarm« einzustufen. Das sieht auch der Gesetzgeber so. Die Hersteller dürfen ein Produkt dann nämlich als solches bewerben. Ein Produkt »zuckerfrei« zu nennen, ist nur dann zulässig, wenn das Lebensmittel nicht mehr als 0,5 Gramm Zucker pro

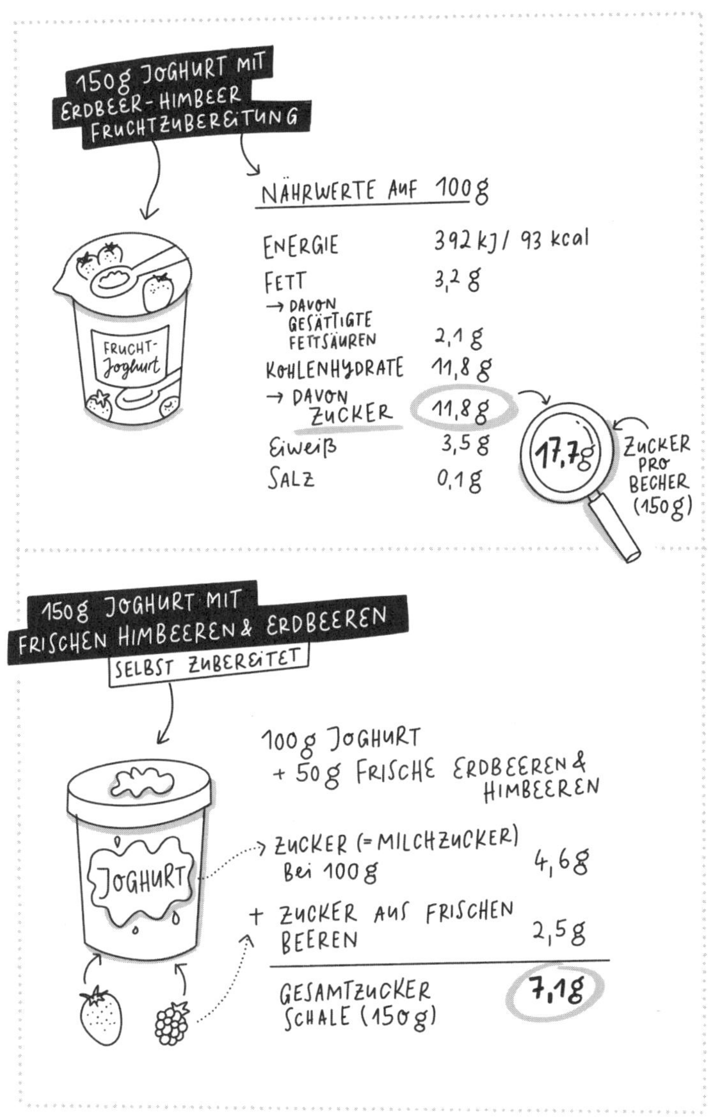

100 Gramm bzw. 100 Milliliter enthält. (Komplett zuckerfreie Lebensmittel gibt es nur wenige, denn auch Obst, Gemüse und Milch enthalten von Natur aus Zucker. Daher geht es in diesem Buch ja auch darum, Sie

zu inspirieren, möglichst frei von durch die Industrie zugesetztem Zucker zu leben.)

Unter die Bezeichnung **»davon Zucker«** fallen alle im Lebensmittel vorhandene Ein- und Zweifachzucker (Mono- und Disaccharide), egal ob zugesetzt oder von Natur aus enthalten. Die Nährwerttabelle zeigt *nicht* an, ob ein Zucker zugesetzt wurde (und wenn ja, wie viel) oder der Zucker natürlicherweise enthalten ist. Das verrät Ihnen nur der Blick auf die Zutatenliste. Wenn also in der Zutatenliste des Müslis nur verschiedene Getreideflocken stehen, können Sie sicher sein, dass kein zusätzlicher Zucker im Spiel ist. Werden bei den Zutaten jedoch Rosinen, Rohrzucker, Süßmolkenpulver, Fruchtsüße usw. aufgeführt, wissen Sie, dass dem Produkt Zucker zugesetzt wurde.

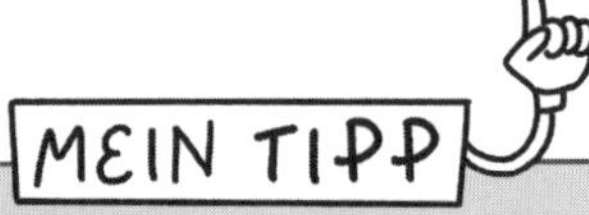

Mit naturbelassenen Lebensmitteln können Sie nichts falsch machen. Auch eiweißreiche Lebensmittel enthalten *von Natur aus* Kohlenhydrate und Zucker. Damit ist also nicht von der Industrie zugesetzter Zucker gemeint, sondern der Zucker, der natürlicherweise etwa in naturbelassenen Erdbeeren und Äpfeln (Fruchtzucker) oder Milch und Joghurt (Milchzucker) vorkommt. Klingt kompliziert, ist es aber nicht. Wenn Sie Lebensmittel kaufen, die quasi ohne Zutatenliste auskommen, weil sie aus nur einer Zutat bestehen (zum Beispiel Apfel statt Apfelmüsliriegel, Joghurt statt Joghurt mit Fruchtmischung) sind Sie immer auf der sicheren Seite.

Sprechen Sie süß?
Die gängigsten Maschen der Industrie

Für die Kennzeichnung süßender Zutaten bestehen verschiedene gesetzliche Vorschriften auf nationaler und europäischer Ebene. Dazu gehören die Lebensmittelkennzeichnungsverordnung (LMKV), die Nährwertkennzeichnungsverordnung (NKV) und die Verordnung (EG) 1924/2006 über nährwert- und gesundheitsbezogene Angaben bei Lebensmitteln (HCV). Keine Sorge, die müssen Sie nicht im Einzelnen kennen. Sie sollten nur wissen, dass diese Spielregeln der Industrie viel Gestaltungsraum lassen. So sind zum Beispiel Schlagworte wie »zuckerfrei«, »zuckerarm« oder »ohne Zuckerzusatz« zwar gesetzlich definiert,[201] doch für Angaben wie »ungesüßt«, »Süße nur aus Früchten« oder »mit natürlichem Ahornsirup« gilt das nicht. Wahrscheinlich werden Sie die Feinheiten dieser Begriffe kaum kennen. Genau da setzen die Hersteller mit ihren blendenden zuckerfreien Versprechen an. Die nachfolgenden Tricks sind in der Regel also legal. Nur der Gesetzgeber könnte daran etwas ändern, indem er Vorschriften erneuert und Irreführung stärker bestraft.

Warum der Blick auf die Nährwerttabelle täuschen kann

Wie Sie bereits wissen, werden gemäß NKV nur die in Lebensmitteln vorhandenen Ein- und Zweifachzucker in der Nährwerttabelle als »Zucker« bezeichnet und berechnet. Mehrfachzucker – die natürlich ebenfalls zum Zuckergehalt beitragen – tauchen *nicht* in der Nährwertkennzeichnung auf. Wenn zum Beispiel eine süßende Zutat wie Glukosesirup Drei- oder Vierfachzucker enthält, finden Sie diesen nicht in der Tabelle. Erst in der Zutatenliste werden *alle* Zuckerarten gemäß Zuckerartenverordnung benannt, hier müssen neben den Ein- und Zweifachzuckern (zum Beispiel herkömmlicher Haushaltzucker, Rohrzucker, Rübenzucker, Milchzucker) auch die Mehrfachzucker (zum Beispiel Fruktose-Glukose-Sirup, Maltodextrin, Maltotriose) erscheinen.

Und so geht das »Schönrechnen« von Zucker am Beispiel von Gummibärchen: Der Kohlenhydratanteil beträgt 77 Gramm auf 100 Gramm HARIBO Goldbären. Der ausgewiesene Zuckeranteil liegt jedoch nur bei 46 Gramm. Es ist also davon auszugehen, dass knapp 31 Gramm

Süße aus Mehrfachzuckern des Glukosesirups einfach unter den Tisch fallen. Der viele Zucker wird vor den Augen des Verbrauchers einfach weggemogelt. Auch wenn die Zuckerlobby gerne anderes behauptet, hilft der Blick auf die Nährwerttabelle also leider nicht immer.

»Ohne Zuckerzusatz«: Ist da wirklich kein Zucker drin?

Werbeaussagen wie »ohne Zuckerzusatz« oder »ungesüßt« vermitteln den Eindruck, ein Produkt enthalte kaum oder keinen Zucker. Doch das ist falsch. Der Zucker*zusatz* ist nicht mit dem Zucker*gehalt* eines Produkts identisch. Auch süßende Zutaten wie Trockenfrüchte mit Fruchtzucker oder Molkenerzeugnisse liefern natürlicherweise Zucker. Dann wäre der Hinweis »enthält von Natur aus Zucker« auf der Verpackung wünschenswert. Doch diese Angabe ist nicht zwingend.

Tatsächlich dürfen keine Ein- und Zweifachzucker oder Sirupe zum Einsatz kommen, wenn ein Produkt mit den Hinweisen »ungesüßt« oder »ohne Zuckerzusatz« angepriesen wird, wohl aber Zuckeraustausch- oder Süßstoffe. So ist beispielsweise ein Cappuccinopulver von Rewe im Handel erhältlich gewesen, das als »ungesüßt« beworben wurde. Schließlich steckte ja kein Rohr- oder Rübenzucker in dem Produkt. Dennoch enthielt das Pulver rund 40 Prozent Zucker – aus der Zutat Süßmolkenpulver! Spätestens wenn ein kleines Sternchen hinter der Aussage »ungesüßt« prangt und die Erklärung dafür auf einer anderen Verpackungsseite im Kleingedruckten erscheint, sollten Sie skeptisch werden. Transparenz geht anders!

Später fand die Verbraucherzentrale Bremen das Produkt unter einer anderen Eigenmarke. Die Werbung »ungesüßt« war durch den Hinweis »ohne Zuckerzusatz« ersetzt worden, der Zuckergehalt wurde um gut 8 Gramm pro 100 Gramm gesenkt und die Zutatenliste um die Fußnote »enthält von Natur aus Zucker« aufgrund des zuckerhaltigen Süßmolken- und Magermilchpulvers ergänzt.[202] Das klingt fast nach einem guten Ende für den Verbraucher. Ist aber leider zu schön, um wahr zu sein. Laut EU-Kommission ist die Angabe »ungesüßt« als gleichbedeutend mit der Angabe »ohne Zuckerzusatz« anzusehen.[203] Merke: Süßmolkenpulver ist der neue Zucker, zumindest beim Cappuccinopulver.

Achtung bei reformulierten Produkten

Einige Jahre später wird es noch dreister: Inzwischen wird besagtes Cappuccinopulver mit dem Zusatz »weniger süß« beworben, enthält aber nun 48,6 Gramm Zucker auf 100 Gramm – und damit extrem viel mehr als zuvor. Rewe hat also den Zuckergehalt von 40,4 Gramm (2011) auf 32,3 Gramm (2014) gesenkt, um ihn dann auf volle 48,6 Gramm (2019) zu erhöhen. Das heißt: Von 100 Gramm Cappuccino ist die Hälfte Zucker! Die Süße stammt aus Süßmolkenpulver und Maltodextrin. Nebenbei fährt Rewe aktuell eine große öffentlichkeitswirksame Kampagne zum Thema Zuckerreduktion. »Das Leben schmeckt. Auch mit weniger Zucker«, wirbt der Konzern. Nur scheint das nicht für das Cappuccinopulver zu gelten. Die Pressestelle von Rewe erklärt, dass das Produkt »noch nicht reformuliert sei«. Wie gut, dass Ihr Kind noch keinen Cappuccino trinken darf!

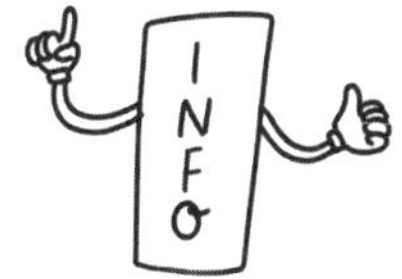

Über eine Rezepturänderung, die sogenannte Reformulierung, soll der Zucker-, Fett- und Salzgehalt in Lebensmitteln reduziert und somit eine gesündere Ernährungsweise für die Verbraucher gefördert werden.

Besonders bei reformulierten Produkten sollten Sie also wachsam sein. Denn Slogans wie »weniger süß« oder »30 Prozent weniger Zucker« halten das Versprechen nicht unbedingt ein. Das gilt auch für Kinderlebensmittel. Beispiel gefällig?

Schauen wir uns doch mal die Frühstückscerealien Choco Krispies des Herstellers Kellogg's genauer an. Diese werden seit Oktober 2018 mit folgender Aussage auf der Verpackung beworben: »Lecker wie immer – 30 Prozent weniger Zucker«. Das soll wohl den Eindruck vermitteln, das Produkt sei inzwischen gesünder und mit weniger Zucker versehen als die alte Rezeptur. Ein Blick auf die Zutatenliste und die Nährwertangaben offenbart allerdings: Das Produkt hat heute noch fast genauso viele Kalorien (382 Kilokalorien statt 387 Kilokalorien pro 100 Gramm) und genauso viele Kohlenhydrate wie zuvor. Wie kann das sein? Der Haushaltszucker in den Choco Krispies wurde teilweise durch Glukosesirup ersetzt. Das Werbeversprechen lässt einen jedoch glauben, dass man sich mit dem neuen Produkt gesünder ernährt. Wie Sie bereits wissen, ist Glukosesirup ebenfalls ein Zucker. Der Zweifachzucker wurde also lediglich teilweise durch einen Einfachzucker ersetzt.

Überraschendes zeigt sich auch bei genauerer Betrachtung des »30 Prozent weniger Zucker«-Versprechens. Dieser Hinweis bezieht sich nämlich gar nicht auf die alte Rezeptur. Im Kleingedruckten auf der Rückseite der Verpackung steht: »30 Prozent weniger Zucker als herkömmliche Kinder-Frühstückscerealien mit schokoladigem Geschmack.« Laut EU-Verordnung über nährwert- und gesundheitsbezogene Angaben muss ein Lebensmittel, das der Hersteller mit diesem Hinweis bewirbt, mindestens 30 Prozent weniger Zucker enthalten als *vergleichbare* Produkte. Bei diesen Vergleichsprodukten besteht allerdings ein gewisser Spielraum. Herkömmliche Produkte können also sogar weniger Zucker enthalten als die Artikel, die die Kunden mit einer Zuckerreduzierung ködern wollen. Die Verordnung erlaubt den Unternehmen also sogar diese Verbrauchertäuschung. Nur wissen das die wenigsten Konsumenten.

Welche Erwartungen Verbraucher an Produkte haben und wie sie durch die Kennzeichnung irregeführt werden, untersuchte die Universität Göttingen im Auftrag der Verbraucherzentrale Bundesverband (vzbv) und des Projekts Lebensmittelklarheit. Rund 72 Prozent der Befragten meinten beispielsweise, dass »ungesüßte« Produkte weniger Kalorien hätten. Das ist oft ein Trugschluss. Gesüßt wird anstelle von Zucker munter mit anderen Zutaten, etwa Süßmolkenpulver oder Ähnlichem.

Die Studie kommt jedenfalls zu dem Schluss, dass Verbraucherverunsicherungen nicht allein aus Regelungslücken entstehen. Auch lebensmittelrechtlich geregelte Sachverhalte werden von Verbrauchern teilweise falsch verstanden. Zudem appelliert sie an den Gesetzgeber, die Information der Verbraucher zu fördern.[204] Das würde ich sofort unterschreiben.

Health-Claims – falsche Gesundheitsversprechen

Dass Sie Lebensmitteln mit der Aufschrift »ohne Zuckerzusatz« nicht blind vertrauen sollten, wissen Sie bereits – denn auch in solchen Produkten können erhebliche Mengen Zucker stecken. Die Bezeichnung

»ohne Zuckerzusatz« wird in der EU-Health-Claims-Verordnung von 2007 geregelt. Sie besagt, dass dem Produkt weder Zucker noch andere süßende Zutaten zugesetzt werden dürfen, etwa Trockenfrüchte oder Molkenerzeugnisse. Enthält das Lebensmittel von Natur aus Zucker, *sollte* der Hinweis »enthält von Natur aus Zucker« auf der Verpackung stehen. Muss aber nicht. Es handelt sich eben lediglich um eine Empfehlung. Sie sehen schon: Die EU-Verordnung ermöglicht den Herstellern einen großen Spielraum, den sie nutzen, um ihren Produkten einen gesunden Anstrich zu verleihen.

Egal ob es heißt »ohne Zuckerzusatz«, »für gesundes Wachstum« oder »für starke Knochen« – diese sogenannten »Health-Claims«, also Gesundheitsversprechen auf den Verpackungen, halten meist nicht das, was sie versprechen. Obwohl die EU strenge Vorgaben für Gesundheitswerbung auf Lebensmitteln macht und europaweit aktuell nur 261 Claims erlaubt sind, nutzen viele Hersteller die Schlupflöcher der Health-Claims-Verordnung.

Ziel der Verordnung ist es, Verbraucher vor Irreführung zu schützen. Genau das passiert aber trotzdem, kritisieren die Verbraucherzentralen. Kinderlebensmittel schnitten in einem Marktcheck sogar besonders schlecht ab. 75 Prozent tragen aus Sicht der Verbraucherzentrale Hamburg übertriebene oder falsche Gesundheitsversprechen auf dem Etikett.[205]

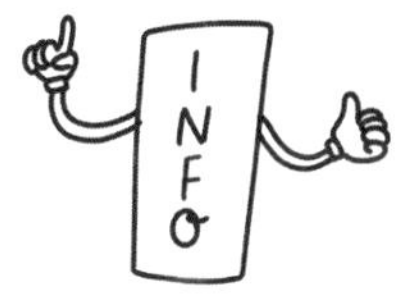

Die Europäische Kommission ist für die Zulassung dieser Gesundheitsversprechen zuständig. Laut der EU-Verordnung dürfen Health-Claims nur dann verwendet werden, wenn sie sich auf allgemein anerkannte wissenschaftliche Nachweise stützen und vom Verbraucher richtig verstanden werden.

Tausende Anträge auf Zulassung von Werbesprüchen hat die EU seit Inkrafttreten der Verordnung abgelehnt. So darf Ferrero nicht mehr behaupten, Kinderschokolade unterstütze das Wachstum. Diese unsinnige Werbeaussage ist wie viele andere verboten. Und das ist gut so.

Doch ein entscheidender Teil, gewissermaßen das Herzstück der Health-Claims-Verordnung, wartet immer noch auf seine Umsetzung: die Festlegung der sogenannten Nährwertprofile. Eigentlich war geplant, dass ernährungsphysiologisch ungünstige Lebensmittel nicht länger mit dem positiven Image »Gesundheit« werben dürfen. Doch die Industrie sorgt dafür, dass es bis zum heutigen Tag noch keine Nährwertprofile gibt. Und so betreiben die Hersteller *business as usual* und reichern weiterhin Zuckerbomben mit Vitaminen und Co. an, um diesen Lebensmitteln einen gesunden Anstrich zu verpassen. Unter dem Einfluss der Lebensmittelindustrie ruht die Diskussion seit Jahren. Die Abgeordneten des EU-Parlaments haben 2016 sogar für eine Streichung der Nährwertprofile in der Health-Claims-Verordnung gestimmt. Eine endgültige Entscheidung steht noch aus.

Ein fatales Ergebnis. Denn das unterstützt ausschließlich die Interessen der Lebensmittelhersteller und schafft neue Spielräume für die Täuschung der Verbraucher. Nach wie vor können also auch Süßigkeiten, Junkfood und andere Lebensmittel aufgrund ein paar zugesetzter Vitamine oder anderer Zutaten als gesund dargestellt werden, obwohl sie es absolut nicht sind. Dies unterläuft das Bemühen von Eltern, ihre Kinder gesund zu ernähren. Damit muss Schluss sein!

Die WHO veröffentlichte ein »Nährwertprofilmodell« für Europa, welches Lebensmittel anhand ihrer Nährwertzusammensetzung in ausgewogene und unausgewogene Produkte einteilt. Damit soll gezielt an Kinder gerichtete »Gesundheitswerbung« für weniger gesunde Lebensmittel eingedämmt werden.[206] Die EU hinkt jedoch hinterher – und spielt damit der Lebensmittelindustrie voll in die Hände.

Achtung Augenwischerei: Was wirklich hinter den Bezeichnungen »light«, »zero« und »ohne Zuckerzusatz« steckt

Überzuckerte Limonaden können Ihr Kind dick machen und den Zähnen schaden. Greifen Sie aber bloß nicht zu Lightgetränken, denn diese sind meist nicht viel gesünder als das Original. Was wirklich hinter den Bezeichnungen »light«, »zero« und »ohne Zuckerzusatz« steckt:

»Zero«

Nach der europäischen Health-Claims-Verordnung ist diese Angabe erlaubt, wenn ein Getränk maximal 0,5 Gramm Zucker pro 100 Milliliter enthält. Solch ein geringer Zuckergehalt beeinflusst den Stoffwechsel so gut wie gar nicht. Doch Vorsicht: Meist enthalten diese Getränke große Mengen an künstlichen Süßstoffen, die für Kinder ebenso wenig geeignet sind.

»Light«

Diese Angabe ist erlaubt, wenn ein bestimmter Nährstoff eines Produkts um 30 Prozent reduziert wurde. Aber Vorsicht: Das Produkt ist deshalb nicht automatisch gesünder. Bei Milchfruchtgetränken könnte sowohl Zucker als auch Fett reduziert sein. Wenn der Fettanteil reduziert wird, sorgen häufig mehr Kohlenhydrate, Zucker oder andere süßende Zutaten für den Geschmack. In jedem Fall muss der Hersteller den Nährstoff, der weniger enthalten ist, auf dem Etikett angegeben.

»Ohne Zuckerzusatz«

Diese Werbebotschaft bedeutet, dass einem Getränk keine extra süßenden Zutaten wie Zucker oder Honig zugesetzt wurde. Für Fruchtsäfte, die natürlicherweise Zucker enthalten, ist die Ergänzung **»enthält von Natur aus Zucker«** auf der Verpackung gedacht. Das klingt besser als es ist: Denn Säfte sind nun einmal Fruchtzuckerbomben und gelten nicht als gesund.

Ganz gleich, welche Bezeichnung ein Getränk trägt: Es lohnt sich, genauer auf das Label zu schauen. Wie viel Zucker ein Getränk wirklich enthält, muss seit Dezember 2016 in der Nährwerttabelle aufgeführt werden. Der beste Durstlöscher ist immer noch Wasser – pur oder selbst aromatisiert (vgl. Rezept auf S. 327).

Bio heißt nicht »weniger Zucker«

Selbst die Biobranche macht es nicht unbedingt besser. Meinen Beobachtungen im Freundes- und Bekanntenkreis zufolge haben Verbraucher da oft eine falsche Vorstellung. Denn wenn es um Übergewicht oder Karies geht, macht es keinen Unterschied, ob das Produkt mit Biokokosblütenzucker, Biorohrohrzucker oder herkömmlichem Rübenzucker gesüßt wird. »Die rechtlichen Vorgaben zu Bioprodukten sagen nichts zum Zuckeranteil aus, das heißt Bioprodukte werden nicht per se in ihrem Zuckeranteil beschränkt. Biokekse oder Biogummibärchen müssen nicht weniger Zucker beinhalten als ›normale‹. Unterm Strich muss immer geprüft werden, wie hoch der Zuckeranteil tatsächlich ist. Zutaten wie ›konzentrierte Fruchtsäfte‹ etwa bei Kinderriegel sind ernährungsphysiologisch nicht besser, wenn sie ähnlich viel Zucker beinhalten wie zuckergesüßte Riegel. Teilweise tragen sie auch noch den missverständlichen Hinweis ›ohne Zuckerzusatz‹«, erklärt Verbraucherschützer Armin Valet.[207]

Der Naturkosthersteller Rapunzel beispielsweise warb früher auf der Flasche des Tiger Kinder Ketchups mit dem Hinweis »ohne Zusatz von Zucker – nur mit Apfeldicksaft gesüßt«. Der Ketchup enthielt aber nicht weniger Zucker als vergleichbare Produkte. Die Aufmachung und der Name des Produkts richteten sich deutlich an Kinder bzw. deren Eltern. Den Käufern wurde also suggeriert, dass Apfeldicksaft ernährungsphysiologisch günstiger sei als Zucker. Dabei ist Apfeldicksaft hochkonzentrierter Fruchtzucker und damit alles andere als gesund. Das Produkt ist weder weniger kariogen noch zuckerärmer im Sinne der Nährwertkennzeichnung – also auch nicht gesünder. Der Hersteller hat auf die Kritik reagiert und wirbt inzwischen mit dem besser verständlichen Hinweis »mit Apfeldicksaft gesüßt«.

Die Taktik mit den Megamengen und Portionen

Ein anderer Trick, um Eltern und Kinder zu täuschen, ist das Schönrechnen mit Megamengen und Portionen. So wird der Zuckergehalt auf von den Herstellern selbst festgelegte Portionsgrößen kleingerechnet. Doch diese Miniportionen entsprechen selten der Lebenswirklichkeit. Das fällt besonders bei Getränken auf, wenn die Portion nicht der Flaschen- oder Dosengröße entspricht. Denn wer bitte trinkt nur die halbe Flasche? Da summiert sich der Zuckergehalt schnell auf Werte, die weit über der gesetzlich festgelegten Referenzmenge liegen.

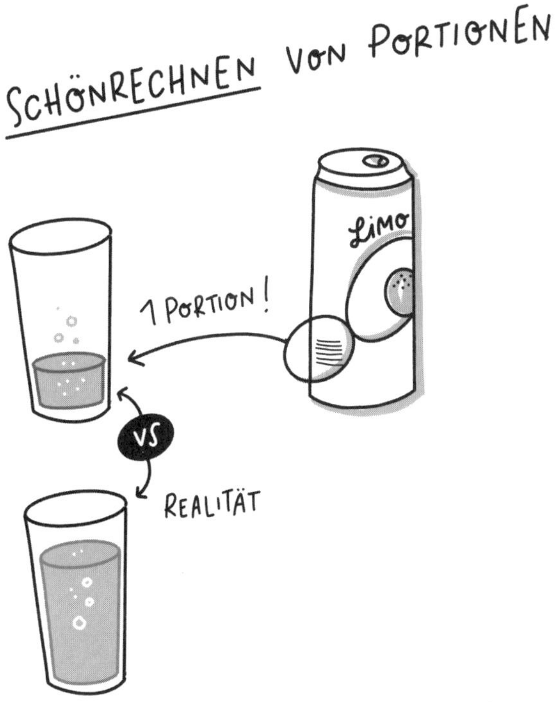

Die Extraportion Zucker für Kinder

Kinder lieben Süßes, das weiß auch die Industrie. Daher sind Kinderlebensmittel häufig energiereicher und noch stärker gezuckert als nicht an Kinder gerichtete Produkte. Besonders problematisch daran ist, dass Kinder sich sehr schnell an die Extraportion Zucker gewöhnen. Sie verlernen, wie gut und vielfältig natürlich süße Produkte schmecken. Zusätzlich winken bekannte Figuren aus Buchreihen, Film und Fernsehen wie Capt'n Sharky, die Tigerente oder Biene Maja von den Verpackungen, um sie für Kinder noch attraktiver zu machen.

Ein als Kinderprodukt aufgemachter Zwieback schafft es auf 34,6 Gramm Zucker pro 100 Gramm, wie ein Marktcheck von foodwatch nachweisen konnte.[208] Zum Vergleich: Für gewöhnlich enthält Zwieback etwa 2 Gramm Zucker (ungesüßt) bis 10 Gramm Zucker (zugesetzt) auf 100 Gramm.

Auch Herzhaftes macht nicht Halt vor Zucker

Nach wie vor nutzen Hersteller Zucker auch in pikanten Gerichten. Deshalb lohnt sich auch bei herzhaften Lebensmitteln wie Pizza, Tomatenketchup, Rotkohl, Krautsalat und vielem mehr der Blick auf die Zutatenliste. Der billige Zucker wird in diesen Produkten oft als Geschmacksverstärker oder zum Binden von Wasser verwendet.

Vorsicht bei Süßstoffen

Süßstoffe landen oft in Produkten, um den Zucker- und Energiegehalt zu reduzieren. Klar. Doch Süßstoffe besitzen andere Eigenschaften als Zucker. Zucker wirkt strukturgebend und geschmacksverstärkend. Schauen Sie also ganz genau auf die Zutatenliste, wenn Süßstoffe wie Stevia und Co. im Produkt verarbeitet sind. Oftmals ist dann doch wieder eine Zuckerart mit im Spiel.

Besonders missverständliche Zuckerangaben auf einen Blick

Zuckerfrei	heißt *nicht* ganz ohne Zucker (0,5 Prozent sind erlaubt) und auch *nicht* energieärmer
Mit (natürlicher) Fruchtsüße	heißt *nicht* ohne Zucker oder ohne zuckerhaltige Zutaten bzw. besonders natürlich
Zuckerauszug aus Trauben/Süße aus Trauben	heißt *nicht* ein besonders gesunder Zucker
Süße nur aus Früchten/natursüß	heißt *nicht* ungesüßt; die Süße stammt aus Frucht- oder, Saftkonzentraten bzw. aus Früchten gewonnenem Zucker
Zuckerreduziert	heißt *nicht* kalorienreduziert
Weniger süß	heißt *nicht* wenig(er) Zucker
Für Kinder geeignet/genau richtig für Kindergarten und Schule	heißt *nicht* besonders wenig Zucker
Ohne Zuckerzusatz	heißt *nicht* ohne süßende Zutaten
Weniger Zucker	heißt *nicht* grundsätzlich weniger Zucker als in Produkten anderer Hersteller
Mit Traubenzucker	heißt *nicht* ein besonders gesunder Zucker. Im Gegenteil: Durch die geringere Süßkraft muss unter Umständen sogar mehr verwendet werden
Mit Fruktose/Fruchtzucker gesüßt	heißt *nicht* besonders gesund oder für Diabetiker besonders geeignet
Mit Stevia gesüßt	heißt *nicht*, dass die Steviapflanze verwendet wurde. Gesetzlich erlaubt ist nur der Zusatz des Süßstoffs Steviolglykosid
Mit Apfeldicksaft gesüßt	heißt *nicht* ernährungsphysiologisch günstiger oder gesünder
Ohne Zusatz von Süßungsmittel	heißt *nicht* ohne Zucker oder andere süßende Zutaten, bedeutet lediglich ohne Süßstoffe und Zuckeraustauschstoffe

Quelle: Verbraucherzentralen: »Versteckte Süßmacher«. Bundesweite Markterhebung. Juni 2013

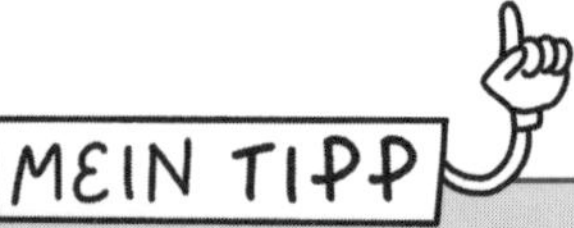

Versuchen Sie, sich und Ihrem Kind zunächst abzugewöhnen, dass alles süß schmecken muss. Das geht kinderleicht. Ein Beispiel: Wenn Ihr Kind gerne Saft trinkt, verdünnen Sie den Saft nach und nach mit mehr Wasser. Gießen Sie jedes Mal ein bisschen weniger Saft ein und etwas mehr Wasser dazu. Sind Sie bei der Mischung halb Saft, halb Wasser angekommen? Bravo! Dann mixen Sie nun eine wirklich zuckerarme Schorle: Der Trick besteht darin, immer zuerst großzügig Wasser ins Glas zu gießen und erst danach den Saft.

So können Sie auch mit anderen Speisen verfahren, um Ihr kleines Kind an »weniger süß« zu gewöhnen: zum Beispiel das zuckrige Müsli mit Haferflocken verlängern oder den süßen Fruchtjoghurt mit Naturjoghurt anreichern. Mir haben schon viele Freunde berichtet, dass ihnen solche kleinen Tipps dabei geholfen haben, den Zucker Schritt für Schritt wegzulassen. Darüber freue ich mich natürlich, denn so soll es sein. Reduzieren Sie die süße Ernährung Ihres Kindes (und Ihre eigene) nach und nach. Sie werden merken, wie vielfältig Ihr Geschmacksempfinden wird.

Zuckerfallen, die Sie kennen sollten

Gerade in Lebensmitteln für Kinder steckt oft zu viel Zucker. Bekannt dürfte sein, dass Süßigkeiten viel von dem weißen Stoff enthalten. Aber kennen Sie auch diese Zuckerfallen?

- Quetschies,
- Fruchtjoghurt,
- Müsli und Frühstücksflocken,
- Schokoaufstrich,
- Säfte, Energydrinks und Softdrinks.

Wie Sie bereits wissen, steckt auch in vielen herzhaften Produkten oft Zucker. Absolut gesehen nehmen wir Deutschen den meisten Zucker allerdings über Getränke, Müslis, Backwaren und Süßigkeiten zu uns. Nehmen wir im Folgenden doch einmal die größten Zuckerfallen für Kinder genauer unter die Lupe.

Der Quatsch mit den Quetschies

Sicher fragen Sie sich auch manchmal, ob Ihr Kind heute schon genug Gemüse und Obst gegessen hat. Vielleicht ja? Vielleicht nein? Sie sind sich unsicher. Dann fällt Ihnen ein, dass es doch immer »fünf Portionen am Tag« heißt. Sie zählen nach, sind erst bei drei. Doch mehr Tomaten, Paprikastreifen oder Apfelstücke will Ihr Kind gerade nicht. Aber ein Quetschie, denken Sie, das geht immer! Stimmt's? Kommt Ihnen das bekannt vor? Ich schreibe an dieser Stelle bewusst nicht *auch*, denn ich kaufe keine Quetschies. Nie. Warum? Das sind die Gründe:

1. **Quetschies sind eine Süßigkeit.** Die quietschbunten Obstbreitüten enthalten oft mehr als 10 Gramm Fruchtzucker auf 100 Gramm. Und sie sind eine echte Mogelpackung – denn da fehlt die Hälfte. Ein frischer Apfel liefert uns zusätzlich superwertvolle Ballaststoffe. Richtig, das sind genau die, die den Fruchtzucker einbremsen und unseren Körper vor dem »Zuckerhigh« schützen. Die Ballaststoffe, die in der Schale stecken, sind unsere Bodyguards. Wir sollten sie schätzen lernen! Auf den Quetschies steht häufig »ohne Zuckerzusatz«, was verschleiert, dass Hersteller den Pürees manchmal sogar Fruchtmark, Apfelsaft- oder Traubensaftkonzentrat zusetzen. Das macht das Produkt noch ungesünder. Denn in den Tüten steckt bereits eine volle Ladung Fruchtzucker.
2. **Quetschies sind ein überflüssiges Kinderlebensmittel und wahre Zuckerbomben, die geschickt vermarktet werden.** Lassen Sie uns gemeinsam Zuckerdetektive spielen. Werfen wir also einen Blick auf ein aktuelles Produkt des Bioherstellers Holle mit dem englischen Namen »Fennel Frog«. Hallo, Fenchel-Frosch! Der Schriftzug auf der Vorderseite springt uns förmlich entgegen, so groß sind die Buchstaben. Ihr Gehirn rattert: Super. Will ich. Sofort kaufen. Denn da ist sicher viel Fenchel drin. Fenchel = Gemüse = gesund für mein Kind. Falls Sie das denken, hat die Marketingabteilung ganze Arbeit geleistet.

Die kleingedruckte Unterzeile lesen Sie möglicherweise gar nicht mehr. Weil Sie vermutlich, genau wie ich, Ihre wenige Zeit lieber mit Ihrem Kind verbringen als im Supermarkt winzige Buchstaben auf Lebensmitteln zu entziffern. »Birne mit Apfel & Fenchel« steht da geschrieben. Dann drehen Sie doch mal wie ein echter Zuckerdetektiv die Verpackung um. Mit der noch kleiner geschriebenen Zutatenliste auf der Rückseite folgt die komplette Ernüchterung: 80 Prozent Birne, 10 Prozent Apfel, 10 Prozent Fenchel. 10 Prozent!

Aber hey, »ohne Zuckerzusatz«. Das kann doch nicht schlecht sein! – Nun ja, halb gelogen ist auch gelogen. Die Werbeaussage soll Ihnen den Eindruck vermitteln, das Produkt enthalte kaum bzw. keinen Zucker. Das ist falsch. Denn »ohne Zuckerzusatz« bedeutet nicht, dass kein Zucker in dem Produkt enthalten ist. »Fennel Frog« besteht zu 90 Prozent aus süßem Obst, also wird eine ganze Ladung Fruchtzucker mitgeliefert. Zum Vergleich: Roher Fenchel enthält nur 1,06 Gramm Fruktose auf 100 Gramm. Der Gesamtzuckergehalt in »Fennel Frog« beträgt 9,3 Gramm auf 100 Gramm. In vielen Quetschies steckt sogar noch mehr Zucker als in diesem Beispiel. Manche können es sogar mit einer Cola aufnehmen, die 10,6 Gramm Zucker auf 100 Millliliter liefert.

3. **Quetschies erhöhen das Kariesrisiko.** Nuckelt Ihr Kind regelmäßig an solchen Produkten, kann dies Karies fördern. Der Fruchtzucker kann die empfindlichen Milchzähne genauso wie Kristallzucker angreifen. Natürlich steht auf der Verpackung der Hinweis »Püree mit dem Löffel füttern. Kein Dauernuckeln …« Aber jetzt mal ehrlich: Haben Sie schon einmal jemanden gesehen, der unterwegs ein Quetschie rausholt und mit einem Löffel verfüttert? Ich nicht.
4. **Quetschies sind der Sprachentwicklung nicht zuträglich.** Quetschies ersetzen kein frisches Obst oder Gemüse. Knabbert Ihr Kind Gemüsesticks und Obstspalten, stärkt es dadurch die Kaumuskulatur und fördert so seine Sprachentwicklung. Wird Obst und Gemüse aber vorrangig in pürierter Form aufgenommen, fällt dieses Training weg.
5. **Quetschies haben deutlich weniger gesunde Inhaltsstoffe als frisches Obst oder Gemüse.** Bevor Obst und Gemüse in so einem Beutel landen, wird es erhitzt. Ein Teil der hitzeempfindlichen Vitamine und sekundären Pflanzenstoffe geht dabei verloren. Zudem werden unsere Bodyguards, die wertvollen Ballaststoffe, entfernt.

6. **Quetschies sind ein industrieller Mix aus gekochten Zutaten.** In den Tüten landen verschiedene Obst- und Gemüsesorten. Mit so einem Produkt lernt Ihr Kind nicht den Unterschied zwischen einem Apfel, einer Birne und ja, auch einem Fenchel kennen.
7. **Quetschies verursachen viel Müll.** Auch wenn sich die Hersteller inzwischen bemühen und zunehmend recyclingfähige Verpackungen anbieten: Die bunte Umhüllung aus Plastik und/oder Aluminium landet erst einmal auf dem Müll. Bei einem naturbelassenen Apfel bleibt dagegen nichts übrig, was die Umwelt belasten würde.

MEIN TIPP

Ich kann mich nur wiederholen: Greifen Sie zu frischem Obst oder Gemüse! Weil es schmeckt, weil es gesund ist, weil es kostengünstiger ist. Ein Apfel (etwa 100 Gramm) kostet ungefähr 30 Cent. Für 100 Gramm Quetschie müssen Sie 40 Cent bis 1,65 Euro ausgeben. Inzwischen sind sogar größere Quetschies (120 Gramm) im Handel erhältlich, sodass Sie schnell deutlich über einen Euro bezahlen. Vermutlich werden Sie auch nicht zu den Leuten gehören, die eine kleine Portion für den nächsten Tag aufheben. Entweder Ihr Kind nuckelt das Quetschie aus oder Sie werfen den Rest weg. Also bezahlen Sie effektiv mehr – und wieder hat die Marketingabteilung ganze Arbeit geleistet. Diese Convenience-Produkte wurden eben nicht erfunden, damit es Ihrem Kind besser geht, sondern damit das Unternehmen noch mehr Geld mit Ihnen verdienen kann.

Doch eine einzige Ausnahme gab es auch bei mir. Und davon möchte ich Ihnen ehrlich erzählen. Ich habe es mit einem Quetschie probiert, um genauer zu sein: mein Baby. Meine Tochter verweigerte im Alter von etwa achteinhalb Monaten fast gänzlich das Essen. Dabei fing alles so gut an. Wir hatten zeitgerecht mit Beikost begonnen. Das Ganze machte ihr

Spaß. Sie freute sich, wenn ich den Löffel rausholte, denn sie wusste ja, dass es gleich losgehen würde. Sie fand die Breichen, die ich kochte, lecker, löffelte Joghurt, knabberte gerne an Brot. Sie vertrug alles. Ich stillte sie nach wie vor. Aber dann wurde die Kleine krank. Es war Herbst in Berlin. Was soll ich sagen? Unser Baby bekam eine Erkältung im November, dann noch einen Magen-Darm-Infekt im Dezember, dann wieder eine Erkältung. Und so ging es weiter. Dass sie monatelang krank war, war schon belastend genug. Jede Mutter, jeder Vater macht sich Sorgen um das Kind. Und umso mehr, wenn es krank ist. Meine Tochter verlor bald an Gewicht. Schnitt Perzentilen. Für alle, die den Begriff nicht kennen: Perzentilen sind eine Art Maßeinheit, die angibt, wo ein Kind im Vergleich zu anderen Heranwachsenden steht. Aus Wachstumskurven und Gewichtsmessungen wurden Messwerte von vielen Kindern gesammelt, aus denen dann Durchschnittslinien ermittelt wurden. Diese Linien zeigen ein breites Spektrum für Körpergröße und Gewicht an: Liegen die Werte eines Kindes beispielsweise auf der 70-Prozent-Perzentile, heißt das, dass 70 von 100 Kindern kleiner sind und 30 größer. Wenn ein Kind Perzentilen schneidet, bedeutet das nichts Gutes, so viel hatte ich schnell rausbekommen bei den vielen folgenden Arztbesuchen. Meine Tochter rutschte im Körpergewicht von der 34. Perzentile auf die 17., dann unter die 10. und weiter auf die 4. Perzentile. Sie verweigerte jegliches Essen, auch künstliche Säuglingsnahrung (Folgemilch), die wir zum ersten Mal probierten; sie wollte nur noch Muttermilch.

Meine kleine Tochter verlor also massiv an Gewicht. Ich war bei drei Ärzten und alle sagten mir, dass ich weiterhin stillen und ihr Essen anbieten sollte. Irgendwann brachte mir eine Freundin ein Obst-Quetschie von zu Hause mit. Ich war skeptisch. Warum sollte mein Baby gerade das haben wollen, wo es doch alles andere deutlich ablehnte? Und trotzdem: Meine Tochter nuckelte an dieser Tüte. Ich packte noch einen Tropfen Rapsöl hinein für ein paar gesunde Nährstoffe und mehr Kalorien. Und schneller als erwartet war das Quetschie leer. Anfreunden konnte ich mich aber nicht mit dem Gedanken, ihr von nun an diese Tütchen zu geben. Zum einen wegen des vielen Zuckers, zum anderen, weil ich ihr echtes Essen anbieten wollte. Mir widerstrebte es innerlich komplett, so etwas zu kaufen. Also habe ich nach einer besseren Lösung gesucht – und gefunden! Im Handel werden seit einiger Zeit auch wiederverwendbare Quetschies angeboten. Diese kann man an der unteren Naht öffnen, selbst gemachten Brei hineinfüllen und mit einer Art Zipper wieder verschließen. Nach dem Verzehr kann man die Tüten auswaschen und zigmal wieder verwenden.

Also habe ich meine eigenen frisch gekochten Gemüsepürees, Gemüse-Obst-Pürees und Getreide-Obst-Breie hineingefüllt, immer angereichert mit etwas Öl (Rapsöl ist milder im Geschmack als Leinöl und eignet sich daher gut für die Beikost). Neben dem Quetschie hatte meine Tochter immer Brei in ihrem Schüsselchen oder Fingerfood zur Auswahl. Nach einem weiteren Arztbesuch stellte die dritte Kinderärztin schließlich den Grund der Essensverweigerung fest: Meine Tochter hatte Bläschen im Rachen. Diese waren vermutlich sehr schmerzhaft und erklärten ihre Verweigerung von festerer Nahrung. Da diese Bläschen auch nach zwei Wochen nicht verschwanden, machte die Kinderärztin einen umfangreichen Bluttest auf schwere Erkrankungen, der glücklicherweise negativ ausfiel. Nach weiteren zwei bis drei Wochen fing meine Tochter wieder an, feste Nahrung und Brei zu essen. Und die wiederverwendbaren Quetschies sind jetzt Geschichte.

Sollten Sie, liebe Eltern, sich also in einer ähnlichen Situation befinden – aber nur dann –, kann ich Ihnen wiederbefüllbare Quetschies empfehlen.

Fruchtjoghurt

Gehört Ihr Kind auch zu denen, die Fruchtjoghurt lieben? Auch ich habe als Kind und Jugendliche Joghurt ohne Ende gegessen. Genauer gesagt, das, was ich für Joghurt hielt – gezuckerten Fruchtjoghurt. Joghurt zum Frühstück, Joghurt als Snack zum Nachmittag, Joghurt nach dem Abendbrot ... Als Jugendliche löffelte ich oft sogar täglich mehr als ein 500-Gramm-Glas leer und dachte dabei noch, das wäre gesund. Denn das war doch Joghurt. Mit Früchten! Und sogar bio!

Joghurt genießt hierzulande den Ruf einer wertvollen Zwischenmahlzeit. Mit dem Zuckergehalt von Fruchtjoghurts aber landen Sie sofort in der Kategorie Dessert. Bevor ich von meinem Allgemeinarzt motiviert wurde und anfing, Labels genauer zu studieren und den Zucker für einige Wochen wegzulassen, wusste ich das auch nicht. Und ich treffe heute noch Kollegen und Freunde, die in diese Zuckerfalle tappen.

Hätten Sie's gewusst? Ein 250-Gramm-Joghurt von Bauer etwa enthält mehr Zucker als eine halbe Tafel Milchschokolade!

FRUCHTJOGHURT = GESUND?

>
33g ZUCKER IN
250g FRUCHTJOGHURT
29g ZUCKER IN
50g MILCHSCHOKOLADE

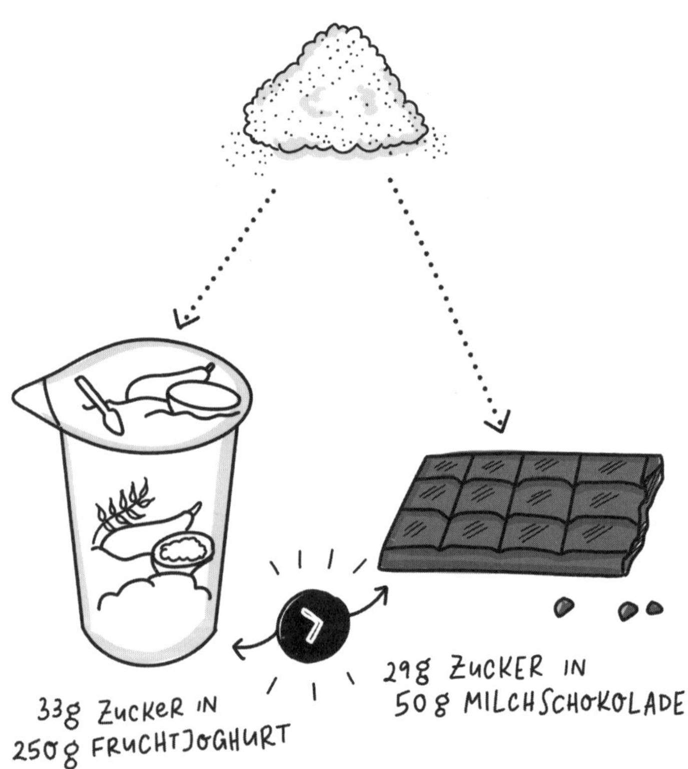

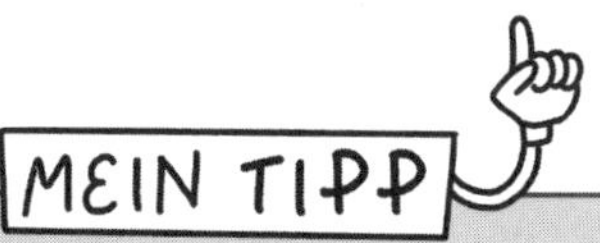

Naturjoghurt ist Joghurt. Fruchtjoghurt ist eine Süßigkeit. Das gilt insbesondere für die fettarmen Varianten. Stellen Sie sich Ihren Fruchtjoghurt lieber selbst zusammen – aus Naturjoghurt und frischem Obst der Saison.

Welchen Joghurt ich empfehle? Zunächst: Ich kaufe *nie* fettarme Produkte. In unsere Küche dürfen nur Joghurts mit mindestens 3,5 Prozent Fett (Kuhmilch). Noch öfter essen wir aber griechischen Joghurt mit 10 Prozent Fett (meistens aus Kuhmilch) – der macht nämlich richtig lange satt (und nicht fett!). Ein weiterer Vorteil: Der hohe Eiweißgehalt von bis zu 7 Prozent. Das griechische Original wird im Übrigen traditionell aus Schafsmilch gewonnen. Daneben löffeln wir ab und an auch naturbelassenen Schaf- und Ziegenjoghurt. Beide haben einen Fett- und Eiweißgehalt von etwa 5 Prozent. Im puren Joghurt befindet sich natürlicherweise Milchzucker. Gerade deshalb benötigt man wenig zusätzliche Süße.

Das schnellste (und gesündeste) Joghurt-Topping der Welt: Beeren – die müssen Sie nur noch waschen und nicht einmal mehr klein schneiden. Ich nehme zusätzlich gerne einige geröstete Nüsse und/oder geschrotete Leinsamen. Mein kleiner Sohn bezeichnet Leinsamen als Streusel und streut sie sich gerne eigenständig und sehr motiviert über seinen Joghurt.

Probieren Sie auch einmal griechischen Joghurt, über den Sie ein paar Walnüsse und einige Tropfen Reissirup geben. Wie immer bei »Süßem« gilt: weniger ist mehr.

Müsli und Frühstücksflocken

Auch bei Cerealien (Frühstücksflocken) und Müslimischungen, die mit ihren bunten Verpackungen locken, ist Vorsicht geboten. Müslis für Kinder sind oft genauso verzuckert wie die Produkte für Erwachsene – so sind bis zu 20 Gramm Zucker auf 100 Gramm Müsli leider keine Seltenheit.

Cerealien sind vor allem eins: zu süß. Lustige Figuren, bunte Farben und Spielzeug, das sich in der Verpackung versteckt, verführen zum Kauf. Freuen Sie sich, wenn Ihr Kind, das morgens eigentlich gar nichts herunterbekommt, wenigstens Cornflakes oder andere Cerealien zu sich nimmt? Getreide gilt schließlich als gesund. Und die zugesetzten Nährstoffe wie Vitamine versprechen uns auch einen Mehrwert. Was kann daran schon falsch sein? Sehr viel sogar. Zuallererst: Ihr Kind isst kein wertvolles Getreide mit tollen Nährstoffen, sondern einen riesigen Zuckerberg. Es handelt sich schlichtweg um ein Dessert. Zum anderen benötigt Ihr Kind bei einer ausgewogenen, naturbelassenen Ernährung keine zugesetzten Vitamine aus dem Lebensmittellabor.

Frühstücksflocken, die für Kinder vermarktet werden, erfüllen nicht die Ansprüche an ein kindgerechtes Frühstück. Das ergab ein foodwatch-Marktcheck von 143 Produkten, die in Aufmachung und Werbung gezielt Kinder ansprechen.[209] In jeder zweiten Packung steckt mindestens 30 Prozent Zucker, in manchen sogar mehr als 43 Prozent! »Viele Flocken sind damit zuckriger als Kuchen oder Schokokekse. Die sogenannten ›Cerealien‹ für Kinder sind also vor allem eines: Süßigkeiten mit Müsli-Anstrich und kein geeignetes Frühstück für Kinder«, kritisierte foodwatch. Die Verbraucherorganisation fordert deshalb klare gesetzliche Mindestanforderungen für Kinderfrühstücksflocken: Nur noch solche Produkte, die maximal 10 Prozent Zucker enthalten, sollen an Kinder vermarktet werden dürfen. Diese Zuckergrenze gelte als noch annehmbar für ein gesundes Frühstück und solle daher gesetzlich festgelegt werden.

Ich beobachte den vielen Zucker in Kinderlebensmitteln jetzt schon mehrere Jahre. Und obwohl die gesellschaftliche Diskussion um Zucker immer lauter wird, hören die Hersteller nicht auf, Kinder mit ihren Zuckerbomben zu ködern. Im Gegenteil. Der foodwatch-Marktcheck deckte auf, dass zum damaligen Zeitpunkt keine einzige Sorte Kinderfrühstücksflocken im gesamten Nestlé-Sortiment weniger als 30 Prozent Zucker enthielt. Konzerne wie Nestlé können oder wollen die Problematik nicht erkennen. Der Nestlé-Vorstandsvorsitzende Gerhard Berssenbrügge entgegnete foodwatch in einem Schreiben: »Ich kann Sie beruhigen: Unsere Frühstücks-Cerealien sind keine Süßigkeiten, sondern ein vollwertiger Start in den Tag.«[210] Dabei erklärte er, dass eine Portionsgröße von 30 Gramm Cini Minis 9,6 Gramm zugesetzten Zucker enthalten würde.[211] Das sind etwas mehr als drei Zuckerwürfel.

Darüber hinaus garantiere Nestlé, »dass jede Portion unserer Cerealien mit 8 Gramm Vollkorngetreide hergestellt ist«. Sie sehen schon, was trumpft. Das Produkt, welches als gesundes Vollkornprodukt vermarktet wird, hat pro Portionsgröße nur 8 Gramm Getreide, aber 9,6 Gramm Zucker (zum Kleinrechnen von Zuckerportionsgrößen ab. S. 216).

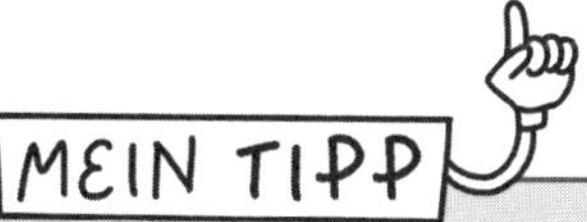

Leckere Müslimischungen können Sie ganz leicht selbst herstellen. Kaufen Sie dafür entweder ein Basismüsli, das ohne zugesetzten Zucker und Trockenobst auskommt (es sind leider nur sehr wenige) und ergänzen Sie Zutaten nach eigenen Vorlieben. Oder mischen Sie selbst die Getreideflocken, die Sie gerne mögen (Hafer-, Dinkel-, Roggenflocken usw.). Süßen Sie Ihr Müsli anschließend mit frischem Obst oder stellen Sie sich einfach Ihr eigenes DIY-Müsli zusammen (vgl. S. 286).

Wenn Kinder nicht frühstücken wollen, sind Eltern schnell verunsichert. Oft heißt es schließlich, Frühstück sei die wichtigste Mahlzeit des Tages. Kinder bräuchten es für einen gesunden Start in den Tag und für die Konzentration in der Schule. Seit Jahrzehnten tobt in der Wissenschaft der Streit um die Frage, ob man besser frühstücken solle oder nicht. Einige Forscher behaupten, ein Frühstück trage zu einem Kalorienüberschuss bei und könne so zu Übergewicht und Diabetes führen. Andere finden Belege dafür, dass dies genau nur dann passiere, wenn man die erste Mahlzeit des Tages auslasse. Mehrere Beobachtungsstudien haben gezeigt, dass übergewichtige und diabetische Erwachsene häufiger Mahlzeiten auslassen als dünne Menschen.

Nicht wenige Eltern sind durch Änderungen von Ernährungsempfehlungen und den Überfluss an unnötigen Produkten verunsichert. Die

Hersteller wissen natürlich, welche Sorgen die Kunden, also Eltern wie Sie und ich, täglich umtreiben, wenn sie ihren Kindern gutes Essen und ein gesundes Frühstück vorsetzen möchten. Wie gut, dass Konzerne wie Nestlé gleich die Antwort parat haben: »Besonders wichtig ist, dass dank Frühstückscerealien Kinder dazu ermutigt werden, Milch zu verzehren und überhaupt zu frühstücken. Denn viele Kinder sind Frühstücksmuffel und gehen ohne Frühstück in die Schule«, schrieb der Schweizer Konzern an foodwatch.[212] Frei übersetzt: Bevor Ihr Kind gar nichts isst, geben Sie ihm doch unsere Zuckerbomben. Nein, das sollten Sie nicht! Werfen wir noch einen Blick zurück zu den gegensätzlichen Ergebnissen der Studien. Möglicherweise besteht das Problem nämlich gar nicht im Frühstück als Mahlzeit an sich, sondern vielmehr darin, *was* die Studienteilnehmer am Morgen verzehrt haben. Es ist nun einmal eher unwahrscheinlich, dass Menschen mit einem Frühstück, das viele raffinierte Kohlenhydrate und reichlich Zucker enthält, wie eben auch viele im Handel erhältliche Cerealien, ihr Gewicht halten oder verringern können.[213] Davon will die Industrie natürlich nichts wissen.

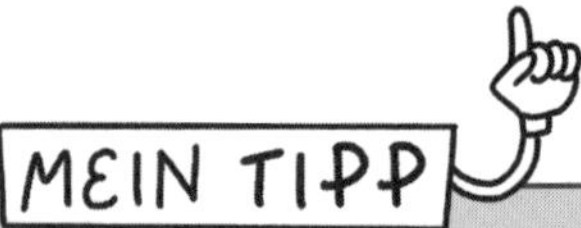

Ihr Kind ist ein Frühstücksmuffel? Überlegen Sie zunächst (zusammen), was Ihr Kind gerne isst. Was ist davon zuckerfrei? Es muss ja nicht immer Müsli, Porridge, Spiegelei oder Brot mit Käse in der Früh sein. Lassen Sie Ihrem Kind die freie Auswahl. Denkbar ist genauso ein bisschen Obst (zum Beispiel eine halbe Banane), ein Naturjoghurt, ein Joghurtshake mit Beeren oder ein Glas (Pflanzen-)Milch. Hinterfragen Sie auch Ihr Timing am Morgen. Klappt am Wochenende alles besser, weil Sie einfach mehr Zeit haben? Dann probieren Sie doch mal, Ihren kleinen Morgenmuffel unter der Woche zehn Minuten früher zu wecken. Eventuell hilft das schon, um den Appetit auf das gemeinsame Frühstück zu steigern.

Schokoaufstrich

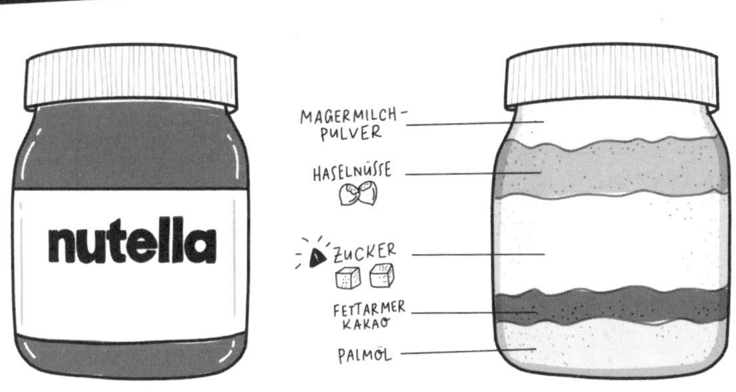

Wenn Werbung ehrlich wäre, dann hieße Nutella wohl einfach »Die Zucker-Fett-Creme«. Dennoch ist die Kalorienbombe ein Klassiker auf vielen Frühstückstischen. Zu einer zuckerfreien Ernährung passt dieses Produkt nun aber – wenig überraschend – nicht.

Nach Angaben der Verbraucherzentrale änderte Ferrero 2017 offenbar die Rezeptur. Laut Nährwerttabelle stieg damit der Zuckergehalt weiter auf 56,3 Prozent (vorher 55,9 Prozent), der Fettgehalt fiel geringfügig von 31,8 auf 30,9 Prozent.

Nutella gab es in der DDR natürlich nicht zu kaufen, dafür aber Nudossi. An den Geschmack erinnere ich mich nicht mehr; meine Eltern kauften das nicht. Aber dass ich als Kind einmal versuchte, Schokocreme aus Butter, ein paar Nüssen, Kakaopulver und anderen Zutaten selbst herzustellen und kläglich daran scheiterte, werde ich nie vergessen.

Nuss-Nougat-Cremes fallen bei Verbrauchertests immer wieder negativ auf. 2018 untersuchte Öko-Test 20 Schokocremes. Ganze 14 Aufstriche wurden mit »mangelhaft« oder »ungenügend« bewertet. Die Gründe: viel zu viel Zucker, außerdem Mineralöl und Fettschadstoffe. Gerade Nutella enthielt im Test neben unglaublich viel Zucker eine »stark erhöhte« Menge an Mineralöl, die sich im Körper Ihres Kindes anreichern kann. In der Nudossi-Creme steckte zwar kein Palmöl, aber einige Schadstoffe wie Glycidol, das als erbgutschädigend und krebserregend gilt.

Im Handel habe ich bisher nur einen Schokoladenaufstrich (auf Erdmandelbasis) entdecken können, der ohne Zucker und Süßungsmittel auskommt. Da ich mit meinen Kindern immer mal wieder schokoladige Naschereien zubereite, habe ich bisher nicht den Wunsch verspürt, auch noch Schokoladencreme als Brotaufstrich zu kredenzen.

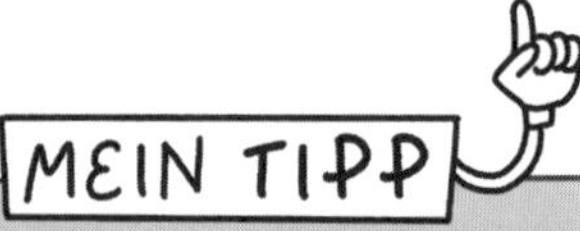

Probieren Sie doch mal Nussmus auf dem Brot. Ein gutes Mandel- oder Cashewmus schmeckt besonders süßlich. Sie können das Brot zusätzlich mit Bananenscheiben belegen und rohem Kakaopulver bestäuben.

Säfte, Limonaden und Softdrinks

Die Nahrungsmittelindustrie reichert insbesondere sogenannte Erfrischungsgetränke mit ordentlich Zucker an, wie die Verbraucherorganisation foodwatch 2018 in einer Markstudie aufdeckte.[214] Demnach ist jedes zweite Erfrischungsgetränk überzuckert. So enthalten 345 von insgesamt 600 untersuchten Getränken (also 58 Prozent) mehr als 5 Gramm Zucker je 100 Milliliter. Bei einer normalen Trinkportion von 250 Milliliter entspricht dies mehr als vier Zuckerwürfeln.

Für die Untersuchung nahm die Verbraucherschutzorganisation Limonaden, Cola-Getränke, Energydrinks, Saftschorlen, Brausen, Eistees, Near-Water- und Fruchtsaftgetränke unter die Lupe. 2016 hatte foodwatch schon einmal einen Getränke-Marktcheck durchgeführt. Damals enthielten die zuckergesüßten Getränke im Schnitt 7,5 Prozent Zucker, 2018 waren es noch 7,3 Prozent (= sechs Stück Würfelzucker). Damit hat sich seit der ersten Untersuchung quasi nichts verändert.

WAS IST DRIN?

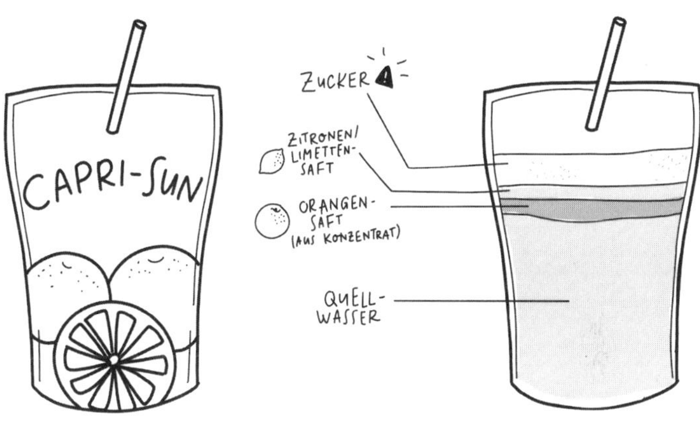

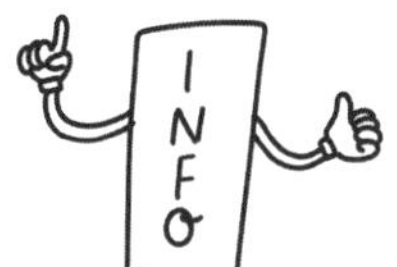

Der größte Zuckerschock steckte bei diesem Marktcheck übrigens in der 500-Milliliter-Dose Monster Energy Assault – mit ganzen 27,5 Zuckerwürfeln.

foodwatch fordert seit Langem die Ernährungsminister auf, eine »Limosteuer« wie in Großbritannien einzuführen. Dort werden Getränke mit einem Anteil von mehr als 5 Prozent Zucker seit 2018 mit einer Sonderabgabe belegt. Ein Großteil der Hersteller auf dem britischen Markt hat deshalb den Zuckergehalt seiner Getränke deutlich reduziert. Der Marktführer Coca-Cola hat den Zuckergehalt seiner Softdrinks Fanta und Sprite in Großbritannien beispielsweise von 6,9 bzw. 6,6 Gramm auf 4,6 bzw. 3,3 Gramm gesenkt. In Deutschland hingegen enthalten Fanta und Sprite noch mehr als 9 Gramm Zucker. Eine steuerliche Regelung wird seitens der zuständigen Ministerin für Ernährung und Landwirtschaft, Julia Klöckner, bisher abgelehnt.

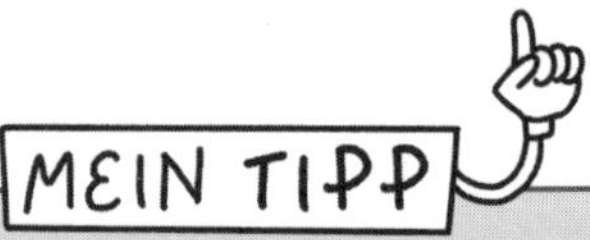

Seit Jahren setzt die Bundesregierung auf das Prinzip Freiwilligkeit. Hersteller sollen also ohne steuerliche Anreize dazu gebracht werden, den vielen Zucker zu reduzieren. Da dies bisher nicht funktioniert, lautet mein Tipp: Selbermachen! Am besten mixen Sie Ihre Erfrischungsgetränke selbst. Das spart nicht nur Kosten, auch das lästige Schleppen entfällt. Wie man erfrischende Getränke herstellt, lesen Sie auf S. 327.

5. ÜBERLEBEN IM ZUCKERDSCHUNGEL

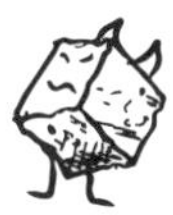

Milo, der Sohn einer Freundin, hatte keinen Kitaplatz bekommen. So ging er im Alter von etwa einem Jahr in eine Großtagespflege[215] in München. Sein tägliches Frühstück dort bestand aus einem hellen Weizenbrötchen mit Nutella. Da die Familie trotz einjähriger Suche keinen anderen Betreuungsplatz fand, isst ihr Sohn nun jeden Tag diese Zuckerbomben. Unterbinden konnten die Eltern das nicht, Gespräche bezüglich des Essens und anderer Erziehungsfragen stießen nicht auf Gehör. Meine Freundin fühlt sich hilflos, denn sie und ihr Mann müssen beide Vollzeit arbeiten, um das Leben in einer der teuersten Großstädte Deutschlands finanzieren zu können.

Ein Einzelfall? Vermutlich nicht. Viele Kitas halten sich einer Studie zufolge nicht an die Ernährungsempfehlungen der DGE und können dadurch die Gesundheit der Kinder gefährden. Die Kleinsten benötigen eine gesunde, auf ihr Alter abgestimmte Ernährung. Doch nicht einmal ein Drittel aller Kindertagesstätten befolgt die Qualitätsstandards für die Verpflegung in Tageseinrichtungen, die die DGE bereits 2009 erstellt hat.[216] Für den Ernährungsbericht 2014 gaben die obersten Ernährungshüter eine bundesweite Studie in Auftrag,[217] in der untersucht wurde, welches Essen Kinder in Tageseinrichtungen erhalten. Die Ergebnisse dürften Experten wie Eltern nicht gefallen:

- In nur 6,5 Prozent aller Kitas gibt es täglich Gemüse,
- nur 38,9 Prozent bringen regelmäßig (an acht von 20 Verpflegungstagen) Salat und Rohkost auf den Tisch,
- 44,7 Prozent der Kitas servieren den Kindern zu oft Fleisch und Wurst (an mindestens acht von 20 Verpflegungstagen).

Auch die Art der Zubereitung sei den Experten zufolge verbesserungswürdig. Mehr als zwei Drittel aller Kitas beziehen das Mittagessen über Caterer, von denen lediglich 19 Prozent über eine Zertifizierung verfügen. Bei über 50 Prozent der Kitas werde das Essen warm gehalten. Nur knapp ein Drittel der Kindertageseinrichtungen bereite das Mittagessen täglich selbst frisch zu. Doch auch hier gebe es Mängel: Nur 38,4 Prozent der Kitas verfügen über eine ausgebildete Fachkraft für die Essenszubereitung, so die Studie.

Bei allen Verantwortlichen, Kitaträgern, Erziehern und Politikern müssten die Alarmglocken schrillen. Denn mehr als 2,6 Millionen Kinder essen laut Erhebung des Statistischen Bundesamtes vom März 2018 in Kitas zu Mittag. Durch den Ausbau der Ganztagsbetreuung spielt die Verpflegung außerhalb der eigenen vier Wände eine immer größere Rolle. Aufgrund steigender Lebenshaltungskosten sind Eltern häufig auf eine Ganztagsbetreuung ab Kleinkindalter angewiesen. Umso wichtiger ist es in der verbleibenden Zeit, dem Nachwuchs ein liebevolles Zuhause mit gesundem natürlichem Essen zu bieten.

So manche Mütter und Väter fragen mich, wie ich es schaffe, den ganzen Zucker wegzulassen. Insbesondere dann, wenn aus den Babys Kleinkinder und schließlich große Kinder mit einem eigenen Kopf und starkem Willen werden. Die Geschichten der Eltern ähneln sich. »Beim ersten Kind habe ich noch den Zucker weggelassen, habe alles selbst gebacken. Das erste Eis gab es bei uns mit zwei Jahren. Aber spätestens, als das Kind in die Kita kam …«

In der Tat ist der Übergang von zu Hause in eine Betreuungssituation eine einschneidende Veränderung für Kinder und Eltern – und zwar nicht nur in Sachen Erziehung. Zum ersten Mal sind nun nicht nur Sie oder andere Familienmitglieder für die Ernährung zuständig, sondern Erzieher, die Sie kaum kennen. Um eine ausgewogene und gesunde Ernährung zu gewährleisten, müssen nun alle Beteiligten klare Absprachen treffen. Vermutlich haben nur wenige von Ihnen die Möglichkeit, zwischen verschiedenen Kindertagesstätten und Konzepten auszuwählen, zu denen inzwischen ganz selbstverständlich auch das Essen gehört. Werden die Speisen vor Ort frisch zubereitet? Oder liefert ein Caterer das Essen an? Und wie gehen die Erzieher eigentlich mit Zucker und Süßem um?

Kinder lernen am Vorbild, wenn es um Erziehung und Ernährung geht. Das Bewusstsein für die Qualität der Nahrungsmittel und auch für die Esskultur wird zu Hause, aber eben auch von Kita und Schule mitbestimmt. Gutes Essen muss nicht teuer sein. Zudem sollten Kosten nicht an erster Stelle stehen. Die Frage ist doch: Wie viel sind uns unsere Kinder wert?

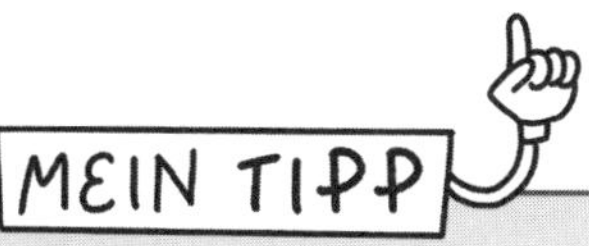

Wenn Sie mit der Versorgung Ihres Kindes in der Kita oder Schule unzufrieden sind, suchen Sie das Gespräch mit den Erziehern oder der Leitung. Sie mögen keine Alleingänge? Bringen Sie gemeinsam mit anderen Eltern Vorschläge ein. Werfen Sie ein paar Anregungen in den Meckerkasten, der in den meisten Einrichtungen hängt (natürlich könnten Sie auch einige kopierte Seiten dieses Buches dazulegen). Oder weisen Sie auf die vielfältigen Angebote der Verbraucherzentralen zur Ernährungsbildung hin.

Wir hatten Glück. Mein ältestes Kind ging mit knapp einem Jahr zu einer Tagesmutter, vier Tage die Woche. Diese liebevolle Betreuerin meines Sohnes war nicht nur aus pädagogischer Sicht die allerbeste Tagesmutter und Erzieherin, die ich mir wünschen konnte (danke!), auch das Essen bereitete sie jeden Tag frisch zu. Saft oder andere süße Getränke gab es nie. Nachtisch oder Backwaren süßte sie mit wenigen Früchten oder Reissirup, sehr selten verwendete sie Ahornsirup. Dann mussten wir jedoch umziehen und begannen erneut mit der Kitasuche. Natürlich stellten wir uns als Eltern die Frage, wie wir mit der Essensfrage umgehen sollten. Doch wir hatten keine Wahl. Nur eine Kita in der Nähe sagte uns einen Platz zu.

Die Kitaleiterin wollte am Ende des Aufnahmegesprächs noch etwas »ganz Wichtiges« mitteilen. Es ging ums Essen. »Die Kinder bringen in unserer Kita das Frühstück und den Nachmittagssnack selbst mit. In der Vergangenheit hatten wir hier Probleme mit zu viel Zucker, Schokoriegeln und hast du nicht gesehen.« Die resolute Leiterin regte sich wirklich auf. »Wir sind jetzt eine zuckerfreie Kita. Es gibt nur Wasser und ungesüßten Tee zu trinken. Sie können frisches Obst und Gemüse mitbringen, belegte Brote – aber nichts mit Zucker!« Mein Mann, der das Aufnahmegespräch allein führte, da ich auf einer Recherchereise im Ausland war, musste innerlich grinsen.

Das bedeutet jedoch nicht, dass mein ältestes Kind in dieser Einrichtung nicht trotzdem mit Zucker in Berührung kam. Da sind zum einen die Kindergeburtstage, zum anderen besondere Anlässe wie Ostern, Weihnachten oder das Kitasommerfest. Die meisten Eltern bringen zu diesen Gelegenheiten süßes Essen und zuckrige Getränke mit. Diese Ausnahmen sind von der Kitaleitung erlaubt. Und ja, mein Kind isst diese Sachen auch. Wir als Eltern können aber dafür sorgen, dass bei gemeinsamen Festen, zu denen alle etwas mitbringen sollen, auch gesunde Lebensmittel zur Auswahl stehen. Oft backe ich dann meinen Schokoladenkuchen, der vor allem durch Erdmandeln und Reissirup an Süße gewinnt und super bei den Kindern ankommt (vgl. Rezept auf S. 319). Und ich bringe Gemüsesticks mit. Oder Nüsse, denn auch Kinder lieben diese leckeren, gesunden Kraftpakete.

Eine ausgewogene und abwechslungsreiche Ernährung für Ihr Kind

Die Ernährung hat einen großen Einfluss auf Wachstum, Entwicklung und Wohlbefinden Ihres Kindes. Denn was Ihr kleines Kind isst und trinkt, entscheidet mit darüber, wie gesund es später als Jugendlicher und sogar als Erwachsener sein wird. Schon früh bilden sich Gewohnheiten und Einstellungen zum Essen, die häufig ein Leben lang fortbestehen. Und das wirklich Tolle: Wenn Sie schon früh Lust auf leckeres, gesundes Gemüse und Obst wecken, geben Sie Ihrem Kind eine perfekte Grundlage mit auf den Weg. Sie machen Ihrem Kind quasi ein lebenslanges Geschenk.

Häufig ist von »ausgewogener« und »abwechslungsreicher« Ernährung die Rede. Was bedeutet das eigentlich genau? Ausgewogen heißt, Nahrungsmittel in bestimmten Mengen zu essen und einige Produkte zu bevorzugen. Im Idealfall sind rund drei Viertel der Lebensmittel pflanzlich, denn diese enthalten viele Vitamine und Mineralstoffe, aber nur wenige Kalorien. Von pflanzlichen Lebensmitteln können und sollen Kinder viel essen. Ergänzt wird die Auswahl durch tierische Lebensmittel.

Abwechslungsreich bedeutet, möglichst unterschiedliche Lebensmittel zu essen, also viel Variation in den Speiseplan zu bringen. Zum Beispiel nicht nur Nudeln, sondern auch Hirse, Quinoa, Dinkel, Buchweizen, Reis, Süßkartoffeln, Kartoffeln usw. anzubieten.

Experten sind sich inzwischen einig, dass Kinder sich ohne Probleme vegetarisch ernähren können, wenn das Essen ausgewogen ist. Die Versorgung mit Nährstoffen wie Kalzium, Eisen und Zink sollten Sie allerdings immer im Blick behalten. Eine rein vegane Ernährung wird dagegen deutlich kritischer betrachtet. So kann die DGE eine vegane Ernährung für Säuglinge, Kinder und Jugendliche ausdrücklich *nicht* empfehlen.[218] Eine ausreichende Versorgung mit einigen Nährstoffen sei nicht oder nur schwer möglich. Als problematischster Nährstoff gilt dabei Vitamin B_{12}. Kritisch bei einer veganen Ernährungsweise sind auch Protein bzw. unentbehrliche Aminosäuren und langkettige Omega-3-Fettsäuren sowie weitere Vitamine (Riboflavin, Vitamin D) und Mineralstoffe (Kalzium, Eisen, Jod, Zink, Selen). »Wer sich dennoch vegan ernähren möchte, sollte dauerhaft ein Vitamin-B_{12}-Präparat einnehmen, auf eine ausreichende Zufuhr vor allem der kritischen Nährstoffe achten und gegebenenfalls angereicherte Lebensmittel und Nährstoffpräparate verwenden«, heißt es.[219] Der Berufsverband der Kinder- und Jugendärzte (BVKJ) empfiehlt Eltern, die ihre Kinder vegan ernähren, sich bei Ernährungsexperten Rat zu holen, um Mangelerscheinungen vorzubeugen.

Meine Kinder sind wie auch ich Flexitarier. Das bedeutet, dass wir uns hauptsächlich vegetarisch ernähren. Fisch wird in unserer Familie regelmäßig, Fleisch selten verzehrt. Daneben setze ich auf Vollfettprodukte, etwa bei Käse und Joghurt, und hochwertige Öle, zum Beispiel Olivenöl und Leinöl, sowie Nüsse und Samen. Fettreduzierte Nahrungsmittel kommen nicht in meine Küche! Die Qualität der Nahrung spielt für mich eine große Rolle. Daher kaufe ich bevorzugt biologische und/oder regionale Produkte, bei denen die Herkunft klar ist. Fleisch aus nicht artgerechter Haltung lehne ich ab.

Kalzium

Für eine ausreichende Knochendichte im späteren Leben müssen bereits Kinder ausreichend Kalzium zu sich nehmen. Das wesentliche Knochenwachstum findet nämlich genau in dieser Zeit statt. Üblicherweise werden von den Fachgesellschaften Milch- und Milchprodukte für die Kalziumabdeckung empfohlen. Ob Milch gesund ist, bleibt trotz vieler Studien eine Streitfrage. Weitere exzellente Kalziumlieferanten sind:

- Sesamsamen – pur für Kinder, als Sesammus (auch unter dem Namen Tahin bekannt) für Babys, Kleinkinder, Kinder,
- Mandeln, Haselnüsse und Paranüsse – pur für Kinder, als Mus für Babys, Kleinkinder, Kinder,
- (dunkelgrünes) Blattgemüse wie Grünkohl, Spinat und Schwarzkohl, Fenchel, Mangold und Rucola sowie frische Kräuter,
- Hülsenfrüchte,
- Tofu,
- mit Kalzium angereicherte Milchalternativen,
- kalziumreiches Mineralwasser.

Wie Sie Ihr Kind am besten zuckerfrei ernähren

Egal ob Sie Ihr Kind flexitarisch, vegetarisch, pescetarisch oder omnivor ernähren, die wichtigste Faustregel lautet: Esst echtes Essen, Leute! Naturbelassene Lebensmittel schützen vor zahlreichen ernährungsmitbedingten Krankheiten.

Ein großer Anteil des Zuckerbergs in unserer Ernährung stammt aus Süßwaren (36 Prozent), zuckerhaltigen Getränken wie Fruchtsäften und Nektaren (26 Prozent) sowie Limonaden (12 Prozent).[220] Auch in hochverarbeiteten Lebensmitteln steckt häufig viel Zucker.

Zuckerfrei mit links: Meine drei ultimativen Tipps

Diese drei Veränderungen tragen **sofort** zur Gesundheit Ihres Kindes bei:

- Tauschen Sie die Softdrinks, Energydrinks und Säfte Ihres Kindes gegen Wasser aus. Stellen Sie alternativ zunächst auf Saftschorle um (mindestens im Verhältnis 3:1 – drei Teile Wasser, ein Teil Saft). Gießen Sie dabei zuerst das Wasser und danach den Saft ins Glas. Tests haben ergeben, dass so deutlich weniger Saft – und damit weniger Zucker – im Glas landet. Ab dem Alter von etwa drei Jahren kann sich Ihr Kind die Schorle natürlich schon selbst mischen.
- Kaufen Sie keine Süßigkeiten und verzichten Sie zu Hause auf ein Süßigkeitenfach. Was nicht da ist, kann auch nicht zum Essen verführen. Zack, so einfach ist das. (Einen trockenen Alkoholiker würden Sie ja auch nicht in eine Bar schicken, oder? Dieses Bild schafft hoffentlich Klarheit. Die wissenschaftlichen Erkenntnisse zum suchtähnlichen Verhalten im Zusammenhang mit Zucker oder Zucker als Einstiegsdroge können Sie auf S. 46 nachlesen).
- Kaufen Sie so wenig Fertiglebensmittel wie möglich. Fertigprodukte, die Zucker enthalten, aus mehr als fünf Zutaten bestehen oder sogar Inhaltsstoffe tragen, deren Namen Sie nicht verstehen, sollten Sie nicht in Ihre Küche lassen.

Die nachfolgenden Grundsätze für eine gesunde Kinderernährung orientieren sich an den zentralen Empfehlungen der DGE und des Berufsverbands der Kinder- und Jugendärzte.[221] Gut zu wissen: Im Grunde gelten für Kinder ab dem ersten Lebensjahr die gleichen Ernährungsprinzipien wie für Jugendliche oder Erwachsene. Daher können bereits die Kleinsten ab diesem Alter an gemeinsamen Familienmahlzeiten teilnehmen.

Getränke

Die wichtigste Regel lautet: Bieten Sie Ihren Kindern Wasser und ungesüßten Tee statt Softdrinks und Säften an. Als grobe Faustregel gilt: mindestens sechs Gläser oder Tassen am Tag. Je kleiner das Kind, desto kleiner darf das Glas sein.

Wenn Kinder stark schwitzen, etwa weil sie sich viel bewegen oder es heiß ist, kann sich ihr Flüssigkeitsbedarf deutlich erhöhen. Bieten Sie Ihrem Kind am besten regelmäßig zwischendurch und zu jeder Mahlzeit ein zuckerfreies Getränk an. Die besten Durstlöscher sind stilles (Leitungs-)Wasser, Mineralwasser und ungesüßte Kräuter- oder Früchtetees. Softdrinks und Fruchtsaftgetränke sind dagegen Zucker- und Kalorienbomben. Cola, Energydrinks und andere Mixgetränke (wie etwa Eistee) enthalten außerdem schädliches Koffein. Auch starke schwarze oder grüne Tees sind für Kinder ungeeignet. Milchgetränke sind ebenfalls nicht zweckmäßig und eignen sich nicht zum Durstlöschen. Gewöhnen Sie Ihr Kind von Anfang an daran, dass süße Getränke nicht ins Glas kommen, dann wird es Wasser und Co. einfach akzeptieren. Seien Sie auch hier ein supertolles Vorbild.

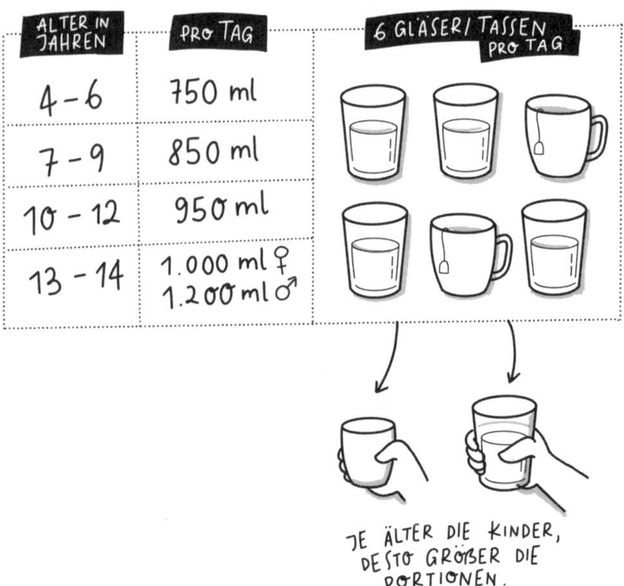

Naturbelassene Produkte

Damit sind vor allem frisches Gemüse und Obst aus der Region, Vollkornprodukte, nicht verarbeiteter Fisch und frisches Fleisch gemeint. Greifen Sie im Supermarkt lieber zum Apfel als zum Apfelmark, lieber zu Fisch als zu Fischstäbchen. Streichen Sie industrielle Nahrungsmittel am besten ganz vom Einkaufszettel. In der Regel enthalten Fertigprodukte neben sehr viel Zucker auch viel Salz und Fett. Zusatz- und Aromastoffe sorgen dafür, dass die Waren »natürlich« und »frisch« schmecken. Nur so können Fertigprodukte unseren Geschmacksnerven den Eindruck einer »echten« Mahlzeit und »echter« Inhaltsstoffe vermitteln. Wenn Kindern überwiegend der Geschmack industrieller Joghurts oder Milchshakes mit Erdbeeraroma vertraut ist, kann eine echte Erdbeere für viele nicht mehr mithalten – oft schmeckt sie dann zu wenig süß und fruchtig. Die Lebensmittelindustrie trimmt die Präferenzen unserer Kinder schon früh auf ihre Produkte. Das ist die Geschäftsgrundlage der Hersteller, sie möchten schließlich so viele Lebensmittel wie nur möglich verkaufen. Und das ein Leben lang. Denn die Kinder von heute sind Kunden von morgen. Haben Sie etwa schon einmal Werbung für eine Gurke oder eine Paprika im Fernsehen gesehen? Ich nicht. Denn die Gewinnspanne für die Industrie ist hier um ein Zigfaches niedriger als bei Süßigkeiten und Fertiglebensmitteln.

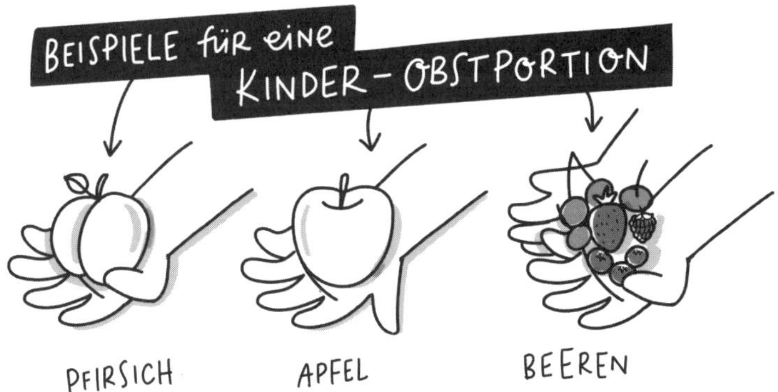

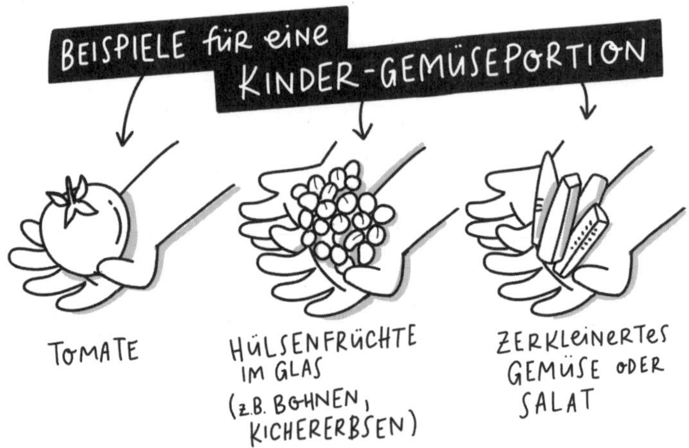

Obst und Gemüse

Obst und Gemüse enthalten reichlich Vitamine, Mineralstoffe, Ballaststoffe und sekundäre Pflanzenstoffe – und gleichzeitig nur wenig Fett und Kalorien. Sie gehören daher mehrmals täglich auf den Tisch. Empfohlen werden täglich drei Portionen Gemüse (als Rohkost, Salat oder gekocht) sowie zwei Portionen Obst. Wie immer gilt auch hier: Die Portionsgröße wächst mit. Kleine Kinder – kleine Portionen; große Kinder – große Portionen.

Gemüse besitzt unschlagbare Superkräfte für Ihr Kind. Aus verschiedenen Sorten lassen sich schnell und einfach leckere und kostengünstige Gerichte zaubern (vgl. Rezepte ab S. 283). Sie dauern nicht viel länger als eine Fertigpizza im Ofen, sind aber ungleich gesünder und prägen den Geschmack Ihres Kindes fürs Leben. Saisonales Obst und viele Gemüsesorten kann und sollte Ihr Kind roh essen – das macht also erst recht keine Arbeit. Da meine Kinder bisher keinen Salat mögen, gibt es bei uns zu Hause regelmäßig Gemüserohkost, öfters mit einem Esslöffel Olivenöl nativ extra.

Obst kann Ihr Kind genauso zwischendurch naschen. Zusammen mit einem Müsli aus Getreideflocken, Nüssen und (Pflanzen-)Milch oder einem leckeren Haferbrei eignet es sich als idealer Start in den Tag oder als schneller Snack am Nachmittag.

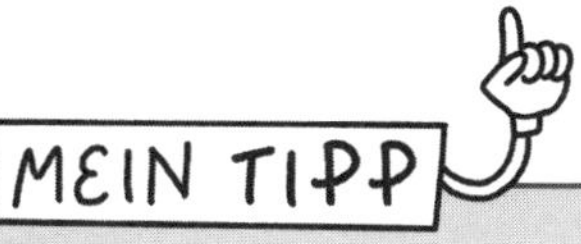

Wählen Sie regelmäßig Obst und Gemüse in verschiedenen Farben aus. So können Sie sicherstellen, alle wichtigen Inhaltsstoffe anzubieten. Ihr Kind hat seit Wochen keine Lust auf »Grün«? Macht nichts! Verstecken Sie doch einmal die grüne Paprika oder Zucchini klein geraspelt oder püriert in einer Tomatensoße oder in einem Omelette. Oder greifen Sie einfach zu ihren gelben Gemüsependants. Grundsätzlich bin ich übrigens davon überzeugt, dass wir unseren Nachwuchs mit offenen Sinnen an gutes Essen heranführen sollten. Ein andauerndes Verstecken etwa von Roter Bete oder Zucchini in Kuchen halte ich für kontraproduktiv. Wieder steigern wir nur die Lust auf Süßes, statt gesunde Ernährungsgewohnheiten zu stärken. Denn seien wir mal ehrlich: Ein Kind, das heute gerne Schokoladenkuchen mit Roter Bete nascht, wird deshalb morgen nicht zum Fan von Roter Bete in Hauptspeisen. Dafür sind andere Geschmackserfahrungen notwendig.

Haben Sie einen Wochenmarkt, Hofladen oder Biomarkt in der Nähe oder können Sie eine Biokiste abonnieren? Dann probieren Sie mit Ihrer Familie doch einmal alte Obst- und Gemüsesorten. Die Erträge von modernen Hybridsorten werden in Supermärkten und Discountern verkauft; sie sind im Geschmack vor allem hinsichtlich der Süße optimiert.

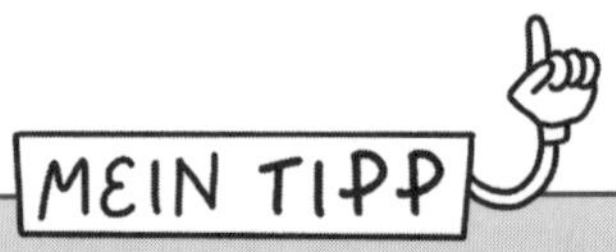

Halten Sie immer etwas Tiefkühlgemüse, -obst und -kräuter bereit. Das ist *echtes* »Fast Food«: fertig geschnitten und sofort einsatzbereit. Weil es direkt nach der Ernte gefroren wird, enthalten tiefgekühlte Lebensmittel oft mehr Vitamine als Frischware, die durch Transport und Lagerung schnell gesunde Nährstoffe verliert. Achten Sie darauf, wirklich naturbelassenes Gemüse und Obst zu kaufen. In dieser Form ist es nämlich ungezuckert. Auf der Zutatenliste sollte nichts außer der Gemüse-, Obst- oder Kräuterbezeichnung stehen.

Brot, Getreide und Beilagen

Nahrungsmittel aus Getreide sind entscheidend für eine gesunde Ernährung. Greifen Sie so oft wie möglich zu Vollkornvarianten (also beispielsweise Vollkornmehl oder -nudeln). Denn durch die vielen Ballaststoffe bleibt Ihr Kind lange satt. Die DGE empfiehlt, täglich vier Portionen Getreide, Brot und Beilagen wie Hirse, Reis etc. zu essen. Zumindest die Hälfte sollte dabei aus Vollkorn bestehen.

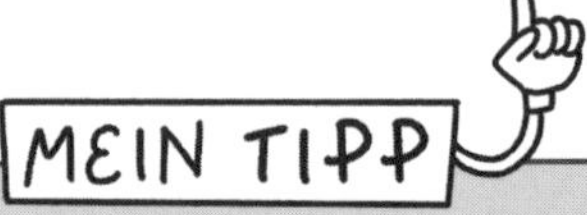

Frühstücksflocken und Müslimischungen, die mit Zucker, Sirup, Honig oder Schokolade gesüßt sind, gehören keinesfalls zu den empfohlenen Getreideprodukten. Das sind Süßigkeiten, die Sie am besten komplett vermeiden.

Ihr Kind ist gezuckerte Müslis und Cerealien gewohnt und Sie wissen nicht, wie Sie jetzt auf »zuckerfrei« umstellen? Ganz einfach: ohne Druck, nach und nach. »Verlängern« Sie zunächst das gezuckerte Müsli mit Haferflocken, gegebenenfalls auch mit Kokoschips und/oder Nüssen. Stellen Sie dann gemeinsam mit Ihrem Kind auf weniger süße Müslis um. Suchen Sie ruhig gemeinsam beim Einkaufen einen neuen Favoriten aus. Achten Sie dabei unbedingt auf die Zutatenliste, Sie wissen ja: Zucker hat viele Namen. Als Faustregel gilt: Hinter Silben wie »-ose«, »-dextrin«, »-sirup«, »-saft« oder »-süße« steckt Zucker. Trauben(frucht)süße oder Apfel(frucht)süße klingen zwar nach Obst und damit gesund, dahinter verbirgt sich aber hochkonzentrierter Zucker (vgl. auch die Liste auf S. 189). Und, last but not least: Stellen Sie doch mit Ihrem Kind einfach Ihr eigenes knackiges DIY-Müsli zusammen. Das Rezept finden Sie auf S. 286.

Im Handel können Sie aus vielen verschiedenen Getreidearten wählen. Sogenannte Urgetreide wie Dinkel, die Dinkelvariante Grünkern, Einkorn, Kamut oder Emmer ergänzen klassische Getreidearten wie Weizen, Roggen und Hafer. Die getreideähnlichen Pflanzen Hirse, Buchweizen, Amaranth und Quinoa sind glutenfrei und eignen sich ebenfalls hervorragend für eine naturbelassene Ernährung.

Obwohl die Nährstoffe von Urgetreide und Weizen grundsätzlich ähnlich sind, wirft jede Sorte ihre eigenen Pluspunkte in die Waagschale. Die Energiegehalte der verschiedenen Urgetreide weichen nur geringfügig voneinander ab, sind jedoch durchgehend höher als von Weizen. Dinkel besticht mit seinem besonders hohen Eiweißgehalt sowie mit hohen Mengen an Kalium, Magnesium und Zink (daher verwende ich ihn persönlich auch sehr gerne). Hirse punktet mit einem hohen Eisenwert, enthält aber relativ wenige Ballaststoffe. Weizen kann dagegen mit wesentlich höheren Mengen an Folsäure aufwarten als die Urgetreide. Der Nährstoffgehalt von Emmer ist dem von Weizen recht ähnlich, dabei enthält Emmer jedoch etwa doppelt so viel Vitamin E.

Die (unbegründete) Angst vor Gluten

Etwa ein Prozent der Kinder und Jugendlichen in Europa leiden an der Glutenunverträglichkeit Zöliakie. »Zöliakie ist eine chronische Erkrankung des Dünndarms und zählt zu den Autoimmunerkrankungen. Sie beruht auf einer Unverträglichkeit gegenüber dem Klebereiweiß Gluten, das in den Getreidesorten Weizen, Roggen, Dinkel und Gerste [und auch in Hafer, Anmerkung der Autorin] vorkommt. Es besteht aus den beiden Proteinen Prolamin und Glutelin. Im Dünndarm von Zöliakiebetroffenen verursacht Gluten Entzündungen der Dünndarmzotten, die für die Nährstoffaufnahme zuständig sind. Durch die Entzündung bilden sich die Darmzotten zurück. So ist die Nährstoffaufnahme durch den Dünndarm vermindert. Die Folge sind Mangelerscheinungen in unterschiedlicher Form«, beschreibt die Deutsche Zöliakie-Gesellschaft (DZG) das Krankheitsbild.

Allerdings zeigt sich das Vollbild einer Zöliakie »nur« bei 10 bis 20 Prozent der Betroffenen, so der Berufsverband der Kinder- und Jugendärzte. Untypische Formen treten häufiger auf. Die Erkrankung kann jederzeit im Laufe des Lebens ausbrechen, am häufigsten erkranken jedoch Menschen im Alter zwischen einem und acht bzw. 20 und 50 Jahren. Schon kleinste Mengen an Gluten in der Nahrung können bei Betroffenen Beschwerden im Magen-Darm-Trakt auslösen. Zöliakie ist eine ernst zu nehmende Krankheit.

Eine andere Sache ist die sogenannte Glutenempfindlichkeit oder auch Weizensensitivität. Die Symptome können mit Bauchschmerzen, Blähungen, Durchfall oder Verstopfung, Kopfschmerzen und Müdigkeit denen einer Glutenunverträglichkeit ähneln. Bei einer Weizensensitivität bleibt die Dünndarmschleimhaut allerdings verschont. Wer daran leidet, sollte ebenso eine glutenfreie Diät einhalten, empfiehlt die Deutsche

Gesellschaft für Gastroenterologie, Verdauungs- und Stoffwechselkrankheiten (DGVS) in ihrer Leitlinie.[222]

In den letzten Jahren ist glutenfreie Ernährung in Mode gekommen. Daher möchte ich an dieser Stelle mit einigen Vorurteilen aufräumen. Selbstverständlich gibt es Kinder und Erwachsene, die keinen Weizen oder anderes Getreide mit Gluten vertragen. Genauso wie es Menschen gibt, die keine Milch vertragen. Und ja, mir ist auch klar, dass manchmal Ärzte keine Glutenunverträglichkeit feststellen können und Sie trotzdem bei sich oder Ihrem Kind denken: »Da ist doch aber was!« Bevor Sie glutenfreie Produkte kaufen, probieren Sie einmal Folgendes: Lassen Sie das glutenhaltige Getreide, das Ihre Familie regelmäßig verzehrt, zunächst für einige Wochen weg. Fangen Sie dann langsam wieder an, das Getreide in Ihren Speiseplan einzubauen – erst nur eine Getreidesorte, zwei Wochen später die nächste, die Sie gerne essen, usw. Beobachten Sie dabei, welches Getreide von Ihnen oder Ihrem Kind besser vertragen wird. So habe ich das bei mir durchgetestet, weil eine ärztliche Untersuchung mich nicht weitergebracht hat, ich aber anscheinend mit bestimmten Getreidesorten weniger gut zurechtkomme, vor allem nach dem Genuss von Brot. Das war vor über zehn Jahren. Wissenschaftler haben diese »Brotunverträglichkeit« inzwischen genauer untersucht. Warum immer weniger Menschen Brot gut vertragen, hängt – Achtung, Spoiler – auch mit Zucker zusammen. Einer Studie der Universität Hohenheim zufolge hat die Ruhezeit des Brotteigs einen Einfluss darauf, wie bekömmlich das Brot ist.[223]

Und das hat alles mit FODMAPs zu tun. Die Abkürzung steht für **F**ermentierbare **O**ligosaccharide, **D**isaccharide, **M**onosaccharide und (**a**nd) **P**olyole und bezeichnet verschiedene vergärbare Zucker. Zu ihnen zählen Milchzucker, Fruchtzucker sowie das in »zuckerfreien« Kaugummis enthaltene Sorbit.

FODMAPs sind schwer verdaulich und bereiten deshalb vielen Menschen Magenprobleme. Brot ist nicht gleich Brot, das habe ich damals selbst festgestellt. Warum aber vertrage ich Roggenbrot mal gut und ein anderes Mal gar nicht? Weniger kompliziert geht es nicht.

Das Team um den Lebensmittelwissenschaftler Reinhold Carle von der Uni Hohenheim fand eine Erklärung dafür. Sie könnte im Prozess des Backens liegen. Zunächst analysierten die Forscher die Urgetreide Dinkel, Einkorn, Emmer und Hartweizen (die vielen Reizdarmgeplagten recht gut bekommen) sowie den handelsüblichen, zum Brotbacken verwendeten Vollkornweizen auf ihren FODMAPs-Gehalt. Zu ihrer Überraschung stellten die Wissenschaftler fest, dass die alten Getreide kaum weniger dieser Zucker enthalten als Weizen. Danach untersuchten sie den FODMAPs-Gehalt der verschiedenen Teigsorten nach unterschiedlichen Stunden Gehzeit. Am höchsten war er bei allen Getreidesorten nach einer Stunde. Nach viereinhalb Stunden aber enthielt selbst der Weizenteig nur noch ein Zehntel der vergärbaren Zucker im Vergleich zum Ausgangswert. Denn: FODMAPs werden während der Teiggärung durch Hefen abgebaut. Der Teig geht also nicht nur auf, die Hefen leisten in der Backstube auch die Arbeit, die sonst der menschliche Dickdarm übernehmen müsste. Deshalb gilt Sauerteigbrot als besser bekömmlich, weil dieser Teig lange stehen muss, bevor er gebacken wird.

Für Menschen mit Brotunverträglichkeit bedeutet das: Brot aus industrieller Herstellung meiden! Denn Billigbroten aus dem Supermarkt wird zu wenig Zeit zum Aufgehen gegeben. Ich bin nach wie vor keine regelmäßige Brotesserin. Aber ich schätze die Auswahl an verschiedenen Getreide- und Brotsorten beim Bäcker.

Abwechslung macht Essen spannend, für Klein und Groß! Nach derzeitigem Wissensstand ist für die meisten von uns Gluten also sehr gut verträglich. Dennoch scheint es inzwischen hip zu sein, auf das Klebereiweiß im Getreide zu verzichten. Einige

Glutenvermeider glauben, dass eine glutenfreie Lebensweise beim Abnehmen helfe oder gar vor einer koronaren Herzkrankheit oder einem Herzinfarkt schütze. Dem ist aber nicht so. Eine glutenfreie Kost könnte für gesunde Menschen sogar schädlich sein.[224] Insbesondere glutenfreie Fertigprodukte sind oft stark verarbeitet, denn auch hier greift die Industrie mit Aromen und anderen Zusatzstoffen tief in die Trickkiste. Um das fehlende Gluten auszugleichen, enthalten glutenfreie Produkte häufig mehr Fett und Zucker. Kein Wunder, schließlich gelten glutenfreie Lebensmittel inzwischen als Lifestyleprodukte, mit denen die Hersteller richtig Kasse machen können.

Ihr Kind leidet an Zöliakie oder reagiert sensitiv auf Weizen? Vermeiden Sie unbedingt Fertigprodukte! Als glutenfreie Kost eignen sich beispielsweise Lebensmittel aus Erdmandel-, Buchweizen-, Kokos-, Mandel-, Kastanien-, Mais- und Hirsemehl oder einem der im Handel erhältlichen Spezialmehle. Glutenfreie Mehle erkennen Sie an einer durchgestrichenen Ähre.

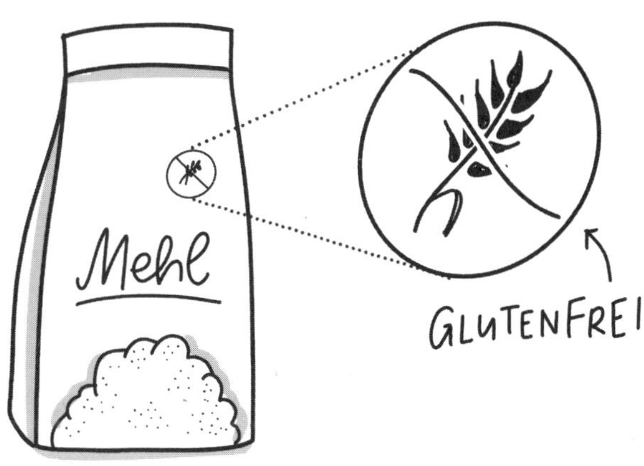

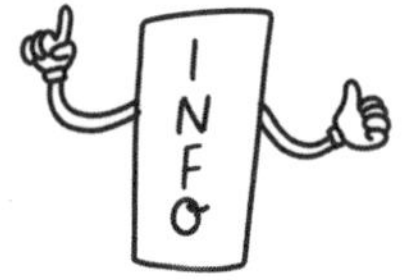

Wussten Sie, dass Hafer von Natur aus glutenarm ist? Im Handel sind sowohl »normale« glutenarme Haferflocken als auch glutenfreie Haferflocken erhältlich.

MEIN TIPP

Ich bevorzuge zum Backen Dinkelmehl. Es ist mild-aromatisch im Geschmack mit einer leicht nussigen Note und vielseitig einsetzbar. Sie können Dinkelmehl für alle Backwaren und Süßspeisen verwenden, die Sie bisher mit Weizenmehl zubereitet haben. Es kommt lediglich darauf an, die jeweils besonderen Eigenschaften der Mehltypen zu berücksichtigen. Ersetzen Sie in Rezepten also immer das Mehl entsprechend des Typs, zum Beispiel Weizenvollkornmehl durch Dinkelvollkornmehl. Außerdem empfehle ich sehr gerne Erdmandeln, die zur Gattung der Zypergräser gehören. Erdmandelmehl schmeckt nussig und leicht süßlich und eignet sich daher hervorragend zum Backen von zuckerfreien Rezepten.

Fisch

Fettreicher Fisch ist von besonderer Bedeutung für die Gesundheit des Herz-Kreislauf-Systems und vermindert das Risiko für Schlaganfälle. Fette Fische wie Lachs, Makrele und Hering enthalten langkettige Omega-3-Fettsäuren (DHA und EPA). Auch die einheimischen Süßwasserfische wie Forelle und Karpfen sind gute Lieferanten dieser Fettsäuren. Seefisch wie Kabeljau oder Rotbarsch enthält zudem Jod. Jod erfüllt als Bestandteil der Schilddrüsenhormone lebensnotwendige Aufgaben. Ein- bis zweimal pro Woche sollte für Ihr Kind Fisch auf den Tisch kommen. Wir essen vor allem Lachs, meistens dünste ich (Wild-)

Lachs oder mache mit den Kindern unsere Fischstäbchen (vgl. S. 296). Seltener gibt es Fisch aus der Dose.

Fleisch und Wurst

Als Teil einer vollwertigen Ernährung kann eine kleine Menge Fleisch die Versorgung mit lebenswichtigen Nährstoffen erleichtern. Fleisch ist ein »Kann«, kein »Muss«. Es sollte daher selten (oder gar nicht) auf dem Speiseplan stehen, Wurst noch seltener.

Wer mit seiner Familie auf Fleisch ganz verzichten möchte, kann das ohne Probleme tun. In Milch, Joghurt, Käse, Getreide und Hülsenfrüchten ist ausreichend Eiweiß enthalten.[225]

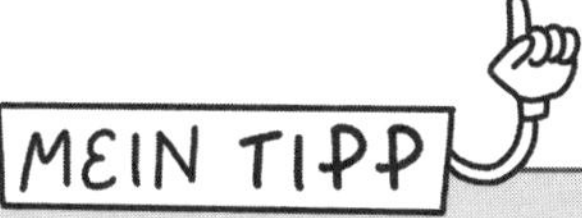

Ich empfehle, auf verarbeitete Produkte so oft es geht zu verzichten. Sollte Ihr Kind jedoch ein großer Wurstfan sein, schauen Sie bitte besonders genau auf die Inhaltsstoffe. Die verwendeten Zuckermengen sind in der Regel sehr gering und liegen meist unter 1 Gramm pro 100 Gramm Wurst. Aus ernährungsphysiologischer Sicht sind diese Mengen vernachlässigbar. Doch Salami, Würstchen und Co. sind die am stärksten verarbeiteten Fleischsorten und damit aufgrund der Zusatzstoffe besonders schädlich. Daher gibt es bei uns vorzugsweise Schinken. Doch auch hier sollte man beim Einkauf die Augen offen halten. Nur selten findet man im Super- oder Biomarkt zum Beispiel Schinken mit nur einer weiteren Zutat: Salz. Und wenn man ihn findet, ist er leider oft besonders teuer. Erkundigen Sie sich auch bei einem Naturmetzger, der die Produkte ohne Zucker und weitere extrem künstliche Zusatzstoffe anbietet.

Eier

Eier sind eine gute Quelle für biologisch hochwertiges Eiweiß sowie mehrere lebensnotwendige Nährstoffe. Eigelb ist fett- und cholesterinreich, weshalb lange Zeit ein hoher Verzehr von Eiern als kritisch galt. Aktuelle Studien, die den Zusammenhang zwischen der Anzahl gegessener Eier und den Risiken für verschiedene Erkrankungen untersuchten, zeigen jedoch widersprüchliche Ergebnisse. Demnach kann laut DGE derzeit keine Obergrenze für den Verzehr von Eiern für Erwachsene abgeleitet werden.

In den Empfehlungen für Kinder schreibt die DGE allerdings, dass Vier- bis Sechsjährige wöchentlich nur zwei Eier verzehren sollten, Sieben- bis Zwölfjährige zwei bis drei und ältere Kinder drei Eier. Das kommt mir sehr wenig vor. Meine Kinder und ich verdrücken, auch bedingt durch unsere flexitarische Ernährungsform, deutlich mehr. Mein vierjähriger Sohn kommt sogar eher auf drei bis vier Eier die Woche. Gleichzeitig empfiehlt die DGE aber auch »pro Tag eine Portion Fleisch ODER eine Portion Fisch ODER eine Portion Eier«. Das lässt Raum für eigene Auslegungen. Sollten Ihr Kind und Sie sich hauptsächlich vegetarisch ernähren, erscheint mir hier ein entspannterer Umgang sinnvoll, auch schon bei den kleinen Genießern.

Milch und Milchprodukte

Milch und Milchprodukte wie Joghurt, Buttermilch, Kefir, Quark oder Käse sind gute Kalzium-, Eiweiß- und Jodlieferanten. Drei Portionen, zum Beispiel ein Glas Milch, ein kleiner Joghurt und eine Scheibe Käse täglich, werden empfohlen. Eine ausreichende Aufnahme von Kalzium

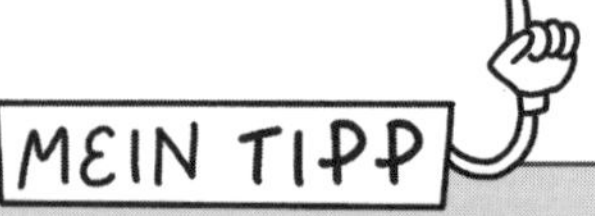

Bei einer Laktoseunverträglichkeit empfehlen sich Käsesorten, die von Natur aus laktosefrei sind, etwa Hart- und Schnittkäse wie Emmentaler, Bergkäse und Parmesan oder Spezialprodukte wie laktosefreier Quark und Joghurt.

ist wichtig für das Wachstum von Knochen und Zähnen und beugt Knochenerkrankungen wie Osteoporose im Alter vor.

Nicht zu empfehlen sind Magermilch und -joghurt mit nur 0,3 Prozent Fett oder weniger. Durch die starke Entrahmung wird nämlich nicht nur das Fett, sondern auch ein Großteil der wertvollen Inhaltsstoffe entfernt.

Fette und Öle

Als Faustregel gilt: Bevorzugen Sie pflanzliche Öle. Vermeiden Sie »versteckte Fette«, die von der Industrie gerne hochverarbeiteten Lebensmitteln wie Wurst, Gebäck, Süßwaren, Fast Food und Fertigprodukten zugesetzt werden. Da Sie aber industriellen Lebensmitteln für den zuckerfreien Weg sowieso bye-bye gesagt haben, dürfte Ihnen das nicht schwerfallen.

Fette bestehen vorwiegend aus Fettsäuren. Die Moleküle der Fettsäuren setzen sich in der Regel aus Kohlen- und Wasserstoffatomen zusammen. Je nach Länge und Aufbau bestimmen sie die Eigenschaften und auch den Gesundheitswert eines Fettes. Fette werden in folgende drei Gruppen eingeteilt:

1. **Gesättigte Fettsäuren:** Bei ihnen sind alle Bindungsarme des Kohlenstoffs mit Wasserstoff besetzt, Chemiker nennen das »gesättigt«. Kokosfett, Palmkernöl, Schmalz oder Butter etwa enthalten gesättigte Fettsäuren.
2. **Einfach ungesättigte Fettsäuren:** An einer Stelle der Kette sind nicht alle Bindungsarme mit Wasserstoff »gesättigt«, hier bildet sich eine sogenannte instabile Doppelbindung. Der wichtigste Vertreter in dieser Gruppe ist die Ölsäure (Oleinsäure), die in größeren Mengen zum Beispiel in Oliven-, Mandel-, Avocado- oder Erdnussöl vorkommt.
3. **Mehrfach ungesättigte Fettsäuren:** Sie besitzen zwei oder mehr Doppelbindungen, deshalb auch »mehrfach ungesättigt«. Mehrfach ungesättigte Fettsäuren können vom Körper nicht selbst gebildet werden, sie müssen regelmäßig zusammen mit der Nahrung aufgenommen werden.

Bei den mehrfach ungesättigten Fettsäuren unterscheidet man – je nach Lage dieser Doppelbindungen – weiterhin zwei Gruppen: **Omega-3-** und **Omega-6-Fettsäuren**.

Zu den Omega-3-Fettsäuren gehört die alpha-Linolensäure (ALA), die vor allem in Lein-, Raps- und Walnussöl enthalten ist. Gesundheitlich besonders wertvoll sind die beiden langkettigen Omega-3-Fettsäuren Eicosapentaensäure (EPA) und Docosahexaensäure (DHA). Eine gute Nahrungsquelle für EPA und DHA ist fettreicher Meeresfisch wie zum Beispiel Makrele, Hering, Thunfisch oder Lachs.

Omega-3-Fettsäuren sind in kleinen Mengen lebensnotwendig. Sie verbessern die Fließeigenschaften des Bluts, hemmen die Blutgerinnung, wirken blutdrucksenkend, entzündungshemmend und beeinflussen den Fettstoffwechsel positiv.

Idealerweise sollte das Verhältnis von Omega-6- zu Omega-3-Fettsäuren 5:1 betragen, tatsächlich enthält unsere heutige Ernährung jedoch deutlich mehr Omega-6- als Omega-3-Fettsäuren. Das ist deshalb problematisch, da beide Fettsäuren in unserem Stoffwechsel um ein und dasselbe Enzym konkurrieren. **Omega-6-reiche Öle** sollten Sie – wenn überhaupt – nur sparsam verwenden. Dazu gehören unter anderem Sonnenblumenöl, Sojaöl, Distelöl, Traubenkernöl und Maiskeimöl. Neueste Forschungen legen den Schluss nahe, dass diese Öle im Übermaß sogar gesundheitliche Nachteile mit sich bringen können. Da Omega-6-Fettsäuren bereits in vielen Lebensmitteln vorhanden sind, müssen Sie sich um eine ausreichende Zufuhr also nicht sorgen.

Olivenöl nativ extra – denn Öl ist nicht gleich Öl

Natives (naturbelassenes) Olivenöl ist – anders als die meisten Pflanzenöle, die durch Raffination gewonnen werden – ein reines Naturprodukt. Bei der Herstellung dürfen nur bewährte mechanische Verfahren eingesetzt werden, etwa die Kaltpressung oder -extraktion. Die Bezeichnung »extra« steht für die höchste Qualitätsstufe unter den Olivenölen.

Man nimmt an, dass besonders die enthaltenen Polyphenole eine gesundheitsfördernde Wirkung haben. Polyphenole sind sekundäre Pflanzenstoffe mit entzündungshemmenden Eigenschaften. Ihnen wird auch eine große Rolle bei der Krebsprävention zugeschrieben. Gerade im Mittelmeerraum, wo Olivenöl quasi täglich verwendet wird, treten insbesondere Magen- und Darmkrebserkrankungen wesentlich seltener auf. Weil Polyphenole zudem vor den schädlichen Effekten freier Radikale schützen, verlangsamt ein gutes Olivenöl auch Alterungsvorgänge (Anti-Aging-Effekt). Nicht zuletzt gelten Polyphenole als heilsam für Herz und Blutgefäße. Kenner sprechen von gutem Olivenöl bei Polyphenolwerten ab 250 Milligramm pro Kilogramm Öl. Premium-Olivenöle erreichen sogar Werte von 500 Milligramm pro Kilogramm und mehr. Öle aus dem Supermarkt beinhalten hingegen bestenfalls 100 Milligramm pro Kilogramm. Es gibt zwei Merkmale, an denen Sie polyphenolreiches Olivenöl auch als Laie schnell erkennen können: Es schmeckt eher bitter und kratzt etwas im Hals.

Ich verwende sehr gerne Olivenöl nativ extra in der kalten und warmen Küche. Häufig ist zu lesen, dass man Olivenöl nicht zum Braten verwenden sollte. Der sogenannte Rauchpunkt von naturbelassenem Olivenöl liegt jedoch erst bei etwa 180 °C. Dünsten oder braten Sie Ihre Speisen bei geringen oder mittleren Temperaturen, ist das also kein Problem. Erst *jenseits* dieser Temperatur verbrennt das Öl und verliert dabei nicht nur seine gesunden Bestandteile, sondern es können auch schädliche Nebenprodukte entstehen. Ein Steak sollten Sie daher nicht mit naturbelassenem Olivenöl anbraten, sondern lieber auf Rapsöl und Butterschmalz (bis etwa 205 °C geeignet) oder auf das teurere Avocadoöl (bis etwa 260 °C geeignet) setzen.

Salz

Kochsalz besteht aus den beiden Mineralstoffen Natrium und Chlorid. Natrium regelt den Wasserhaushalt und die Reizübertragung von Muskel- und Nervenzellen. Chlorid ist ein Bestandteil der Verdauungssäfte. Nach Angaben der Verbraucherzentrale nehmen hierzulande Männer durchschnittlich 10 Gramm und Frauen 8,4 Gramm Salz täglich zu sich. Schon Kinder und Jugendliche konsumieren häufig zu viele kochsalzreiche Lebensmittel. Die WHO und auch die DGE mahnen deshalb seit vielen Jahren zu Salzverzicht. Zu viel Salz kann nämlich den Druck in den Blutgefäßen ungesund ansteigen lassen. In Deutschland leiden bereits Kinder an Bluthochdruck. Doch neuere Studien kommen zu dem Ergebnis, dass zu wenig Salz ebenfalls ungesund ist – selbst für Menschen mit hohem Blutdruck. Über die richtige Dosis streiten die Wissenschaftler. Einige Experten empfehlen zwischen 7,5 und 15 Gramm Salz pro Tag. Die DGE rät zu maximal 6 Gramm pro Tag, die WHO empfiehlt gar nur maximal 5 Gramm täglich. Für Kinder setzt die WHO noch niedrigere Werte an, entsprechend ihrem geringeren Energiebedarf.

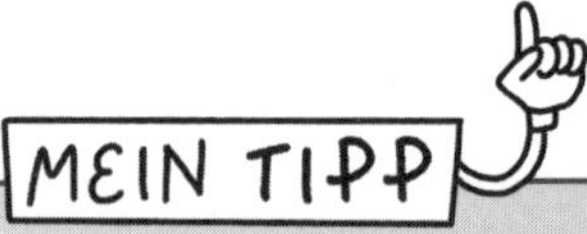

Insbesondere durch Fertigprodukte sowie Wurst, Käse und auch Brot kann Ihr Kind schnell viel Salz zu sich nehmen. Sparen Sie zu Hause, indem Sie lieber mit Kräutern oder Kräuterölen würzen – oder ganz auf Fertigprodukte verzichten.

Zucker und andere Süßungsmittel

Die WHO empfiehlt nachdrücklich, Zucker einzusparen. Wir sollten maximal 10 Prozent, besser aber nur 5 Prozent unserer täglichen Kalorienmenge über zugesetzten Zucker aufnehmen. Zur Erinnerung: Für einen Erwachsenen sind das lediglich etwa 25 Gramm oder sechs Teelöffel Zucker. Die DGE hält dagegen die 10 Prozent und damit 50 Gramm bzw.

zwölf Teelöffel Zucker für tolerierbar. Ich persönlich strebe mit meinen Kindern maximal 5 Prozent an.

Mit Zucker gesüßte Lebensmittel und Getränke sollten Sie also vermeiden. Das Problem: Kinder, die stark zuckerhaltige Lebensmittel konsumieren, neigen dazu, weniger von den gesunden Lebensmitteln wie Obst, Gemüse, Vollkornprodukte und naturbelassene Milchprodukte zu verzehren.

MEIN TIPP

Ich plädiere dafür, den Zucker zu Hause ganz wegzulassen. Ihr Kind sollte sich erst gar nicht an eine ständige Zuckerzufuhr und den damit verbundenen Süßgeschmack gewöhnen. Manche Ernährungsberater halten nicht viel davon, Süßigkeiten generell zu verbieten. Das finde ich nachvollziehbar. Doch den oft zu lesenden Ratschlag, »einmal am Tag eine Handvoll Süßigkeiten nach dem Essen ist okay«, halte ich für irreführend. Er bezieht sich nämlich vor allem auf zwei Aspekte: Zum einen stellt es für die Zähne die geringste Belastung dar, wenn einmal am Tag direkt nach einer Mahlzeit Zucker konsumiert wird. Zum anderen steigt der Blutzuckerspiegel durch die Süßigkeit nicht so schnell an, wenn die Hauptmahlzeit davor ausgewogen ist. Egal wann ihr Kind Süßigkeiten isst: Sie bleiben industrielle Produkte und sind kein natürliches Essen. Außerdem verfestigen Sie so eine Gewohnheit, die Ihr Kind nur schwer wieder loswird (zum Beispiel: »Immer nach dem Essen bekomme ich Süßigkeiten«). Seien wir ehrlich: Das ist keine gute Idee!

Wie Sie beim Gang durch Supermärkte und Naturkostläden bestimmt schon festgestellt haben, sind inzwischen zahlreiche Zuckerersatzstoffe auf dem Markt. Allerdings entpuppt sich vieles bei näherem Hinsehen als ungesunder Etikettenschwindel – etwa Agavendicksaft (vgl. S. 201).

Also: Finger weg! Viele Alternativen wie Süßstoffe sind schlichtweg ungeeignet für Kinder. Außerdem finde ich es als berufstätige Mutter unsinnig, anderen berufstätigen Eltern eine ewig lange Liste mit Zuckerersatzstoffen an die Hand zu geben, die sie nun kaufen sollten (so wie ich es von vielen anderen Autoren und Ernährungscoaches kenne). Daher süße ich, wenn überhaupt, mit **Reissirup** und/oder **frischen** bzw. **tiefgefrorenen Früchten**.

Reissirup stammt ursprünglich aus Japan und wird aus Reismehl hergestellt, welches mit Wasser zu einem Sirup verkocht wird. Reissirup besteht unter anderem aus Mehrfachzuckern, Glukose und Maltose sowie Mineralstoffen. Der hohe Anteil an Oligosacchariden hat den Vorteil, dass der Zucker etwas langsamer im Blut aufgenommen wird. So fällt das Verlangen nach mehr Süßem geringer aus, als etwa bei klassischem Haushaltszucker. Was ich persönlich besonders vorteilhaft finde: Reissirup verfügt über eine deutlich geringere Süßkraft als Zucker – so kann man auch das Geschmacksempfinden von Kindern gut auf weniger süß trainieren. Zudem enthält Reissirup keine Fruktose (über die negativen Folgen von übermäßigem Fruktoseverzehr lesen Sie ab S. 63).

Am besten süßen Sie allerdings mit frischen oder tiefgefrorenen Früchten. Auf Trockenfrüchte sollten Sie nach Möglichkeit verzichten, denn sie enthalten oft Zucker in rauen Mengen. Wussten Sie, dass bestimmte Zutaten den süßen Geschmack von Speisen verstärken können? Deshalb habe ich immer echtes Vanillepulver, Kokosraspeln bzw. -chips und Ceylon-Zimt im Haus.

Ceylon-Zimt vs. Cassia-Zimt

Zimt enthält viele Antioxidantien. Zudem kann sich das feine Gewürz positiv auf den Cholesterinspiegel und die Blutzuckerwerte auswirken. Zimt ist aber nicht gleich Zimt. Cassia-Zimt hat eine geringere Qualität als Ceylon-Zimt und ist damit auch viel kostengünstiger. Neben dem intensiveren Aroma ist dies einer der Hauptgründe, warum die Lebensmittelindustrie vor allem Cassia-Zimt verwendet. In verarbeiteten Lebensmitteln muss die Zimtsorte bisher nicht deklariert werden. Das kann ein Problem darstellen für empfindliche Menschen. Denn im herben Cassia-Zimt stecken größere Mengen des Aromastoffs Cumarin als im milden Ceylon-Zimt. Cumarin kann bei regelmäßigem Verzehr schon in relativ niedrigen Dosierungen Leberschäden verursachen.

Nicht mehr als einen kleinen gestrichenen Teelöffel Zimt am Tag, also 2 Gramm, sollte ein 60 Kilogramm wiegender Erwachsener täglich konsumieren. Bei Kleinkindern sollte nach einem halben Gramm, also einem viertel Teelöffel, pro Tag Schluss sein. Diese Richtwerte hat das Bundesamt für Risikobewertung herausgegeben. Sie beziehen sich auf die hohen Cumarin-Werte im Cassia-Zimt. Zum Vergleich: In Cassia-Zimt können rund 3000 Milligramm Cumarin pro Kilogramm stecken, in Ceylon-Zimt höchstens 297 Milligramm.

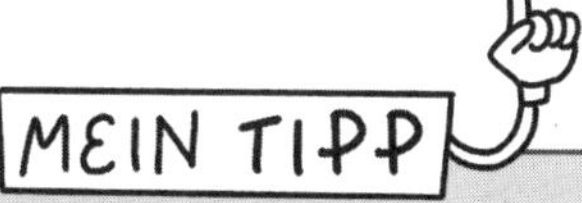

Verwenden Sie immer Ceylon-Zimt, dann müssen Sie sich keine Sorgen um zu hohe Cumarin-Werte machen. Und falls Sie doch einmal Cassia-Zimt beim Einkaufen erwischt haben: kein Problem. Heben Sie die Packung bis Weihnachten auf und verbacken Sie ihn in Zimtsternen und Co. für sich, Ihre Freunde und Familie. Eine einmalige kleine Zimtsternorgie wird sicher keine Leberschäden auslösen...

Mit allen Sinnen genießen – von Anfang an

Die gemeinsame Zubereitung von Essen ist wichtige Familienzeit und macht Spaß. Das stelle ich jeden Tag wieder fest. Ich freue mich einfach über die schöne, zuweilen konzentrierte und oft sehr lebhafte Zeit mit meinen Kindern in der Küche. Wenn Ihr Kind zum ersten Mal an einer Zitrone leckt, den Hefeteig mit einem Tuch »schlafen« legt, stolz den Brotteig knetet – das sind Momente, die Sie nie vergessen werden.

Lassen Sie Ihr Kind ruhig ab etwa zweieinhalb, drei Jahren bei folgenden Aktivitäten mithelfen:

- Einkaufstasche ausräumen,
- Tisch decken, dekorieren und abräumen,
- Wasser in Gläser eingießen,
- Obst und Gemüse waschen, auf den Teller legen, später auch schneiden,
- Brote schmieren und belegen,
- Müsli mischen und mit (Pflanzen-)Milch übergießen,
- Haferflocken mit (Pflanzen-)Milch zu Brei anrühren,
- Reis oder andere Zutaten im Sieb waschen,
- Teig kneten und mit Unterstützung ausrollen,
- Plätzchen ausstechen,
- Tarte oder Pizza belegen,
- später auch Eier aufschlagen und unter Aufsicht kochen.

Das alles stärkt nicht nur die sozialen Fähigkeiten und die Geschicklichkeit Ihres Kindes, sondern macht auch unglaublich viel Spaß. Gerade bei der gemeinsamen Zubereitung von Essen finde ich es schön, auch einmal innezuhalten. An der Erdbeere und der frischen Pfefferminze zu riechen, die Rosmarinnadeln zu spüren und vorsichtig abzustreifen, die Säure der Zitrone zu testen und das würzige, selbst gemachte Pesto abzuschmecken. Ihr Kind wird es lieben, versprochen! Und später, wenn das Essen auf dem Tisch steht, wird es Geschmack, Geruch, Konsistenz und Aussehen konzentrierter wahrnehmen.

Kinder sind die geborenen Entdecker. Sie lernen durch das Beobachten, Nachahmen und Ausprobieren. Klar geht mal was daneben. Kleckereien gehören dazu. Planen Sie daher etwas mehr Zeit ein. Bleiben Sie entspannt – und trauen Sie Ihrem kleinen Kind ruhig etwas zu!

Bereiten Sie das Essen für Ihr Kind und Ihre Familie so oft es geht zu Hause zu bzw. essen Sie auch dort. Hier haben Sie volle Kontrolle – nicht nur über die Qualität und den Geschmack der Lebensmittel, sondern auch über die Kosten sowie den Einsatz bzw. das Weglassen von Zucker.

Sie gehen gerne essen? Vermeiden Sie Profitgeschäfte und Fast-Food-Ketten, in denen sich alles darum dreht, Ihre Familie mit billigen Zutaten wie wiederverwendetem Frittierfett und Ähnlichem abzufüttern. Suchen Sie lieber kleine Bäckereien, Cafés und Restaurants, die Botschafter für eine natürliche Esskultur sind; nicht zuletzt, weil hier die Kleinsten oftmals besonders persönlich empfangen werden. Zeigen Sie Ihrem Kind, wie schön es ist, von Anfang an gutes Essen zu genießen.

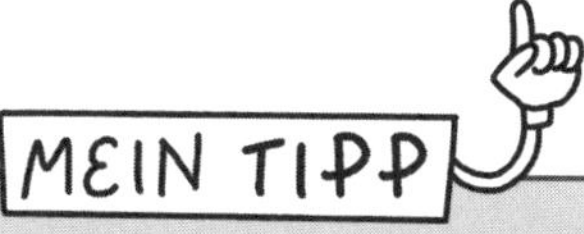

Machen Sie aus Zucker kein großes Thema. Am besten verschwindet er ganz aus Ihrer Speisekammer. So ist es am einfachsten, Ihr Kind zuckerfrei zu ernähren – von Anfang an.

Zuckerfreies Zuhause: So einfach geht's

Wie setzen wir das Thema »zuckerfrei« jetzt aber genau um? Fakt ist: Zucker ist bei uns zu Hause nicht vorhanden. Einzig und allein eine Tafel dunkle Schokolade mit einem sehr hohen Kakaoanteil (mindestens 85 Prozent – je nach Sorte, Lust und Laune) befindet sich regelmäßig in unserem Kühlschrank. Wir haben keine mit Süßigkeiten gefüllte Schüssel. Wenn wir Appetit auf Süßes haben, naschen wir selbst gebackenen Kuchen, Schoko-Kokos-Bällchen oder – wenn es ganz schnell gehen soll – Schokomousse (vgl. ab S. 316). Auch zu Weihnachten und Ostern kaufen wir keine minderwertigen Süßwaren. Sollte doch einmal ein Osterei oder ein Weihnachtsmann den Weg zu uns nach Hause finden, so achte ich auf zwei Dinge: Zum einen auf einen sehr hohen Kakaoanteil, denn je höher der Kakaoanteil, desto weniger Zucker ist in der Süßigkeit enthalten. Zum anderen suche ich Produkte aus, in denen möglichst wenige und vor allem natürliche Zutaten verarbeitet wurden. Damit gehe ich sicher, dass meine Kinder keinen schädlichen Zusatzstoffen ausgesetzt werden.

Vorsicht bei Lebensmitteln mit grellen Farben

Zusatzstoffe sind Konservierungs- und Farbstoffe, Geschmacksverstärker und Stabilisatoren, die beispielsweise die Haltbarkeit von Lebensmitteln verlängern oder sie optisch attraktiver machen. Etwa 320 Zusatzstoffe sind in der EU derzeit erlaubt; sie werden auch als E-Nummern bezeichnet. Viele davon werden in vermeintlichen »Kinderlebensmitteln« wie Speiseeis, Limonade, Pudding, Kuchen, Süßigkeiten oder Marmelade verarbeitet. Doch nicht alle dieser zugelassenen Zusatzstoffe sind unbedenklich. Vor allem nicht für Kinder.

Armin Valet, Ernährungsexperte der Verbraucherzentrale Hamburg, klärt auf: »Kinder sind aufgrund ihres geringeren Körpergewichts empfindlicher gegenüber Zusatzstoffen. Deshalb raten wir Eltern auch zu mehr Vorsicht.« Experten warnen besonders vor synthetischen Azofarbstoffen, die für schrille, besonders bei Kindern beliebte Farben sorgen.

Azofarbstoffe stehen im Verdacht, Pseudoallergien auszulösen. Typische Symptome sind etwa Nesselsucht, Asthma und Hautödeme. Außerdem wird schon lange vermutet, dass die Ausgangsverbindung Anilin Krebs auslösen kann. Da einige Azofarbstoffe durch Enzyme in ihre Ausgangsverbindungen aufgespalten werden, gelten auch sie als krebserregend. Zudem wird diskutiert, ob bestimmte Azofarbstoffe bei Kindern ein Aufmerksamkeitsdefizit hervorrufen können.

Besonders um Kinderlebensmittel sollten Sie beim Einkauf also einen großen Bogen machen: Sie enthalten nicht nur viele Farbstoffe, sondern auch viel zu viel Zucker (weitere Infos dazu finden Sie auf S. 176).

Ein Argument, mit dem ich übrigens häufiger konfrontiert werde, lautet: »Unser Kind bekommt zu Hause regelmäßig Süßigkeiten. Dann kennt es sie schon und ist nicht sonderlich scharf darauf, wenn sie auf Kindergeburtstagen oder anderen Feiern im Übermaß angeboten werden.« Ehrlich: Für mich klingt das gar nicht logisch. Lieber schlägt sich doch mein Kind zwei-, dreimal im Monat den Bauch voll, als dass es regelmäßig industrielle Zuckerbomben konsumiert. Denn, liebe Eltern, Hand aufs Herz: Kennen Sie ein Kind, das nur zu Hause Süßes isst, dann aber auf Feiern und Ausflügen mit anderen Kindern darauf verzichtet? Mir ist bisher jedenfalls noch keins begegnet. Und eine schlechte Gewohnheit lässt sich schwer wieder loswerden.

Persönlich halte ich auch nichts von Vorschlägen wie: »Probieren Sie, Süßigkeiten als natürlichen, festen Bestandteil in die Ernährung zu integrieren.« Genauso wenig sollten Sie Zucker Kindern gegenüber komplett tabuisieren – wir haben ihn und konventionelle Süßigkeiten eben einfach nicht im Haus. Leben Sie Ihrem Kind eine Ernährung mit naturbelassenem Essen vor, wird der süße Stoff gar nicht erst zum Thema.

Nicht alle Leute in meinem Umfeld wissen, dass ich als Mutter versuche, den Zucker auf ein Minimum zu begrenzen. Manche vergessen es hin und wieder, andere wissen es einfach nicht (es gibt ja schließlich auch noch andere Themen als Zucker, über die ich mich gerne unterhalte). Bis zum zweiten Geburtstag meines Sohnes war das kein Problem, weil kaum jemand auf die Idee kam, ihm überhaupt Süßes anzubieten. Aber spätestens mit dem dritten Lebensjahr änderte sich dies schlagartig. Wenn wir eingeladen sind, werden ihm inzwischen von anderen Eltern ganz selbstverständlich Süßwaren angeboten. Ein Schokoriegel hier, ein Glas Apfelsaft da – was also tun? Wir sagen einfach, dass wir auf den Zuckerkonsum achten. Das sensibilisiert die meisten sofort. Manchmal hilft es, auf eine entzündliche Darmkrankheit, die in unserer Familie einmal eine Rolle spielte, hinzuweisen. Mein Vierjähriger weiß inzwischen auch, dass es außer Haus manchmal Saftschorle gibt. Softdrinks sind komplett tabu. Da er sie aber noch nie bei uns oder Freunden gesehen hat, fragt er nie danach.

Wenn Sie eingeladen sind, gibt es eine einfache Möglichkeit, für mehr Gesundes zu sorgen: Nehmen Sie für den Gastgeber und seine Kinder zum Brunch oder zur Spielverabredung mit Kitafreunden etwas Selbstgemachtes oder einen zuckerarmen Snack mit. Als berufstätige Mutter von zwei Kindern weiß ich, dass oft die Zeit fehlt, schnell noch etwas vorzubereiten. Doch auch Nüsse oder Obst der Saison kommen immer gut an und können schnell besorgt werden. Das bedeutet natürlich nicht, dass Ihr Kind automatisch ausschließlich das gesündere Essen wählt. Aber es hat zumindest die Wahl – und die Mütter und Väter, die ich kenne, freuen sich immer über mitgebrachte Speisen.

Wie erklär ich's meinem Kind?

Dem Zucker aus dem Weg zu gehen, ist nicht leicht. Das weiß ich. Der Italiener um die Ecke möchte meinem Sohn jedes Mal einen Lutscher schenken. Die Apothekerin will ihren Traubenzucker schon an die Kleinsten verteilen. Die alte Dame in der Tram hat Bonbons dabei. Was also tun? Machen Sie sich zunächst darauf gefasst, dass ihrem Kind *jederzeit* etwas mit Zucker angeboten werden kann. Und dass Sie dann eben freundlich »Nein, danke!« sagen müssen. Bisher hat das bei uns gut geklappt. Oft war mein vierjähriger Sohn zu sehr von anderen spannenden Sachen abgelenkt, als dass er solche Angebote groß bemerkt hätte. Er hat auch schon einmal einen geschenkten Osterhasen komplett vergessen – und das, obwohl er sich wochenlang auf das Osterfest und seinen Hasen gefreut hatte.

Das ist natürlich nicht immer so. Die größte Herausforderung ist der gemeinsame Einkauf von Lebensmitteln. Denn das Kind begreift den Supermarkt oder Bioladen als bunten Vergnügungspark, den man dringend erkunden muss. Wir passieren also das Regal mit den Milchprodukten. Zwischen Milch und naturbelassenem Joghurt stehen die gezuckerten Kalorienbomben. Mein Sohn nimmt einen Schokoladenpudding mit Sahnehäubchen aus dem Regal und sagt freudig zu mir: »Den nehmen wir mit!« Ich antworte: »Nein, der macht uns nicht stark. Wir essen nur Sachen, die uns stark machen.« Als Nächstes nimmt er einen Vanillepudding mit Sahnehäubchen und streckt ihn mir mit einem großen Lächeln entgegen: »Aber den nehmen wir mit, denn *der* macht uns stark!« Wir müssen beide lachen. Und ich wiederhole: »Nein, der macht uns nicht stark. Gemüse und Obst und weißer Joghurt machen uns stark.« Und so umschiffen wir ein weiteres Mal den vielen Zucker im Supermarkt. (Wir laufen im Supermarkt eigentlich nur eine große Runde, also nicht durch die Regalreihen im Inneren, denn dort befinden sich die meisten hochverarbeiteten Lebensmittel. Wenn wir aber bei den Milchprodukten nach Butter, Naturjoghurt und Co. Ausschau halten, fällt der Blick des Kleinen automatisch auf die Zuckerbomben. Die »Kinderjoghurts« sind selbstverständlich genau auf Augenhöhe der Zielgruppe platziert, wir Erwachsenen müssen uns bücken, die Kleinsten kommen ohne Mühe heran.)

Mir ist klar, dass das nicht immer so bleiben muss. Der gleichaltrige Sohn einer Freundin etwa schmiss sich bereits mehrfach auf den Boden, weil er in der Kassenzone Süßigkeiten haben wollte. Dabei ernährt sich die ganze Familie vollwertig und gesund, die Zuckerbomben kennt der kleine Junge aber von Geburtstagsfeiern in der Kita. Viele Eltern, mit denen ich gesprochen habe, ärgern sich, dass es diese sogenannten »Quengelkassen« immer noch gibt. Im Kassenbereich von Supermärkten werden Produkte positioniert, die gezielt Kinder ansprechen, also Bonbons, Kaugummis und Schokoriegel. Diese Quengelware wird oft auf Augenhöhe der Kinder angebracht. Denn wenn Eltern mit Kindern an der Kasse anstehen und innerlich flehen, dass es schnell vorangeht, wollen die Kleinen mit aller Macht etwas von den Süßigkeiten haben. Viele geben dann dem Wunsch der quengelnden Kinder nach.

Im Branchenblatt *Lebensmittel Praxis* liest sich das übrigens so:[226] »Milch, Butter, Brot und Käse – solche Grundnahrungsmittel stehen bei vielen Verbrauchern auf dem Einkaufszettel. Süßwaren nicht unbedingt, sie werden meistens spontan gekauft. Läuft der Kunde am Süßwarenregal vorbei, sollte der Käufer an anderen prominenten Stellen im Markt über Süßes ›stolpern‹. […] An einem Punkt kommt der Kunde garantiert vorbei: an der Kasse. Hier können Händler mit Süßwaren gute Geschäfte machen.«

Ist Ihnen schon einmal aufgefallen, welche Produkte neben den Süßigkeiten noch in der Kassenzone zu finden sind? Ganz genau: Tabakwaren.

Zucker- und Tabakartikel – beides sind Waren mit gesundheitsgefährdendem Potenzial. Zufall? Wohl kaum. Beide Produkte stehen nur selten auf dem Einkaufszettel der Verbraucher, da sie zum Leben nicht notwendig sind. Ganz im Gegenteil.

Süßwaren »lösen die höchste Spontankaufrate aus, insbesondere Bonbons. Und mit einer Handelsspanne von mehr als 30 Prozent sind Süßwaren an der Kassenzone unschlagbar«, heißt es weiter im Branchenblatt. Süßwaren sind also Impulswaren.

Mein Tipp für alle Mütter und Väter: Bleiben Sie im Supermarkt konsequent! Kaufen Sie nie etwas an der Quengelkasse. Zum einen, weil sie dort ohnehin nichts, also wirklich gar nichts, finden werden, was Ihr Kind mit gesunden Nährstoffen versorgen würde. Zum anderen, weil sie dann auch die nächsten Male immer die Frage beantworten müssten, warum es denn diesmal keinen Schokoladenriegel gebe. Falls es Ihre Zeit und Ihr finanzielles Budget zulassen, kaufen Sie mit Ihrem Kind so oft wie möglich auf dem Wochenmarkt ein. Oder bestellen Sie Obst und Gemüse doch einmal über eine Biokiste, auch bekannt als »grüne Kiste« oder »Ökokiste«. Die Lebensmittel werden dann direkt zu Ihnen nach Hause geliefert. Impulskäufe von Süßigkeiten und Fertiggerichten können Sie auch reduzieren, indem Sie gelegentlich über die Lieferdienste von Supermärkten bestellen.

Wenn Ihr Kind wiederholt nach hochverarbeiteten Produkten verlangen sollte, weil es sie bei Freunden gesehen hat: Seien Sie ehrlich. Ihr Kind versteht einfache, kindgerechte Erklärungen. Etwa dass zu viel Süßes Löcher in die Zähne machen oder man Bauchschmerzen davon bekommen kann. So fühlt sich Ihr Kind ernst genommen und versteht den Grund hinter Ihrem »Nein«.

Beim Einkaufen erklärt mir mein Vierjähriger: »Meine Freundin hat immer diese Schokoladencreme. Ich möchte die auch haben, Mama.« – »Nein, wir kaufen die nicht. Aber wenn du deine Freundin wieder besuchst, kannst du die dort essen, okay?«, antworte ich. Und mein Sohn versteht das. Genau das meine ich, wenn ich sage, dass wir Zucker bei (kleinen) Kindern nicht groß zum Thema machen sollten. Wir Eltern müssen nichts verbieten oder tabuisieren – und das Kind wendet sich kurz darauf schon wieder anderen interessanten Sachen im Supermarkt zu.

Als ich meinen Sohn einmal von der Kita abholte, beobachtete ich eine Mutter mit ihren zwei Kindern. Das eine Mädchen war knapp zwei Jahre alt, die größere Tochter vielleicht fünf. Die Mutter gab ihrer älteren Tochter einen Lutscher. Das kleine Kind wollte daraufhin auch einen haben. Die Mutter geriet sichtbar in Erklärungsnot. Sie wurde in dem Moment unangenehm daran erinnert, dass sie ihrer großen Tochter etwas Ungesundes anbot. Etwas, das sie ihrer kleinen Tochter nicht geben wollte. Schnell sagte sie also: »Das ist ein Nucki.« Sie tat so, als wäre der Lutscher ein Schnuller und damit gar nichts Spannendes für die Kleine. Nun, die Mutter wird damit vielleicht noch einige Male durchkommen, aber spätestens mit drei Jahren weiß die Kleine, dass das nicht stimmt und ihr sehr wohl etwas Essbares vorenthalten wird. Seien Sie also ehrlich.

Zuckerfrei für Teenager

Ihr Kind hat regelmäßig gezuckerte Produkte verzehrt? Und jetzt wollen Sie gemeinsam etwas daran ändern? Glückwunsch, das ist die richtige Entscheidung! Doch nun überlegen Sie, wie das denn bitte schön gehen soll ... Es geht, gar keine Frage. Und es ist leichter, als Sie denken.

Ihr Kind ist jetzt vielleicht zehn Jahre alt oder bereits ein Teenager, hat also viele Jahre mit reichlich Zucker gelebt. Gewohnheiten zu ändern, kann mühsam sein, besonders dann, wenn es um solche geht, die so stark mit unseren Kindheitserinnerungen verknüpft sind wie das Essen. Mit einigen einfachen Verhaltensregeln wird es Ihrem Teenager dennoch gelingen!

Nehmen Sie zunächst einmal das Tempo raus. Besprechen Sie mit Ihrem Kind die Idee, zuckerreduziert bzw. zuckerfrei zu essen. Reagiert Ihr älteres Kind mit schlechter Laune? Vielleicht hat es das Gefühl, etwas zu verpassen. Wichtig: Es geht nicht darum, jemanden zu etwas zu zwingen. Sondern darum, dass sich Ihr Kind und Ihre ganze Familie bald besser fühlen. Betonen Sie daher auch nicht ständig den Gesundheitsaspekt, sondern lediglich, dass Sie einmal etwas ausprobieren wollen. Kündigen Sie das Ganze als kleines Experiment an, das Sie gerne erst einen Tag, dann eine Woche, schließlich einen Monat oder länger durchhalten wollen. Übrigens: Gemeinsam als Familie oder mit mindestens einem Verbündeten gelingt der zuckerfreie Start gleich viel leichter! Machen Sie sich bewusst, dass Sie maßgeblich das Ernährungsverhalten prägen. Solange Ihr Kind noch zu Hause wohnt, sind Sie vermutlich größtenteils für die Einkäufe verantwortlich und bestimmen, was im Einkaufskorb landet.

Verschaffen Sie sich zunächst gemeinsam mit Ihrem Kind einen Überblick, wie viel Zucker Sie überhaupt konsumieren und in welchen Lebensmitteln er steckt. Führen Sie als Starthilfe ein Ernährungsprotokoll (vgl. S. 344).

Ich bin immer dafür, den Zucker schrittweise zu reduzieren. Insbesondere, wenn Ihr Kind jeden Tag Schokoladenriegel, Softdrinks, Smoothies, Säfte oder Fertiglebensmittel verzehrt hat. Falls Ihr Kind Dinge aber lieber komplett durchzieht, weil es einen starken Willen hat, dann unterstützen Sie es unbedingt auch bei dem »radikalen Weg«. Für solche Typen sind meiner Erfahrung nach halbe Sachen eben nur halbe Sachen und somit wenig erfolgversprechend.

Was ich konkret mit einer schrittweisen Zuckerreduktion meine? Es sollte *nie* darum gehen, etwas ganz wegzunehmen, sondern die bisherigen Speisen durch etwas anderes Schmackhaftes zu ersetzen. Sonst wäre es ja öde. Ein Beispiel: Sollte Ihr Kind bisher jeden Tag vier Stückchen Schokolade gegessen haben, können Sie nun die Portion nach und nach reduzieren und durch etwas Gesünderes ersetzen. Aber was könnte Ihr Kind jetzt stattdessen naschen? Gerade in der Übergangsphase von viel zu weniger Zucker stößt ein Stück Obst möglicherweise nicht unbedingt auf viel Gegenliebe. Also lassen Sie Ihr Kind ruhig weiterhin Schokolade naschen, nur eben dunklere. Tauschen Sie Vollmilchschokolade gegen dunklere Schokolade aus. Beginnen Sie mit einer Tafel mit mindestens 60 Prozent Kakaoanteil. Danach können Sie den Kakaoanteil nach und nach steigern. Beim nächsten Einkauf wählen Sie eine Sorte mit 70 Prozent, danach die mit 85 Prozent Kakaoanteil. Eine hochwertige Schokolade ist meist etwas teurer, dafür wird Ihr Kind aber weniger davon essen. Weil der Zuckeranteil deutlich niedriger ist, sind die Heißhungerattacken passé. Alternativ können Sie die Schokolade auch einfach selbst mit Ihrem Kind machen und dabei den Süßungsgrad individuell bestimmen (vgl. S. 326).

Wer keine Süßigkeiten isst, ernährt sich automatisch zuckerarm?

Leider nein. Schnell erreichen bereits Erwachsene die maximal empfohlene Höchstmenge. Sie erinnern sich: Die WHO empfiehlt Erwachsenen, maximal 50 Gramm zugesetzten Zucker täglich zu sich zu nehmen, idealerweise nur 25 Gramm. Kinder sollten entsprechend ihrem Alter und ihres Kalorienbedarfs deutlich weniger als Erwachsene konsumieren (vgl. S. 27). Wie schnell sie diese Menge um ein Vielfaches überschreiten, verdeutlicht folgendes Beispiel:

Frühstück

1 Becher Fruchtjoghurt (150 Gramm)	18 Gramm Zucker
1 Milchbrötchen (40 Gramm)	6 Gramm Zucker
1 Portion Marmelade (20 Gramm)	10 Gramm Zucker

Zwischendurch

1 Glas Apfelsaft (250 Milliliter)	25 Gramm Zucker

Mittagessen

Buletten mit 1 Portion Ketchup (20 Gramm)	5 Gramm Zucker

Zwischendurch

1 Glas Apfelsaft (250 Milliliter)	25 Gramm Zucker

Abendbrot

Brot mit Käse und Rohkost	0 Gramm Zucker

Gesamt: = 89 Gramm Zucker
= das entspricht 29,5 Zuckerwürfeln oder 22 Teelöffeln

Kakao und Schokolade: Naschen erlaubt!

Grundsätzlich können Sie zwischen echtem, naturbelassenem und industriellem, verarbeitetem Kakao unterscheiden. Der verarbeitete Kakao hat viele Namen, zum Beispiel Kinderkakao, Trinkkakao, Instantkakao oder Trinkschokolade, und besteht meist hauptsächlich aus Zucker. Greifen Sie bei einer zuckerfreien Ernährung also immer zum echten, schwach entölten Kakao. Dieser besitzt im Vergleich zu stark entöltem Kakao einen höheren Kakaobutteranteil, der für eine besonders schokoladige Note sorgt. In echtem Kakao sind Magnesium, Kalium und Vitamin E in größeren Mengen vorhanden, außerdem Eisen und Zink. Allerdings sind Fleisch und Fisch bessere Eisenlieferanten, weil sie den Nährstoff in einer gut verfügbaren Form als sogenanntes zweiwertiges Eisen enthalten. Durch den gleichzeitigen Verzehr von Vitamin C lässt sich die Bioverfügbarkeit von pflanzlichem Eisen, welches unser Körper schlechter aufnehmen kann, erhöhen.

Naschen Sie mit Ihrem Kind doch ein paar frische Beeren zu dunkler Schokolade. Ich persönlich finde den Kontrast von Erdbeeren und Schokolade mit einem hohen Kakaoanteil einfach nur himmlisch!

Aber was ist bitte schön mit dem Zucker in dunkler Schokolade? Darf man überhaupt zu Schokolade greifen, wenn man eine zuckerfreie Ernährung ausprobiert? Klar, dürfen Sie! Ich habe fast immer eine Tafel sehr dunkle Schokolade im Haus, derzeit ist es eine Sorte mit 95 Prozent Kakaoanteil und 4 Gramm Zucker auf 100 Gramm. Da ich pro Woche nur wenige Stückchen esse (nicht mal 30 Gramm), halte ich diesen Zuckeranteil für vernachlässigbar. Für alle, die es ganz pur mögen: Im Handel ist auch Schokolade mit 100 Prozent Kakaoanteil erhältlich.

Ihr Kind ist noch nicht ganz überzeugt? Gesundes Essen gelten bei ihm und seinen Freunden nicht unbedingt als »cool«, Markenprodukte (die oft viel Zucker, Fett und Salz enthalten) dagegen schon? Der Frage, wie man den Nachwuchs am besten erreichen kann, stellen sich Präventionsfachleute in Zeiten von Übergewicht und Fettleibigkeit schon seit Jahren. Auf jeden Fall nicht mit erhobenem Zeigefinger. Generelle Aussagen über gesundes Essen bringen Forschern zufolge wenig. Besser klappt es, wenn Informationen – und auch Ernährungskampagnen – direkt auf Jugendliche zugeschnitten werden. Das haben Psychologen um Christopher Bryan von der University of Chicago in mehreren Studien herausgefunden.[227] Man müsse an Werte appellieren, die Heranwachsende besonders stark ansprechen, beispielsweise soziale Gerechtigkeit und freie Entscheidungsfähigkeit. Man könne auch erklären, dass Konzerne uns Konsumenten durch teure Marketingkampagnen, bezahlte Influencer in den sozialen Netzwerken und vieles mehr manipulieren. Jugendliche wollen nämlich weder betrogen noch zu etwas gezwungen werden. Sie können also beispielsweise mit Ihrem älteren Kind Reportagen und Dokumentarfilme anschauen oder Artikel lesen, die über das Suchtpotenzial von Zucker und die Irreführung bei Lebensmitteln berichten, und im Anschluss über die Rolle der Hersteller sprechen.

Meine 33 Tipps für eine erfolgreiche zuckerfreie Ernährung

Möglicherweise spricht Sie der eine oder andere Hinweis persönlich mehr an, weil er Ihre Familiensituation besser widerspiegelt. Das ist völlig in Ordnung. Probieren Sie aus, was am besten zu Ihnen und Ihrer Familie passt. (Ich habe die Tipps vor allem mit Blick auf kleine Kinder zusammengestellt.)

Gut zu wissen

1. Denken Sie immer daran: Kinder lernen durch Vorbilder und gerne mit Verbündeten. Es wird also nicht funktionieren, wenn Sie sich einen gezuckerten Schokoriegel in den Mund schieben, aber von

Ihrem Sprössling erwarten, dass er zum Apfel greift. Falls Sie also selbst noch »auf Zucker« sind, begeben Sie sich doch einfach gemeinsam mit Ihrem Kind auf eine geschmackliche Entdeckungsreise und probieren Sie zusammen die Rezepte am Ende dieses Buches aus.

2. Stigmatisieren Sie Zucker nicht. Sehen Sie es als kleines Experiment an, für einen Tag, dann einige Tage, dann Wochen, später vielleicht Monate und Jahre den Zucker so oft wie möglich wegzulassen. Wenn Sie etwas verbieten, macht es das für Ihr Kind meistens noch attraktiver. Also: Ersetzen Sie den Zucker durch naturbelassene, schmackhafte Speisen und Getränke.
3. Um den Zucker durch ein »Verbot« nicht attraktiver zu machen, empfehle ich Folgendes: Erklären Sie Ihrem (kleinen) Kind, dass wir alle besonders gerne Lebensmittel essen, die uns stark machen. Tun Sie das nebenbei, etwa am Esstisch, beim gemeinsamen Kochen oder beim Planen des Einkaufs. Es sollte keinesfalls in einem »pädagogischen Gespräch« enden. Fokussieren Sie sich auf den Spaß und nicht darauf, ob etwas »ungesund« oder »gesund« ist. Lernt Ihr Kind von Anfang an eine naturbelassene Ernährung kennen, empfindet es sie als ganz normal und selbstverständlich.
4. Je älter Ihr Kind wird, desto öfter wird es von Erwachsenen Süßigkeiten oder gezuckertes Essen angeboten bekommen, ohne dass Sie um Erlaubnis gefragt werden. Grundsätzlich sollten Sie Ihrem (kleinen) Kind mit Nachdruck klarmachen, dass es von Fremden niemals Essen, Süßigkeiten oder andere Geschenke annehmen darf. Das ist eine Sicherheitsmaßnahme, an der es nichts zu rütteln gibt. Etwas anders liegt die Sache, wenn Sie in Ihrem Lieblingsrestaurant oder auf einer Feier sind. Hier müssen Sie für jede Situation neu entscheiden. Ein »Nein« für Zuckerbelohnungen beim Arzt, in der Apotheke oder im Restaurant halte ich für gut umsetzbar, wenn Sie konsequent sind. Bei Feiern gilt: Gehen Sie mit gutem Beispiel voran. Gibt es auf der Party neben Kuchen auch gesunde Snacks wie beispielsweise Nüsse, Käse oder Obst? Prima, dann greifen Sie hier zu, anstatt das Kuchenbüfett zu plündern. Sie können mit Ihrem Kind auch Folgendes vereinbaren: Abwechselnd eine Tellerrunde Kuchen, dann eine Tellerrunde Obst, Käse, Nüsse usw.

5. Verschenken Sie selbst keine Süßigkeiten zu Geburtstagen oder Festtagen wie Ostern und Weihnachten. Gehen Sie mit gutem Beispiel voran, werden Sie und Ihre Kinder in Zukunft auch weniger davon geschenkt bekommen. Süßigkeiten gelten (noch viel zu oft) als Zeichen der Liebe und Zuneigung. Aber nein, Zucker zu schenken, ist keine Liebe. Süßigkeiten sind eine Bürde für die Gesundheit – und zwar nicht nur wegen des vielen Zuckers, sondern weil sie häufig synthetische Zusatzstoffe, etwa Farb- und Aromastoffe, enthalten.
6. Hören Sie auf, Zucker zu trinken. Wasser und ungesüßte (Eis-)Tees löschen den Durst am besten. Falls es ausnahmsweise einen Saft geben soll, bieten Sie diesen immer als Schorle an (im Mischungsverhältnis 3:1 – mindestens drei Teile Wasser und ein Teil Saft). Falls Ihr Kind absolut keine Schorle möchte, vereinbaren Sie: Abwechselnd ein halbes Glas Saft, dann ein Glas Wasser. Das funktioniert auch prima.
7. Lassen Sie Ihr Kind nicht hungrig aus dem Haus gehen, etwa zu einem Kindergeburtstag, einer anderen Feier oder zum gemeinsamen Lebensmitteleinkauf.
8. Üben Sie nie Druck auf Ihr Kind aus. Animieren Sie es zum Ausprobieren und lustvollen Essen, akzeptieren Sie aber auch, wenn Ihr Kind etwas ablehnt.
9. Nutzen Sie Essen und Getränke nie als Erziehungsmittel – weder als Anreiz (»Wenn du jetzt aufhörst zu quengeln, gibt es zu Hause ein Eis«) noch als Verbot (»Wenn du nicht dies oder jenes machst, gibt es eben kein Abendbrot «). Stellen Sie beispielsweise Süßigkeiten als Belohnung in Aussicht, werden sie so zu etwas Besonderem, das sich Ihr Kind umso mehr wünscht. Essen sollte nie, nie, nie als Erziehungsmaßnahme eingesetzt werden. (Habe ich jetzt wirklich dreimal »nie« geschrieben? Tatsächlich. Denn es ist ein besonders wichtiger Punkt!)
10. Zucker und Fertiglebensmittel – eine verhängnisvolle Affäre. In Fertigprodukten, also Salatmischungen, Fruchtjoghurts, Soßen, Keksen, Riegeln etc., steckt fast immer Zucker. Kochen und backen Sie selbst. Am besten zusammen mit Ihrem Kind. Es macht unglaublich viel Spaß!
11. Manche Eltern gehen davon aus, dass Kinder nur einige wenige Speisen wie Nudeln oder Pommes gerne essen und trauen ihnen kulina-

risch nichts zu. Das finde ich wirklich schade. Machen Sie einen Bogen um sogenannte Kindergerichte auf der Speisekarte. Warum sollte Ihr Kind denn den pappsüßen Milchreis essen und nicht das leckere Risotto? Warum soll es denn die Pommes mit dem zuckrigen Ketchup verzehren und nicht die Bratkartoffeln mit Ei? Abgesehen vom vielen Zucker sind diese Speisen oft proteinarm und stark gewürzt. Ist Ihr Kind noch unter drei Jahre alt, kann es gut von Ihrem Teller probieren. Und später, wenn Ihr Kind größer ist und wirklich einen Bärenhunger hat, lohnt es sich, im Restaurant nach einer kleinen Portion eines Erwachsenengerichts zu fragen. Wir gehen gerne vietnamesisch und thailändisch essen – für das Kleinkind kann man zum Beispiel ein Curry oft mit einer milden Soße bestellen. Die meisten Restaurantbetreiber werden Ihnen gerne behilflich sein und ein gesundes »Kindergericht« zubereiten. Nur Mut, fragen Sie einfach mal!

12. Überprüfen Sie Ihre eigene Haltung zum Zucker. Essen Sie selbst gerne industrielle Süßigkeiten, wenn sie traurig sind oder Ihre Emotionen Achterbahn fahren? Es ist sicherlich nicht leicht, alten Gewohnheiten Adieu zu sagen, doch einen Versuch ist es wert. Denn: Sie sind das größte Vorbild für Ihr Kind. Vom Lieblingsessen aus der Kindheit muss man sich aber nicht immer verabschieden. Manchmal hilft es, dieses einfach nur anders zuzubereiten.
13. Ein Nachmittagssnack muss nicht immer süß sein. Wie wäre es denn mit etwas Rohkost oder Tomaten-Mozzarella-Spießen (mit oder ohne Brot), mit Parmesantalern oder herzhaften Waffeln nach der Kita oder Schule?
14. Achten Sie darauf, dass Ihr (kleines) Kind etwa im Dreistundentakt isst, um kein Energietief aufkommen zu lassen. Die meisten Kinder haben durch Wachstum und viel Bewegung einen hohen Energiebedarf. Um Müdigkeit und Konzentrationsabfall zu vermeiden, brauchen sie fast ständig Nachschub. Fünf Mahlzeiten sollten sich gleichmäßig über den Tag verteilen: Frühstück, zweites Frühstück/Pausenbrot, Mittagessen, Zwischenmahlzeit am Nachmittag und Abendessen.

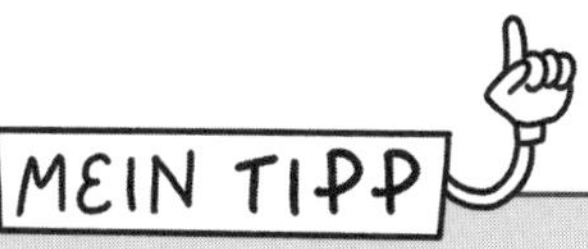

Achten Sie auf die individuellen Bedürfnisse Ihres Kindes. Manche Kinder essen weniger, andere mehr – ohne dass dies gleich krankhaft sein muss. Mein vierjähriger Sohn kommt oft hungrig aus der Kita, und das, obwohl er dort bereits eine Zwischenmahlzeit am Nachmittag verspeist hat. Da diese aber häufig nur aus Obst oder Gemüse besteht, macht ihn das nicht satt. Wir essen daher oft sechsmal am Tag.

Planen und einkaufen

15. Bereiten Sie die zuckerfreie Zeit vor. Das geht ganz einfach. Nämlich so: Falls vorhanden, packen Sie gezuckerte Lebensmittel aus der Sicht- und Reichweite Ihres Kindes oder entsorgen Sie diese. Nicht vergessen: Dazu gehören nicht nur Süßigkeiten, sondern auch sehr viele Fertiggerichte (die Liste auf S. 189 hilft Ihnen dabei, versteckte Süßmacher zu entdecken). Ich bin grundsätzlich gegen das Wegwerfen von gesunden Lebensmitteln, industrielle Zuckerbomben gehören jedoch nicht dazu. Auch verschenken würde ich persönlich solche Sachen nur ungern. Entscheiden Sie jedoch selbst, was Ihrer Einstellung zu Lebensmitteln am besten entspricht und gleichzeitig Ihrem Kind hilft, gut in die zuckerfreie Zeit zu starten.
16. Was sind die Lieblingsgerichte Ihres Kindes? Waren dies bislang Fertiggerichte mit Zucker? Schauen Sie im Rezeptteil (ab S. 283) oder in Kochbüchern, Rezeptsammlungen und auf Blogs nach Alternativen. Am besten lassen Sie Ihr Kind selbst ein paar leckere Sachen aussuchen. Erstellen Sie, gerne auch zusammen mit Ihrem Kind, eine Einkaufsliste.
17. An welchen Tagen oder zu welchen Uhrzeiten geht es bei Ihnen besonders hektisch zu? Und kommt gesundes Essen in der Familie gerade dann zu kurz? Heften Sie sich kleine Post-its an Rezepte, die besonders schnell und einfach umzusetzen sind, oder markieren Sie diese digital in einer App.

18. Organisiert sein ist alles. Überlegen Sie sich spätestens am Abend vorher, welche Mahlzeiten und Snacks Sie mit Ihrem Kind essen wollen. Planen ist nicht so Ihr Ding? Kein Problem. Seien Sie einfach gut vorbereitet auf spontane Gelüste. Aus einem gut gefüllten Tiefkühl- und Speiseschrank können Sie im Handumdrehen immer etwas Leckeres zaubern!
19. Haben Sie immer ein paar zuckerfreie Snacks parat. Nüsse, Mandeln, Kokoschips und frische Beeren eignen sich zum Beispiel bestens für den kleinen Hunger zwischendurch, egal ob zu Hause oder unterwegs.
20. Sie glauben, Sie hätte unter der Woche keine Zeit, zuckerfreie Gerichte zu kochen? Meal Prep heißt das Zauberwort. Bereiten Sie die Mahlzeiten und Snacks für Ihre Familie am Wochenende vor. Suchen Sie sich dafür einen ruhigen Tag (und gute Musik) aus und frieren Sie die vorgekochten Speisen ein. Vorbereitung geht für mich über alles. Ich liebe es, gute Koch- und Backbücher mit tollen Fotos anzuschauen und neue Rezepte zu entdecken (das macht übrigens auch schon Kindern Spaß). Meal Prep für die ganze Woche oder für einige Tage im Voraus ist dagegen nicht so mein Ding. Ich habe es mehrfach ausprobiert, aber drei Tage später oft auf etwas ganz anderes Appetit und mit drei Tiefkühlfächern nur begrenzt Platz. Daher plane ich am Tag vorher oder am Morgen, welche Mahlzeiten ich zubereite. Aufgrund meiner Basisausstattung (vgl. Einkaufsliste ab S. 336) kann ich auch spontan naturbelassene Gerichte zubereiten.
21. Kaufen Sie die entsprechenden Zutaten für den zuckerfreien Start ein.
22. Gehen Sie nie hungrig bzw. mit einem hungrigen Kind einkaufen. Das macht zum einen keinen Spaß, weil Sie vielleicht selbst ungehalten und das Kind schnell quengelig werden können. Zum anderen sind wir hungrig viel anfälliger für die bunte Warenwelt, wie mehrere Studien bewiesen haben, und kaufen dadurch viel mehr ein.
23. Ein Kind wird durch seine Freunde früher oder später Zuckerbomben wie Schokoaufstrich und Co. kennenlernen und wahrscheinlich auch im Supermarkt kaufen wollen. Erklären Sie Ihrem Kind, dass Sie solche Produkte nicht kaufen werden, aber es sie essen kann, wenn es bei seinen Freunden zu Besuch ist.

24. Seien Sie konsequent. Kaufen Sie keine Waren an der sogenannten »Quengelkasse«, an der sich Süßes stapelt. Das schützt nicht nur Ihre Gesundheit, sondern schont obendrein Ihre Nerven.

Das Kind einbinden

25. Beziehen Sie Ihr Kind in die Planung mit ein. Lassen Sie auch schon Ihr kleines Kind entscheiden, welches Gericht, welchen Aufstrich oder welche Nascherei Sie später zusammen zubereiten wollen. So können Sie es leichter dazu motivieren, auch mal einen neuen Geschmack, eine andere Obst- oder Gemüsesorte auszuprobieren.
26. Wenn Kinder in die Arbeit in der Küche, etwa durch Kochkurse in der Schule oder gemeinsames Kochen zu Hause, eingebunden werden, kann dies laut vielen Studien die Wahrscheinlichkeit erhöhen, dass sie auch später gesunde Lebensmittel wählen.
27. Nehmen Sie Ihr Kind mit zum Einkaufen. Zeigen und erklären Sie gegebenenfalls die dort ausliegenden Obst- und Gemüsesorten. Geben Sie Ihrem Kind kleine Aufgaben. Ein Ziel kann es sein, die entsprechenden Zutaten für ein Gericht selbstständig zu finden und in den Einkaufskorb zu legen. (Auch kleinere Kinder nehmen bereits begeistert an dieser »Schatzsuche« teil. So machen wir es jedenfalls und es klappt prima.)[228]

Essen kommen

28. Gemeinsame Mahlzeiten sind wichtig. Übrigens nicht nur, um zu essen, sondern auch als Familienzeit.
29. Ihr Kind mäkelt gerne? Schimpfen Sie möglichst nicht. Ein Kind, das immer wieder Essen kritisiert, möchte oft nur Aufmerksamkeit auf sich ziehen. Wenn Sie sich auf Diskussionen einlassen, verfestigen Sie die Situation noch.
30. Ihr Kind ernährt sich zwar zuckerfrei, aber einseitig? Keine Sorge: In einer gesunden Umwelt, die Sie zu Hause und zu großen Teilen durch Lunchpakete und Snacks mit naturbelassenen Produkten in der Schule oder Kita gestalten können, holen sich Kinder über kurz oder lang die Nährstoffe, die sie brauchen.
31. Beim Ausprobieren von neuen Lebensmitteln (besonders bei kleinen Kindern) helfen manchmal lustige Namen. Ein Beispiel: Bei der Ta-

gesmutter unseres Sohnes hat ein Kind das »neue« Gemüse als grüne Fußbälle bezeichnet, seitdem essen alle dort mit Begeisterung Rosenkohl. Auch wenn lustige Namen natürlich keine Garantie sind, dass es Ihrem Kind schmeckt, können Sie es so immerhin zum Probieren anregen. Sehen Sie es als eine gute Starthilfe.

32. Seinen Teller nicht leer zu essen, ist völlig okay. Niemand mag es, Lebensmittel wegzuwerfen, keine Frage. Geben Sie Ihrem Kind nicht das Gefühl, es müsse sich schämen, weil es nicht aufisst. Dadurch würden sich seine (negativen) Gefühle gegenüber dem Essen an sich oder speziellen Lebensmitteln nur verstärken. Nicht gleich aufgeben. Wenn Kinder etwas nicht kennen, sind sie oft erst einmal skeptisch. Was Eltern oft vergessen: Babys und Kleinkinder müssen ein Lebensmittel bis zu zehnmal probieren, bis sie es mögen. Geben Sie auch Ihrem älteren Kind Zeit, neue Lebensmittel zu entdecken. Bieten Sie immer wieder naturbelassene Nahrung zur Auswahl an. Oft hilft es auch, nährstoffreiches Gemüse in verschiedenen Variationen zu präsentieren (gekocht, als Rohkost, als Salat). Sprechen Sie dabei auch positiv über das Essen, zum Beispiel, dass es Ihnen gut schmeckt oder Sie den Brokkoli (oder was gerade auf Ihrem Teller liegt) sehr gerne essen. Aber bitte übertreiben Sie es nicht. Wie immer im Leben gilt: Bleiben Sie authentisch.[229]

MEIN TIPP

Bei uns kommt als erster Gang vor dem Abend- oder Mittagessen immer etwas Rohkost auf den Tisch. Direkt vor den Mahlzeiten ist ein hungriges Kind eher geneigt, auch mal etwas Neues zu probieren.

Entspannt bleiben

33. Sollte Ihre Familie einen kleinen Rückfall erleiden, machen Sie trotzdem weiter! Gewohnheiten lassen sich nicht von heute auf morgen ändern. Erklären Sie Ihrem Kind, warum Sie die zuckerfreie Ernährung ausprobieren. Schwieriger als zu Hause wird es unterwegs, etwa wenn Sie gemeinsam verreisen oder Ihr Lieblingsrestaurant besuchen. Oft wird Zucker in Soßen und Dressings, aber natürlich auch in Desserts verwendet. Wenn Ihr Kind gerade dann partout keine Lust mehr auf das »Experiment zuckerfrei« hat, ist das völlig okay. Entspannen Sie sich. Es ist keine Challenge. Dann machen Sie eben zu Hause zuckerfrei weiter. Und zwar ohne schlechtes Gewissen.

Fangen Sie ruhig klein an. Rom wurde schließlich auch nicht an einem Tag erbaut. Auf S. 241 verrate ich Ihnen, welche drei kleinen Veränderungen **sofort** zur Gesundheit Ihres Kindes beitragen.

6. REZEPTE – ZUCKERFREI VON ANFANG AN

Zucker ist überall. Wie also bekommen Sie Ihr Kind dazu, keinen Zucker mehr zu essen? Sie werden sehen: Diese Rezepte bieten Ihnen die ideale Hilfestellung für einen super Start in ein (möglichst) zuckerfreies Leben – für Ihr Kind und Ihre ganze Familie.

Die nachfolgenden Speisen eignen sich fürs Frühstück, als Snacks für unterwegs, für die Kita sowie als ungezuckerte Naschereien zwischendurch und zum Dessert. Außerdem habe ich einige heiß geliebte Kinderklassiker wie Pizza und Ketchup in gesündere Varianten umgewandelt. Erfahrungsgemäß tappen wir Eltern bei diesen Speisen nämlich in die größten (Zucker-)Fallen.

Alle nachfolgenden Rezepte sind inzwischen fester Bestandteil unserer Ernährung. Da meine Kinder noch sehr klein sind, eignen sich viele Gerichte auch für Babys und Kleinkinder, aber genauso für den Familientisch.

Das bedeutet konkret:

- Die Gerichte sind unkompliziert in der Zubereitung. Meistens benötigen Sie nur wenige Zutaten. Wenn Sie mehrere Speisen ausprobieren, werden Sie feststellen, dass ich häufig mit denselben Basislebensmitteln arbeite. Ihr Vorratsschrank wird also nicht aus den Nähten platzen.
- Die meisten Zutaten, die ich empfehle, sind frei von zugesetztem Zucker. Die Ausnahme: Schokolade mit einem sehr hohen Kakaoanteil. Daneben süße ich mit Reissirup sowie mit Früchten. Dennoch gilt: Weniger ist mehr. Ich verwende so wenig süßende Zutaten wie möglich. Probieren Sie die Rezepte gerne einmal mit noch weniger Süße aus. Experimentieren Sie. Seien Sie mutig!
- Sie haben schnell ein Ergebnis. Diese Rezepte können Sie wirklich fix umsetzen, versprochen. Daher verzichte ich auf das Anrichten lustiger Gesichter und fantasievoller Tierkreationen. Berufstätige Mütter und Väter wissen, dass man solche Spielereien nicht mal eben »nebenbei« zaubert. Die Gerichte können sich trotzdem sehen lassen. Und, falls Sie Zeit übrig haben, können Sie Ihrer Fantasie immer noch

freien Lauf lassen und die Speisen wild und bunt dekorieren – oder einfach den Augenblick genießen.
- Die Ergebnisse lassen industrielle Zuckerbomben alt aussehen. Ich habe damit bereits oft auf Kindergeburtstagen oder anderen Feiern punkten können.
- Die Speisen machen Ihr Kind lange satt.
- Die Rezepte sind, sofern nicht anders angegeben, auf zwei Erwachsene und zwei Kinder ausgelegt.
- Naschen ist erlaubt – natürlich gesund und mit Spaß!
- Fast hätte ich es vergessen: Die Gerichte schmecken großartig!

Viel Spaß mit den Rezepten und vor allem: viel Genuss!

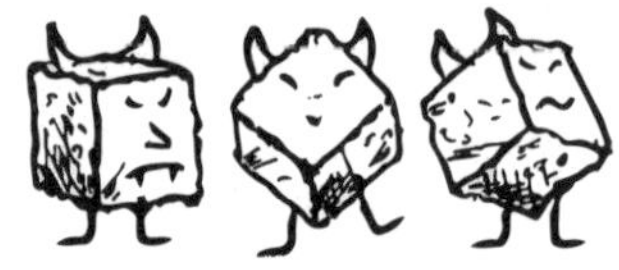

Frühstück

Haferflockenbrei aka Porridge

Ich muss es zugeben: Bei uns gibt es unter der Woche jeden Tag Haferflockenbrei. Wenn ich meinem vierjährigen Sohn etwas anderes vorschlage, zum Beispiel Brot oder Eier, ruft er entschieden: »Ich will Haferflocken!« Und meine kleine Tochter, die noch nicht sprechen kann, aber genau weiß, was sie will, nickt fröhlich dazu. Der Brei ist superschnell zubereitet und gibt Ihnen und Ihrem Kind Power für den ganzen Tag. Mit klein geschnittenem Obst der Saison, Gewürzen oder Nüssen lässt er sich immer wieder neu variieren. In angelsächsischen Ländern hat Porridge als warmes Frühstück bereits lange Tradition. Dort wird der Brei vor dem Servieren meist mit einem Schuss Sahne oder Milch verfeinert. Ich gebe allerdings lieber etwas Öl, das reich an Omega-3-Fettsäuren ist, dazu, um die gesundheitliche Wirkung des Porridges zu verstärken.

Zutaten

100 g zarte Haferflocken

400 ml Wasser oder (Pflanzen-)Milch

Nach Wahl:

- 1 Schuss Öl, reich an Omega-3-Fettsäuren (zum Beispiel Lein-, Hanf- oder Rapsöl)
- etwas klein geschnittenes Obst nach Wahl (zum Beispiel Beeren)
- 1 EL Kokosraspel
- 1 Prise Zimt- und/oder Kakaopulver (ungesüßter, roher Kakao)
- 1 TL Sesamsamen oder Tahin (Sesammus)
- 1 Prise Salz

Zubereitung

Das Grundrezept für Haferbrei ist denkbar einfach: Die Haferflocken mit Wasser oder (Pflanzen-)Milch in einem Topf kurz aufkochen und gut verrühren. Anschließend den Topf vom Herd nehmen und den Brei etwa 5 Minuten ziehen lassen – bei uns entspricht das ungefähr der Zeit, bis der Tee fertig und der Tisch gedeckt ist. Der Brei dickt dann ein und kühlt bereits etwas ab, was besonders kleine Kinder als angenehmer empfinden. Für eine flüssigere Konsistenz, den Brei mit etwas (Pflanzen-)Milch oder Wasser verdünnen.

Den Brei auf vier Schüsseln verteilen und nach Geschmack mit Öl, Obst, Kokosraspeln, Zimt, Kakao oder Sesam verfeinern.

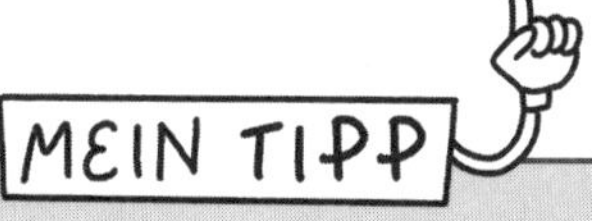

Ist noch etwas Haferbrei vom Frühstück übrig? Stellen Sie ihn in den Kühlschrank. Fügen Sie kurz vor der Nachmittagspause 1 EL (Pflanzen-)Milch hinzu, um die Konsistenz aufzulockern. Bestreuen Sie den Brei mit einem Topping aus Beeren, gemahlener Vanille, Zimtpulver oder echtem Kakaopulver.

DIY-Müsli

Viele im Handel erhältliche Müslis, insbesondere die Frühstücksflocken für Kinder, sind stark überzuckert und ähneln Süßigkeiten. Auch scheinbar gesündere Müslis enthalten oft große Mengen an Trockenfrüchten und damit viel konzentrierten Fruchtzucker. Also: lieber selbst machen! Das fertige Granola reicht für mehrere Tage.

Zutaten

1 Tasse Getreideflocken (zum Beispiel kernige Haferflocken, Dinkelflocken oder 4-Korn-Mischung)
2 Tassen Nüsse (zum Beispiel Pekannüsse, Haselnüsse, Walnüsse, Mandeln oder Macadamia. Übrigens: Pekannüsse und Macadamia schmecken besonders süßlich, sind aber leider recht teuer. Haselnüsse sind eher herb im Geschmack.)
1 Tasse Kerne (zum Beispiel Kürbiskerne, Pinienkerne oder Sonnenblumenkerne)
3 Tassen Kokoschips
1 gehäufter TL Zimtpulver
½ TL gemahlene Bourbonvanille
1 Prise Salz
½ Tasse geschmolzenes Kokosöl
3 EL Reissirup (optional)

Zubereitung

Den Ofen auf 130 °C (Umluft) vorheizen. Ein Backblech mit Backpapier auslegen.

Die Getreideflocken zusammen mit allen trockenen Zutaten in eine Schüssel geben und gut vermengen.

Das Öl und optional den Reissirup hinzugeben und alles so lange mischen, bis keine großen Klumpen mehr vorhanden sind und sich Öl und Sirup um die Zutaten gelegt haben. Die Masse gleichmäßig auf dem Blech verteilen.

Auf mittlerer Schiene des Ofens so lange backen, bis der gewünschte Bräunungs- und Knuspergrad erreicht ist. Mir reichen 15 bis 18 Minuten, dann ist das Granola goldfarben. Beobachten Sie das Ganze aufmerksam, denn das Granola darf nicht anbrennen. Nicht verunsichern lassen: Das Müsli wird erst etwas fester, wenn es abkühlt.

Das Granola vollständig abkühlen lassen und in einem verschließbaren Vorratsglas aufbewahren.

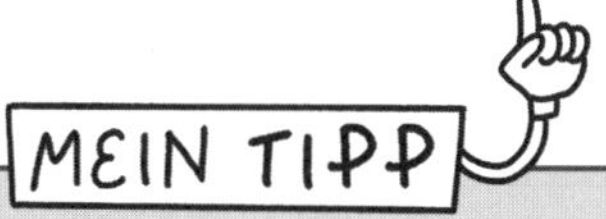

Zusammen mit frischem Obst eignet sich das Müsli gut als Topping auf Naturjoghurt.

Joghurt mit Früchten

Eines der am stärksten gezuckerten Nahrungsmittel mit einem gesunden Anstrich ist industriell hergestellter Fruchtjoghurt. Diese Produkte sind reine Zuckerbomben, die einem Dessert gleichen. Dabei ist es kinderleicht, einen leckeren Joghurt zum Frühstück oder als Snack zwischendurch selbst zuzubereiten.

Zutaten

400–500 g Naturjoghurt (zum Beispiel mit 3,5 Prozent Fett oder griechischer Joghurt)
1 Tasse Beeren nach Wahl
etwas DIY-Müsli (optional, vgl. S. 286)

Zubereitung

Den Joghurt in vier Schälchen füllen und nach Lust und Laune mit Beeren dekorieren. Für den besonderen Crunch etwas selbst gemachtes Müsli darübergeben.

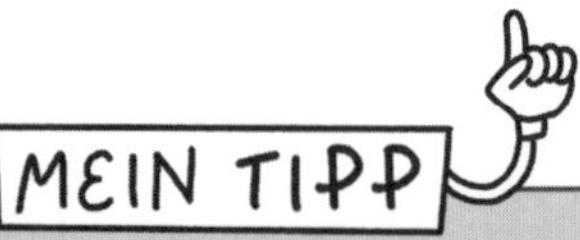

Wenn Ihr Kind keine Stückchen im Joghurt mag, pürieren Sie das Obst einfach und gießen Sie es als Fruchtsoße über den Naturjoghurt.

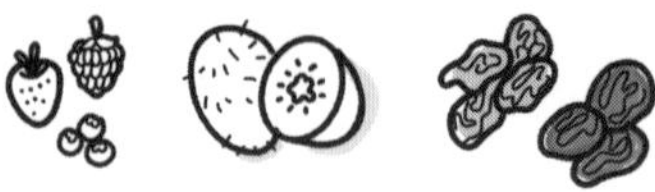

Kokos-Bananen-Pfannkuchen

Mhh, wie das duftet … diese Pfannkuchen sind nicht einfach nur lecker, sondern auch noch gesund! Bananen enthalten natürlicherweise Zucker, der hier genug Süße ins Spiel bringt. Die Kokos-Bananen-Pfannkuchen sorgen bei uns vor allem an Sonntagen für einen gemütlichen Start in den Tag. Sie eignen sich aber auch als Mittagessen oder Nachmittagsgericht. Und Ihr Kind hilft garantiert begeistert beim Mixen!

Zutaten

2–3 große reife Bananen, zerdrückt (wer es süßer mag, nimmt 3 Bananen)
6 Eier
80 g Kokosmehl
30 g Dinkelmehl
Kokosöl oder Butter zum Anbraten
6 TL Naturjoghurt
etwas klein geschnittenes Obst der Saison

Zubereitung

Die zerdrückten Bananen mit Eiern, Kokos- und Dinkelmehl in eine Schüssel geben und mit dem Handmixer verrühren. Der Teig sollte dickflüssig sein.

Ausreichend Kokosöl oder Butter in einer großen Pfanne erhitzen. Aus dem Teig zunächst mehrere kleine Pfannkuchen bei mittlerer Hitze backen. Dazu etwa 1 großen EL Teig pro Pfannkuchen in die Pfanne geben. Sobald die Unterseite gut gebräunt ist, die Pfannkuchen wenden, kurz andrücken und fertig backen.

Die Pfannkuchen zusammen mit jeweils einem Klecks Naturjoghurt und frischen Früchten servieren. Der leicht säuerliche Geschmack des Joghurts harmoniert bestens mit den süßen Pfannkuchen.

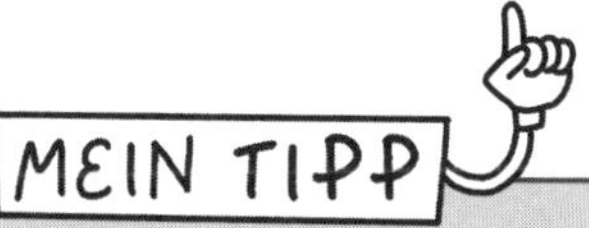

Wenn Sie das Dinkelmehl weglassen, wird aus den Pfannkuchen schnell eine leckere glutenfreie Mahlzeit.

Beeren-Chia-Marmelade

Damit Konfitüre lange haltbar ist, muss sie mindestens 55 Prozent Zucker enthalten, so sieht es die Konfitürenverordnung vor. Doch neben Zucker setzen Hersteller oft auch den billigen Glukose-Fruktose-Sirup ein und können so den Zuckeranteil in der Nährwerttabelle niedriger ausweisen. Denn die im Sirup enthaltenen Mehrfachzucker werden nicht als Zucker, sondern als Kohlenhydrate aufgelistet, sind also für den Verbraucher nicht als solcher erkennbar. Einige Fruchtaufstriche enthalten nicht nur Früchte, sondern auch Saft – Fruchtzucker pur. Brauchen Sie noch mehr Gründe, warum Sie Marmelade und Co. lieber selbst machen sollten?

Zutaten (für zwei Gläser à 180 ml)

300 g frische oder TK-Beeren (zum Beispiel Himbeeren)
25 g Chiasamen
4–5 EL Reissirup
1 Msp. gemahlene Bourbonvanille (optional – ich finde, die Vanille verleiht der Marmelade eine besondere Note)
1 Spritzer Zitronensaft

Zubereitung

Die Beeren ggf. auftauen und in einen Topf geben. Alle Zutaten bis auf den Zitronensaft zu den Beeren geben und gut verrühren, damit die Chiasamen nicht verkleben. Bei geringer Hitze zum Kochen bringen und etwa 5 Minuten aufkochen lassen, dann vom Herd nehmen.

Den Zitronensaft hinzufügen und mit einem Pürierstab durchgehen. (Wer keine Kerne mag, kann die pürierten Beeren noch einmal durch ein Sieb passieren. Allerdings sind die Kerne oft richtige Tausendsassas. So liefern die Kerne von roten und schwarzen Johannisbeeren beispielsweise mit der Gamma-Linolensäure dreifach ungesättigte Omega-6-Fettsäuren.)

Die Marmelade in ein sterilisiertes Glas füllen und nach dem Abkühlen in den Kühlschrank stellen. Die Chiasamen ziehen nun schön durch und sorgen für die nötige Konsistenz. Im Vergleich zu gekaufter Marmelade hält sich diese nur etwa eine Woche, denn es fehlt die konservierende Wirkung des Zuckers.

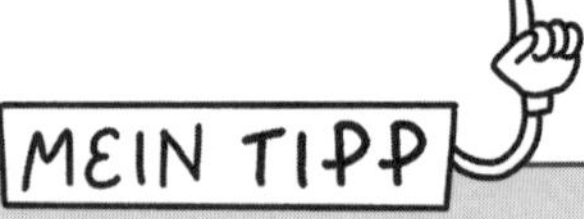

Übrig gebliebene Marmelade können Sie in kleine Eiswürfelbehälter füllen und einfrieren. Die gewünschte Menge einfach eine Stunde vor Gebrauch wieder auftauen.

Avocadoaufstrich

Avocado ist pur bereits ab Beikosteinführung für Babys geeignet. Diese Frucht ist sehr gesund: Sie liefert einfach ungesättigte Fettsäuren, Provitamin A und darüber hinaus die Vitamine C, D, K, E und B-Vitamine sowie jede Menge Mineralstoffe und Spurenelemente.

Zutaten

1 Avocado
1 TL Zitronensaft
Salz, frisch gemahlener Pfeffer
2 EL Naturfrischkäse (optional)

Zubereitung

Die Avocado halbieren, den Kern entfernen, das Innere auslöffeln und in eine Schüssel geben. Das Fruchtfleisch mit einer Gabel zerdrücken und mit dem Zitronensaft und etwas Salz und Pfeffer verrühren.

Optional noch etwas Frischkäse unterrühren. Diesen Brotaufstrich am besten immer frisch zubereiten.

Avocado – die umstrittene Frucht

Während die meisten Menschen diese tropische Frucht wohl automatisch dem Gemüse zuordnen würden, zählt die Avocado aus botanischer Sicht zum Obst. Der Avocadobaum gehört zur Familie der Lorbeergewächse, seine Früchte sind also Beeren.

Die Avocado ist eine umstrittene Frucht. Für den Anbau von einem Kilogramm Avocado werden bis zu 1100 Liter Wasser benötigt. Diese Zahl erscheint auf den ersten Blick enorm hoch. Andere Pflanzen verbrauchen bis zur Ernte weniger Wasser. Dem Water Footprint Network zufolge benötigen 1 Kilogramm Tomaten etwa 214 Liter und 1 Kilogramm Äpfel etwa 822 Liter. Doch verglichen mit weiteren Lebensmitteln fällt der Wasserverbrauch für Avocados deutlich geringer aus. Für die Herstellung von einem Kilogramm Getreide werden mehr als 1600 Liter Wasser benötigt, für ein Kilogramm Rindfleisch müssen sogar mehr als 15.400 Liter Wasser aufgebracht werden.[230]

Ich empfehle, Avocados aus biologischem Anbau aus Europa zu kaufen und diese bewusst zu genießen. Denn vor allem die schlechte Ökobilanz der Frucht ist problematisch. Für Avocados, die aus Mittel- und Südamerika stammen, fallen beim Transport nach Europa große Mengen CO_2 an. Auch die Kühlung über die weiten Strecken verbraucht viel Energie. Zudem werden in einigen Anbauregionen, zum Teil illegal, Wälder gerodet, um Platz für Avocadoplantagen zu schaffen. Wählen Sie also möglichst Bioavocados aus Europa. Im Fachhandel können Sie einfach mal nachfragen, ob die Avocados in bäuerlichen Kleinbetrieben und in einer Mischkultur, also zusammen mit anderen Früchten, angebaut werden. Das ist umweltfreundlicher als auf riesigen Monokulturplantagen.

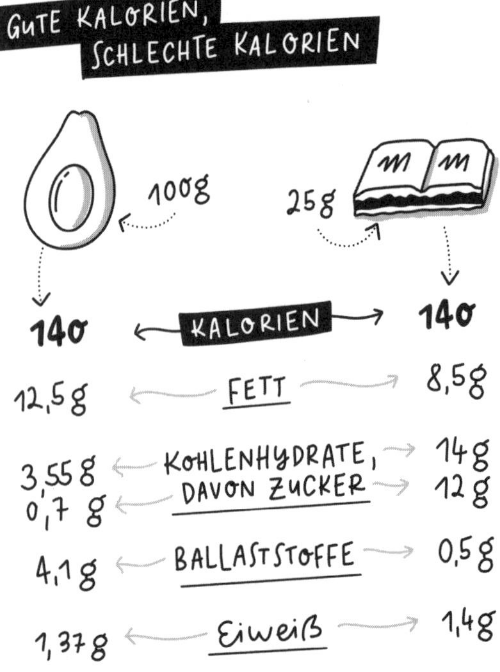

Eier im Schinkennest

Ihr Kind mag Eier *und* Schinken? Dann habe ich hier die perfekte Kombination für einen herzhaften Start in den Tag.

Zutaten

Butter oder Öl zum Einfetten der Form
4 Scheiben Serrano-Schinken oder Bacon
4 Eier
1 EL gehackte frische oder TK-Kräuter nach Wahl
4 TL geriebener Käse (zum Beispiel Emmentaler) oder Fetawürfel (optional)

Zubereitung

Den Ofen auf 200 °C (Umluft) vorheizen. Die Mulden einer Muffinform mit etwas Butter oder Öl einfetten.

Vier Mulden mit dem Schinken auskleiden, dabei die Scheiben fest an den Rand der Vertiefung drücken. Der Boden sollte vollständig mit Schinken bedeckt sein. Für einen extraknusprigen Boden den Schinken in der Form etwa 5 Minuten auf mittlerer Schiene des Ofens vorbacken.

Jeweils ein Ei in die Schinkenmulden schlagen und mit den Kräutern bestreuen. Da der Schinken schon genügend Salz enthält, müssen Sie nicht nachsalzen. Optional mit etwas Käse bestreuen.

Die Eier im Schinkennest etwa 15 Minuten auf mittlerer Schiene des Ofens stocken lassen. Dazu schmeckt ein Klecks selbst gemachtes Pesto (vgl. S. 309).

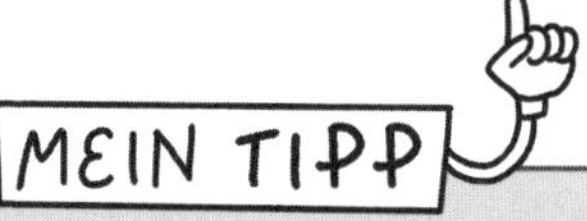

Achten Sie beim Kauf des Schinkens darauf, dass dieser frei von Zucker, Nitritpökelsalz (Natriumnitrit) und anderen Konservierungsstoffen oder Geschmacksverstärkern ist. Ich bevorzuge auch bei Schinken Bioware.

Frühstücksdrink für kleine Morgenmuffel

Ihr Kind hat morgens noch keinen Hunger, aber wenn Sie zusammen aus dem Haus gehen, knurrt es gewaltig in der Magengegend? Wecken Sie Ihren kleinen Morgenmuffel zehn Minuten früher, damit er entspannter in den Tag starten kann – und probieren Sie gemeinsam diesen Frühstücksdrink.

Zutaten (für 2 kleine Morgenmuffel)

100 ml (Pflanzen-)Milch
50 g Naturjoghurt
1–2 EL zarte Haferflocken
1 Handvoll frische oder TK-Beeren nach Wahl

Zubereitung

Alle Zutaten in einen Standmixer geben und gründlich pürieren. Alternativ die Zutaten in ein hohes Gefäß geben und mit dem Pürierstab durchgehen.

Herzhaftes

Schnelle Pizza mit Hefeteig

Diese Pizza ist ruckzuck fertig. Den Boden können Sie nach Lust und Laune belegen. Leckere Kombinationen sind zum Beispiel Tomate-Mozzarella, Parmaschinken-Rucola(pesto) oder Rote-Bete-Feta. Den Belag bereiten Sie vor, während der Teig geht, sie verlieren also keine Zeit. Ihr Kind wird begeistert in der Küche mithelfen, versprochen!

Zutaten

Für den Teig:
1 Packung Trockenhefe
1 EL Reissirup

500 g Mehl (zum Beispiel Dinkelmehl)
8 EL Olivenöl + etwas mehr zum Einfetten des Blechs
300 ml lauwarmes Wasser
Salz

Für den Belag:
Verschiedene Gemüsesorten, Schinken, geraspelter oder gewürfelter Käse und/oder Pesto nach Belieben

Für die Soße:
½ Dose stückige Tomaten
2–3 EL Olivenöl
1 EL getrocknete italienische Kräuter oder 2 EL gehackte frische Kräuter nach Wahl
1 Knoblauchzehe, grob gehackt
Salz, Pfeffer

Zubereitung

Für den Teig alle Zutaten in eine Schüssel geben und mit den Knethaken des Handmixers oder den Händen zu einem glatten Teig verarbeiten. Abgedeckt etwa 30 Minuten in einer warmen Umgebung gehen lassen. In der Zwischenzeit können Ihr Kind und Sie gut die Zutaten für den Pizzabelag vorbereiten. Dafür die Zutaten in kleine Stücke schneiden und in Schüsselchen zur Seite stellen.

Den Ofen auf 180 °C (Ober-/Unterhitze) vorheizen (für Pizza eignet sich das Backen mit Ober-/Unterhitze oder – falls vorhanden – das Programm Pizzastufe am besten). Ein Backblech mit etwas Olivenöl einpinseln – oder einfach Backpapier verwenden.

Für die Tomatensoße die stückigen Tomaten mit Olivenöl, Kräutern und Knoblauch in ein hohes Gefäß geben und kurz mit dem Pürierstab durchgehen. Mit Salz und Pfeffer abschmecken.

Den aufgegangenen Teig noch einmal gut auf einer leicht bemehlten Arbeitsfläche durchkneten. Dann dünn zu zwei großen Böden ausrollen. Die Tomatensoße auf den Böden verteilen und die Pizzen nach Belieben belegen.

Im Ofen in etwa 20 Minuten knusprig backen.

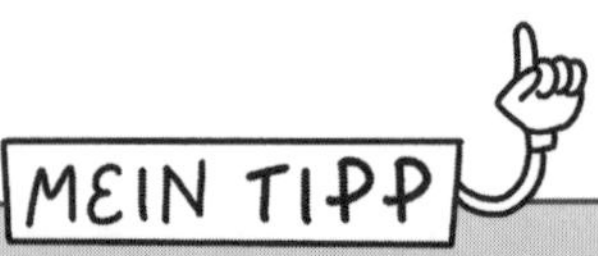

Das Rezept ergibt zwei große Böden. Das reicht für vier sehr gute und große Esser. Falls Ihre Familie gerade einmal nicht so hungrig sein sollte oder Ihre Kinder noch klein sind, können Sie einfach einen Teil des noch nicht gegangenen Teiges einfrieren. Bei Bedarf bei Zimmertemperatur auftauen lassen und wie beschrieben weiterverarbeiten.

Fischstäbchen

Neben gedünstetem Fisch gibt es bei uns zu Hause auch regelmäßig einen echten Klassiker unter den Kindergerichten: Fischstäbchen. Selbst gemacht schmecken sie gleich doppelt so gut.

Zutaten

250–300 g TK-Seelachsfilet
80 g gemahlene Mandeln oder Erdmandeln
Salz, Pfeffer
2 Eier
20 g Sesamsamen
Rapsöl oder Olivenöl zum Braten
einige Spritzer Zitronensaft

Zubereitung

Den aufgetauten Fisch in etwa 2 cm breite Stücke schneiden. Dafür eignen sich am besten die gefrorenen, gepressten Vierecke, also »Fischblöcke«, da so alle Stäbchen ungefähr gleich dick werden.

In einem tiefen Teller die gemahlenen Mandeln mit Salz und Pfeffer vermischen. Die Eier in einem zweiten tiefen Teller verquirlen. Den Sesam in einen dritten tiefen Teller geben. (Meine Kinder und ich nennen das Ganze »Tellerstraße«.)

Nun ein Fischstäbchen nach dem anderen zuerst in den gemahlenen Mandeln, dann im Ei und anschließend im Sesam wenden.

Etwas Öl in der Pfanne erhitzen. Die Fischstäbchen bei mittlerer Hitze von beiden Seiten goldbraun braten. Einige Spritzer Zitronensaft auf die Fischstäbchen geben, das verbessert die Eiweißaufnahme.

Dazu passen gut ein einfacher Gurkensalat (vgl. S. 297) oder Süßkartoffelpommes (vgl. S. 298).

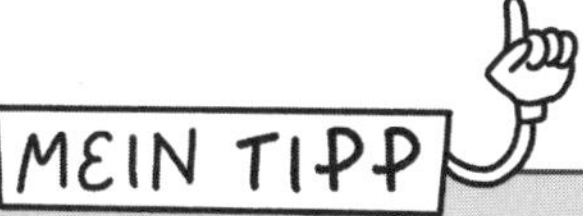

Verwenden Sie Fisch aus nachhaltigem Fischfang. Diesen erkennen Sie zum Beispiel am Gütesiegel von Naturland oder Bioland, aber auch an der MSC- oder ASC-Zertifizierung.

Gurkensalat

Meine Kinder essen sehr gerne Rohkost – von Oliven über Gurken bis Paprika. Als große Blattsalatesser haben sie sich allerdings noch nicht zu erkennen gegeben. Zum Glück gibt es genügend andere Salate, die Sie blitzschnell für Klein und Groß zubereiten können.

Zutaten

1 Salatgurke
150 g Naturjoghurt (mit 3,5 Prozent Fett oder griechischer Joghurt)
2 EL Olivenöl
Salz
einige Blätter frische Minze, fein gehackt (optional)

Zubereitung

Die Gurke schälen, längs halbieren, vierteln und in feine Scheiben schneiden. Die Gurkenscheiben in eine Schüssel geben.

Die restlichen Zutaten in einer separaten Schüssel gut verrühren und mit den Gurken vermischen. Gekühlt servieren.

Süßkartoffelpommes

Wir essen gerne Süßkartoffeln. Für mich entdeckt habe ich die süßlich schmeckende Knolle vor einigen Jahren. Die Batate, wie die Süßkartoffel auch genannt wird, ist nicht nur lecker, sondern unterstützt die Gesundheit. So trägt ein besonderer Pflanzenstoff namens Caiapo dazu bei, dass der Nüchternblutzuckerspiegel und die Cholesterinwerte sinken, wovon besonders Diabetiker profitieren können. Caiapo ist hauptsächlich in der Schale enthalten, weshalb ich nur unbehandelte Bioknollen verwende und diese eher grob schäle.

Zutaten

2 große oder 4–5 mittelgroße Süßkartoffeln
1½ EL Speisestärke
2–3 EL Olivenöl
Salz (optional)

Zubereitung

Die Süßkartoffeln gründlich reinigen, grob schälen, in etwa gleich große Stifte schneiden und in eine Schüssel mit kaltem Wasser legen. Darin etwa 20 Minuten ruhen lassen. Dieses Wasserbad sorgt dafür, dass die Stärke aus den Süßkartoffeln tritt.

Den Ofen auf 230 °C (Ober-/Unterhitze) vorheizen. Die Süßkartoffelpommes gut mit einem Küchentuch abtupfen und in eine verschließbare Schüssel legen. Nun die Speisestärke hinzufügen. Die Schüssel verschließen und kräftig schütteln. (Falls Sie keine Schüssel mit Deckel haben, können Sie auch eine Salatschleuder oder einen Gefrierbeutel verwenden. Waschen Sie den Beutel im Anschluss möglichst aus, um unnötigen Plastikmüll zu vermeiden.) Dann das Olivenöl hinzufügen und noch einmal gut schütteln.

Die Pommes auf ein mit Backpapier ausgelegtes Blech legen und auf mittlerer Schiene des Ofens 30 bis 35 Minuten goldbraun backen. Zwischendurch wenden. Vor dem Herausnehmen kurz bei geöffneter Ofentür ruhen lassen, dann optional salzen.

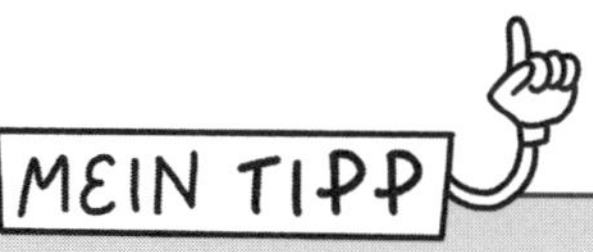

Dazu passt selbst gemachter Ketchup (vgl. S. 307) oder ein einfacher Avocadodip (vgl. S. 291).

Polentasticks

Polentasticks sind ein Genuss für die ganze Familie. Für Babys und Kleinkinder eignen sie sich super als Fingerfood, für die Großen unter uns als sättigende Beilage.

Zutaten (für etwa 25 Sticks)

350 ml Hühner- oder Gemüsebrühe
4 EL Olivenöl oder 50 ml Sahne
200 g Polenta (Maisgrieß)
70 g frisch geriebener Parmesan
etwas getrockneter oder frischer Rosmarin
Salz und schwarzer Pfeffer (optional)
1½ EL Sesamsamen (optional – für mehr Biss und eine Extraportion Kalzium füge ich sie gerne hinzu)
Olivenöl oder Butter zum Braten

Zubereitung

Die Brühe und das Olivenöl bzw. die Sahne in einen Topf geben und aufkochen. Sobald die Flüssigkeit kocht, die Polenta einrühren und noch einmal kurz aufkochen lassen. Parmesan, Rosmarin und optional salzen, pfeffern und Sesam unter Rühren einstreuen, bis der Brei etwas fester wird.

Die Polentamasse auf einem mit Backpapier ausgelegten Backblech 1 bis 1,5 cm dick ausstreichen. Dann etwa 30 Minuten abkühlen lassen.

Die erkaltete Polentamasse in etwa 5 cm x 1 cm große Streifen schneiden. Etwas Öl oder Butter in einer Pfanne erhitzen und die Sticks bei mittlerer Hitze von beiden Seiten goldbraun braten.

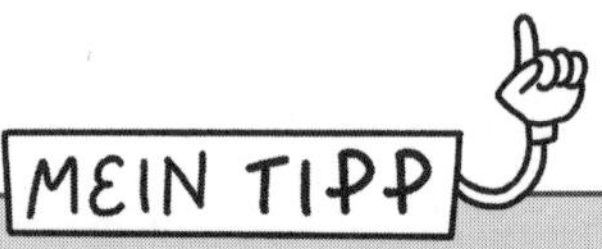

Dazu passt selbst gemachter Tomatenketchup (vgl. S. 307) sowie ein frischer Salat oder die Lieblingsrohkost Ihres Kindes.

Erbsenmischmasch

Erbsen habe ich *immer* in der Tiefkühltruhe vorrätig. Frische Erbsen verlieren durch Lagerung und Transport wertvolle Inhaltsstoffe; bei Dosenerbsen sind zudem oft Salz, Zucker und Aroma zugesetzt. Daher setze ich auf Tiefkühlware. Grüne Erbsen punkten mit vielen B-Vitaminen, Mineralstoffen wie Magnesium, Eisen, Kalzium und Zink sowie einer ordentlichen Portion Eiweiß.

Zutaten

300 g Reis oder Quinoa
200 g TK-Erbsen
1 Prise gemahlener Kreuzkümmel
Salz
etwa 3 EL Olivenöl
2 EL gewürfelter Feta (optional)

Zubereitung

Den Reis oder die Quinoa gründlich mit warmem Wasser abspülen. In einen Topf mit Wasser (Achtung, kein Salzwasser! Denn so könnten die grünen Kraftbomben verhärten) geben und nach Packungsangabe garen. Bei Quinoa ist das optimale Verhältnis 3:1. Wer also 300 g Quinoa zubereiten möchte, benötigt 900 ml Wasser. Kurz vor dem Ende der Garzeit den Großteil des Wassers vorsichtig abgießen. Die Erbsen und den Kreuzkümmel für die letzten vier Minuten bei kleiner Hitze mitköcheln lassen. Mit Salz abschmecken.

Vom Herd nehmen und das Olivenöl unterrühren. Optional mit etwas Feta verfeinern.

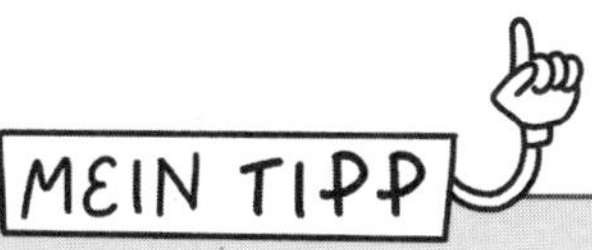

Wählen Sie bevorzugt europäische Produkte, wenn es um Reis geht. Asiatischer Reis ist zumeist höher mit Arsen belastet. Achten Sie bei Getreidearten und Pseudogetreiden grundsätzlich auf Abwechslung am Familientisch.

Reis und Quinoa – mit Vorsicht zu genießen?

Beide Lebensmittel sind in der letzten Zeit in Verruf geraten. Das sind die Hintergründe: Reis ist häufig mit Arsen belastet und dieser Stoff kann, in großen Mengen verzehrt, Krebs auslösen. Vor allem kleine Kinder sind oft problematischen Arsenmengen ausgesetzt. Zum einen enthalten viele Babybreie Reis, zum anderen essen gerade Kleinkinder häufig die besonders belasteten Reiswaffeln. Da wir keine Reiswaffeln verzehren und auch nicht wöchentlich Reis essen, gibt es für mich keinen Grund, in Panik auszubrechen. Das BfR empfiehlt, den Reis vor dem Garen gründlich zu waschen und mit extra viel Wasser zu kochen, also nicht die »Quellmethode« zu verwenden. Dadurch löst sich ein Teil des Arsens und kann anschließend mit dem Kochwasser abgegossen werden.

Auch Quinoa sollten Sie vor der Zubereitung gut waschen. Um sich vor Fressfeinden zu schützen, enthält ihre Samenschale nämliche bittere Stoffe, die Saponine. Diese können Darmschleimhaut und Blutzellen schädigen. In Deutschland erhältliche Samenkörner sind bereits geschält, man sollte sie dennoch gründlich mit warmem Wasser abspülen.[231]

Zucchinispaghetti mit Hühnchen

Fast alle Kinder lieben Nudeln, oder? Zucchinispaghetti sind eine wunderbare Alternative zu herkömmlicher Pasta. Sie eignen sich für alle, die sich kohlenhydratarm ernähren möchten, gleichzeitig sind sie aber auch familientauglich, da die langen Spiralen die Neugier der Kinder weckt. Mithilfe eines einfachen Handspiralschneiders können Sie das Gemüse zusammen mit Ihrem Sprössling ruckzuck in Spaghetti verwandeln.

Zutaten

800 – 1000 g Zucchini
450–500 g Hühnerbrustfilet
Olivenöl zum Anbraten
1 Knoblauchzehe, gehackt
3 EL Tamarisoße (Sojasoße)
50 ml Wasser
½ Portion Erdnusssoße (vgl. S. 308)
50 ml Gemüsebrühe
Salz, Pfeffer
einige Spritzer Zitronensaft (optional)
frische gehackte Kräuter nach Wahl (zum Beispiel Koriander – optional)

Zubereitung

Die Zucchini waschen und mit dem Spiralschneider zu feinen Zucchininudeln verarbeiten. Das Hühnchenfleisch in Streifen oder Stücke schneiden, so wie es Ihr Kind mag.

Etwas Olivenöl in einer Pfanne erhitzen. Das Hühnchen etwa 3 Minuten bei mittlerer bis hoher Hitze anbraten. Den gehackten Knoblauch und die Tamarisoße dazugeben und kurz durchschwenken. Die Hitze etwas reduzieren. Das Wasser angießen und etwa 5 Minuten durchziehen lassen. Dann die Erdnusssoße unter das Hühnchen mischen.

In der Zwischenzeit in einer zweiten Pfanne etwas Olivenöl erhitzen. Die Zucchinispaghetti kurz bei mittlerer Hitze anbraten. Die Gemüsebrühe hinzugeben und die Zucchini maximal 4–5 Minuten (wer es knackig mag, nur 3 Minuten) darin köcheln lassen. Mit etwas Salz und Pfeffer abschmecken.

Die Zucchinispaghetti auf Tellern anrichten und das Hühnchen samt Erdnusssoße darauf verteilen. Optional für eine extrafrische Note mit Zitronensaft beträufeln und frischen Kräutern bestreuen.

Hühnerbrühe

Spätestens wenn es kälter wird oder sich eine Erkältung ankündigt, ist bei uns Zeit für eine frische Hühnerbrühe. Eine gute Hühnerbrühe ist nicht im Handumdrehen fertig, denn sie köchelt einige Stunden vor sich hin. Früher war ich zu ungeduldig, um die Brühe selbst zu machen, aber ich wollte es unbedingt ausprobieren. Denn jedes Mal, wenn ich im Restaurant oder auf einer Berghütte eine selbst gemachte Fleischbrühe aß, fühlte ich mich wirklich gestärkt. Außerdem schmeckte auch die Brühe bei meiner liebevollen Großmutter in Prag absolut fantastisch. Hier verrate ich Ihnen mein Grundrezept, das Sie auch leicht abwandeln können, wenn Sie weitere Gemüsesorten vorrätig haben. Auf die Basiszutaten sollten Sie aber nicht verzichten.

Zutaten (für etwa 3 l Brühe)

1 Bio-Suppenhuhn
3,5–4 l Wasser
1 Spritzer Essig
1–2 Karotten, grob in Stücke geschnitten
1 Zwiebel, grob gehackt
2 Stangen Staudensellerie, grob in Stücke geschnitten
1 TL schwarze Pfefferkörner
3 Lorbeerblätter
1 Knoblauchzehe, gehackt
Salz
ein 1,5 cm dickes Stück Ingwer, grob gehackt (optional)

Zubereitung

Alle Zutaten in einen großen Suppentopf geben und zum Kochen bringen. Bei geringer Hitze zugedeckt einige Stunden köcheln lassen. Drei

Stunden sind gut. Vier noch besser. Ich finde fünf bis sechs Stunden am besten.

Nach dem Kochen das Huhn herausholen. Die Brühe durch ein Sieb in einen anderen Topf gießen. Das im Sieb aufgefangene Gemüse entsorgen (alle wichtigen Nährstoffe befinden sich nach dem stundenlangen Kochen in der Brühe).

Die Brühe etwas abkühlen lassen, dann für einige Zeit in den Kühlschrank (oder im Winter auf den Balkon oder die Terrasse) stellen, bis das Fett auf der Oberfläche erstarrt. Das Fett abschöpfen (aber seien Sie dabei bitte nicht zu pingelig).

Nun können die Vorräte angelegt werden. Eine Portion für vier Personen entspricht etwa 500 ml. Sie können auch kleinere Portionen einfrieren, zum Beispiel in Eiswürfelbehältern, um Gemüse oder Soßen eine kräftige Note zu verleihen.

Und das Huhn? Das Fleisch lässt sich jetzt superleicht von den Knochen lösen. Nehmen Sie so viel wie Sie als Einlage für die Brühe benötigen, die Sie sofort mit Ihrer Familie essen wollen. Frieren Sie das restliche Hühnchenfleisch ein – es eignet sich gut für Salate und Sandwiches.

Die Kraft der Brühe

Tatsächlich werden Fleisch- und Knochenbrühe zahlreiche positive Wirkungen zugeschrieben. Um nur einige zu nennen: Sie soll unser Immunsystem unterstützen, Gewebe und Knochen stärken und dem Darm zuträglich sein. Es gibt sogar wissenschaftliche Hinweise darauf, dass uns besonders Hühnerbrühe vor Erkältungen schützen kann. Die Brühe blockiert bestimmte weiße Blutkörperchen, die Entzündungsprozesse hervorrufen und bei grippalen Infekten vermehrt vom Körper freigesetzt werden. Das konnten Forscher der Universität Nebraska zeigen – zumindest im Reagenzglas.[232]

Natürlich sind neben billigen Industrieprodukten auch einige wenige hochwertige Brühen im Handel erhältlich. Doch auf

Dauer sind mir diese zu teuer. Zudem kann ich, wenn meine Kinder mit dem Papa unterwegs sind oder alle gemütlich zu Hause spielen, wunderbar entschleunigen, während die Brühe vor sich hin köchelt.

Ihr Kind ist noch sehr klein und kann mit einer klaren Brühe nicht viel anfangen? Etwas Hühnchenfleisch, Pilze, Eierstich, kleine Nudeln oder Reis als Suppeneinlage machen die Brühe auch für die Kleinsten interessant.

Tiefkühlvorräte anlegen – für naturbelassenes Fast Food

Ein volles Tiefkühlfach ist die beste Basis, um als Mutter oder Vater schnell und kostengünstig naturbelassenes Essen für die Kinder auf den Tisch zu zaubern. Die Vorteile liegen auf der Hand:

- Sie können Lebensmittel in großen Mengen kaufen, wenn diese Saison haben oder im Angebot sind, und für später einfrieren.
- Tiefkühlvorräte sind schnell angelegt und retten Sie in stressigen Zeiten. Einige Gemüsesorten können ungekocht (aber gewaschen) ins Tiefkühlfach wandern, zum Beispiel Lauch. Sie können den Lauch in Ringe schneiden oder aber als ganze Stange ins Gefrierfach geben. Ich habe immer ganze Blätter da für eine gute Suppengrundlage. Diese wandern fast unbearbeitet in den Topf, ich halbiere sie lediglich, da ich Suppen am Ende sowieso püriere. Das spart viel Zeit! (Meine Antwort auf »Ich habe keine Zeit zum Kochen« lautet daher oft: »Suppe!«) Noch schneller geht es natürlich, wenn Sie fertige Tiefkühlware kaufen. Gemüse und Co. sind so bereits vorbereitet und portioniert.

- Bye-bye Lebensmittelverschwendung. Bevor frisches Obst und Gemüse verdirbt, landet es in meinem Gefrierschrank. Wenn Sie es nicht schaffen, frische Ware rechtzeitig zu verzehren, können Sie die meisten Produkte klein schneiden, ggf. vorkochen und portionsweise einfrieren.
- Werden Sie erfinderisch! Hat Ihr Kind als Baby auch oft nur winzige Portionen gegessen? Um nichts zu verschwenden, habe ich dann den Gemüsebrei in Eiswürfelbehältern eingefroren. Das hat mich auch für größere Kinder auf folgende Idee gebracht: Kochen Sie frisches Gemüse Ihrer Wahl und pürieren Sie es direkt im Anschluss. Füllen Sie das Püree in Eiswürfelbehälter und frieren Sie es ein. So können Sie auch an stressigen Tagen ein abwechslungsreiches Essen auf den Tisch zaubern. Bevor es an drei Tagen hintereinander (Vollkorn-)Pasta, Quinoa oder eine andere Beilage mit derselben Tomatensoße gibt, die Sie nicht mehr sehen können: Werfen Sie einfach einige tiefgekühlte Gemüsewürfel in die Soße – fertig ist die Tomatensoße 2.0.

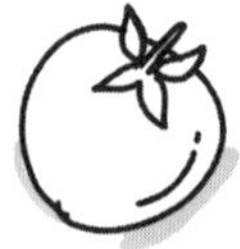

Soßen und Dips

Tomatenketchup

Kinder lieben nicht nur Tomatensoße, sondern auch Ketchup. Daher verrate ich Ihnen eine zuckerärmere Alternative, die zum Beispiel super zu Süßkartoffelpommes (vgl. S. 298) passt. Die Süßkraft der Aprikosen harmoniert gut mit den Tomaten und der Säure des Essigs. Daher verzichte ich bei diesem Rezept nicht auf die getrockneten Aprikosen, obwohl sie Fruchtzucker mit sich bringen – und zwar 4,88 Gramm auf 100 Gramm. Das ist zwar etwas mehr Fruktose als bei frischen Aprikosen, aber deutlich weniger als etwa bei Datteln (mit 24,92 Gramm auf 100 Gramm).

Zutaten

50 g getrocknete, ungeschwefelte Aprikosen, grob gehackt
1 Knoblauchzehe, grob gehackt
1 mittelgroße Zwiebel, grob gehackt
etwa 100 ml Wasser
700 g passierte Tomaten (bevorzugt in einer Glasflasche, siehe Tipp)
2 EL Reissirup
2 EL Apfelessig
1 gute Prise Salz
etwas Pfeffer (optional)

Zubereitung

Die gehackten Aprikosen zusammen mit Knoblauch, Zwiebel und Wasser in einen Topf geben und bei kleiner Hitze 15 bis 20 Minuten einkochen, bis alles weich und das Wasser nahezu verdunstet ist.

Die restlichen Zutaten hinzufügen und alles gut verrühren. Mit einem Pürierstab gründlich durchgehen – fertig ist der Ketchup!

Den Ketchup in eine sterilisierte Glasflasche füllen. (Tipp: Dafür eignet sich hervorragend die Glasflasche, in der die passierten Tomaten waren.)

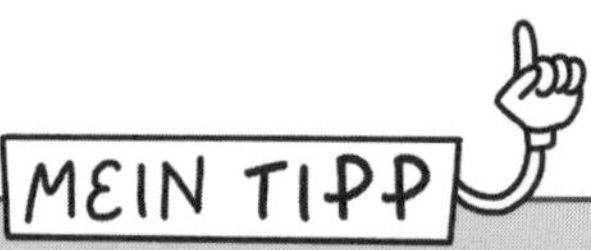

Variante 1: Fruktoseintoleranten Personen empfehle ich, die Aprikosen wegzulassen und dafür etwa 4–5 EL Reissirup zusätzlich hinzuzufügen.

Variante 2: Falls Sie mehr Zeit haben oder eine große Menge frischer Tomaten verarbeiten möchten, ersetzen Sie die passierten Tomaten durch etwa 800 g klein geschnittene frische Tomaten. Diese können Sie von Anfang an mitkochen. Fügen Sie diesen lediglich noch etwa 50 ml Wasser hinzu. Nachdem Sie Ihren Ketchup püriert haben, streichen Sie alles durch ein Sieb.

Erdnusssoße

Die Erdnusssoße ist der perfekte Begleiter zu asiatischen Gerichten oder Speisen mit Hühnchen.

Zutaten

6 EL Erdnussmus
200 ml Kokosmilch
etwa 1 EL Tamarisoße (Sojasoße)
1 Knoblauchzehe, fein gehackt (optional)
1 kleines Stück frischer Ingwer, fein gehackt (optional)
etwa 1 EL Zitronensaft

Zubereitung

Alle Zutaten bis auf den Zitronensaft in einen Topf geben und unter Rühren erwärmen. Vom Herd nehmen und mit Zitronensaft abschmecken.

Grünes Pesto mit Basilikum

Zutaten (für ein Glas à 180 ml)

etwa 80 g Cashewkerne (alternativ: Pinienkerne, Walnüsse oder Sonnenblumenkerne)
Salz
1 großes Bund Basilikum oder 2 kleine Töpfe Basilikum
2 Knoblauchzehen, grob gehackt
4 EL Olivenöl
30 g frisch geriebener Parmesan (optional)
einige Spritzer Zitronensaft

Zubereitung

Die Cashewkerne in leicht gesalzenem Wasser etwa eine Stunde einweichen (bei einem leistungsstarken Mixer oder weicheren Nüssen kann dieser Schritt entfallen). Die Basilikumblätter abzupfen und mit den anderen Zutaten in eine Schüssel geben. Mit dem Pürierstab (oder im Küchenmixer) zu einer glatten Paste mixen.

Das Pesto schmeckt zu Nudeln, auf Pizza, als Topping zu herzhaften Speisen oder als Brotaufstrich.

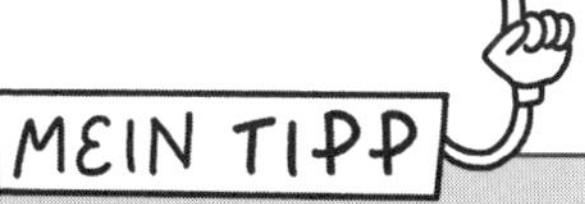

Dieses Pesto-Grundrezept lässt sich ganz leicht variieren. Versuchen Sie doch einmal ein Rucola- oder Petersilienpesto. Verwenden Sie dafür ein Bund Rucola oder Petersilie statt Basilikum und ersetzen Sie die Cashewkerne durch Pinienkerne. Nach Belieben können Sie die Kerne vor der Verwendung kurz in einer Pfanne ohne Öl anrösten.

Nüsse rösten oder nicht?

Ob man Nüsse rösten sollte, ist eine grundsätzliche Frage, die nicht nur für die Herstellung Ihres Pestos eine Rolle spielt. Die Inhaltsstoffe von Nüssen reagieren unterschiedlich auf Hitzeeinwirkung. Was gegen das Rösten bei *hohen* Temperaturen spricht: Die ungesättigten Fettsäuren sind hitzeempfindlich und werden größtenteils zerstört. Auch der Vitamingehalt nimmt beim Rösten ab. Was für das Rösten spricht: Bestimmte Mineralstoffe kann der Körper dann besser aufnehmen. Möchten Sie Nüsse also als Kalzium- oder Magnesiumquelle nutzen, dann ab in die Pfanne! Ich finde Abwechslung auf dem Speiseplan immer gut. Daher röste ich meine Nüsse häufig, aber nicht immer.

Nüsse »aktivieren«: Nutzen nicht belegt

Immer wieder empfehlen selbst ernannte Experten, Nüsse vor dem Verzehr bis zu 24 Stunden in Wasser einzuweichen. Die Nüsse müssten »aktiviert« werden, heißt es oft. Ansonsten würden bestimmte »Antinährstoffe« wie etwa Phytinsäure zu Gesundheitsbeschwerden führen, zudem seien die Nüsse so besser verdaulich. Studien zeigen, dass Phytinsäure in Getreide und Hülsenfrüchten durch lange Einweichzeiten (bis zu 48 Stunden) tatsächlich größtenteils abgebaut werden kann – allerdings nicht bei Nüssen. Häufig betonen diese Autoren auch den angeblichen vorteilhaften Keimprozess. Doch die im Handel erhältlichen Nüsse können gar nicht keimen. Walnüsse und Haselnüsse beispielsweise würden eine mehrwöchige Frostperiode dafür benötigen. Sparen Sie sich also den Aufwand. Ich weiche Nüsse nur ein, um sie mit dem Mixer leichter verarbeiten zu können.

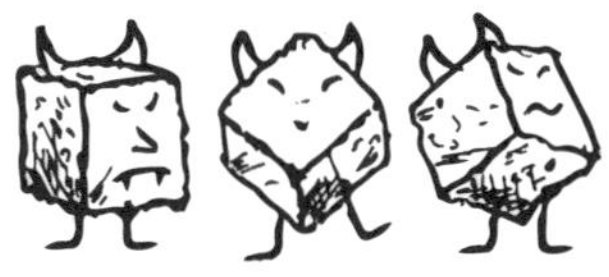

Sieben superschnelle Snacks für zu Hause

Hier verrate ich Ihnen meine Lieblingssnacks für Kinder. Ich liebe kleine Gerichte, die schnell zubereitet sind und auch noch eine große Portion gesunder Nährstoffe mit sich bringen. Übrigens: Es muss nicht immer süß sein, wenn das Nachmittagstief mal wieder zuschlägt oder das Abendessen noch in weiter Ferne liegt.

1. Oliven

Ja, meine beiden Kinder lieben Oliven! Selbstverständlich stelle ich nur entkernte Oliven auf den Tisch. Achten Sie nach Möglichkeit auf ein hochwertiges Produkt ohne Zusätze. Richten Sie die Oliven auf einem Tellerchen an – am besten schmecken sie pur oder in etwas Olivenöl.

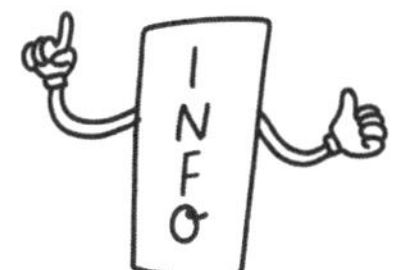

Die Früchte des Ölbaums sind reich an ungesättigten Fettsäuren, Vitamin A, Natrium, Kalzium und Eisen – und sollen vor Herz-Kreislauf-Erkrankungen schützen.

2. Gemüsesticks mit Hummus oder Kräuterquark

Gemüsesticks mit Dip sind schnell gemacht und schmecken vielen Kindern gut. Verwenden Sie dafür 200–250 g Gemüse nach Wahl. Schneiden Sie zum Beispiel Paprika, Kohlrabi und Karotten in Streifen und richten Sie die Sticks auf einem Teller oder in einem Glas nach Sorten oder Farben geordnet (oder kunterbunt) an. Dazu schmeckt Hummus oder Kräuterquark. Mein großes Kind liebt es, bei diesem Gericht in der Küche mitzuhelfen.

Für den Hummus:
1 Glas Kichererbsen (ca. 350 g) kurz abbrausen und zusammen mit 5 EL Olivenöl, 1½ EL Sesammus (Tahin), 1 grob gehackten Knoblauchzehe und 4 EL kaltem Wasser in eine Schüssel geben. Mit einem Stabmixer pürieren, bis ein cremiges Mus entsteht. Anschließend mit etwas gemahlenem Kreuzkümmel, etwa 1 EL Zitronensaft und etwas Salz abschmecken.

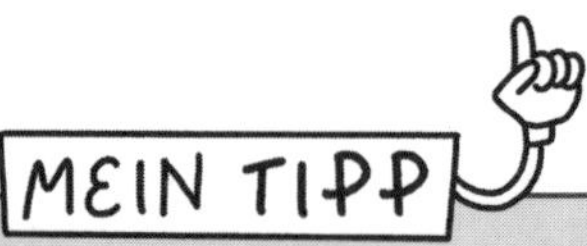

Der Hummus hält sich einige Tage im Kühlschrank. Falls Sie ihn nicht so schnell aufessen können: Ab damit in den Gefrierschrank! Einfach in ein Glas füllen und die Oberfläche mit etwas Olivenöl bedecken, damit der Hummus nicht austrocknet. Kommt der Appetit auf Hummus wieder, stellen Sie ihn zum Auftauen in den Kühlschrank und rühren Sie ihn vor dem Verzehr noch einmal um.

Für den Kräuterquark:
100 g Quark mit 1 EL Olivenöl, 1 TL TK-Kräutern, 1 Prise Salz und 1 Schuss Zitronensaft in einer Schüssel verrühren und servieren.

3. Tomaten-Mozzarella-Spießchen
Kleine Tomaten und Mozzarellakugeln auf kurze Holzspieße stecken. Mit etwas Ölivenöl und 1 Spritzer Zitronensaft beträufeln. Einige Basilikumblätter fein hacken und darüberstreuen. Mit 1 Prise Salz abrunden.

4. Gekochte Eier
Mag Ihr Kind gerne weiche Eier? Dann kochen Sie das Ei 4 bis 5 Minuten im Wasser. Ein hartes Ei benötigt dagegen 7 bis 8 Minuten. Hartgekochte Eier können Sie gut in Viertel (oder für kleinere Kinder in Stückchen) schneiden und mit etwas Olivenöl beträufeln.

5. Omelette

Der Klassiker:

6–7 Eier mit 1 guten Prise Salz in eine Schüssel geben und verquirlen. Etwa 1 EL Butter in einer Pfanne schmelzen lassen. Die Eiermischung in die Pfanne geben und bei mittlerer Hitze stocken lassen. Wichtig: Das Omelette wird nicht gerührt und auch nicht gewendet.

Für den großen Hunger:

Wenn die Oberseite des Eis noch etwas flüssig ist, weitere Zutaten dazugeben – zum Beispiel gewürfelter Fetakäse oder Schinken. Wenn Sie Gemüse hinzufügen möchten, schneiden Sie es vorher in kleine Stücke und braten oder dünsten Sie es kurz an. Ich liebe beispielsweise Tomatenomelette: Dafür 1 Handvoll Kirschtomaten halbieren und ½ Knoblauchzehe fein hacken. 1 EL Butter in einer Pfanne schmelzen und die Tomatenhälften und den gehackten Knoblauch etwa 5 Minuten anschmoren. Beides aus der Pfanne nehmen. Noch einmal etwas Butter in die Pfanne geben und darin die Eiermischung zum Stocken bringen. Anschließend mit der Tomatenmischung auf dem Teller anrichten und mit einigen Basilikumblättern oder frischem Pesto garnieren.

6. Griechischer Joghurt

400–500 g griechischen Joghurt in Schälchen anrichten. Dazu ein paar gehackte Walnüsse und/oder frische Beeren reichen. Ob Himbeeren, Blaubeeren, Stachelbeeren, Johannisbeeren oder Erdbeeren – sie enthalten kaum Kalorien, viel Wasser und jede Menge Vitamine, die das Immunsystem stärken. Optional mit einigen Spritzern Reissirup süßen.

7. Nüsse

Lassen Sie Ihr Kind alle möglichen Nüsse pur naschen. Rösten Sie die Nüsse gerne kurz in der Pfanne an, das verleiht ihnen den richtigen Crunch. Wir naschen besonders gerne Walnüsse und Cashewkerne, daneben haben wir auch immer Paranüsse, Haselnüsse und Mandeln im Haus.

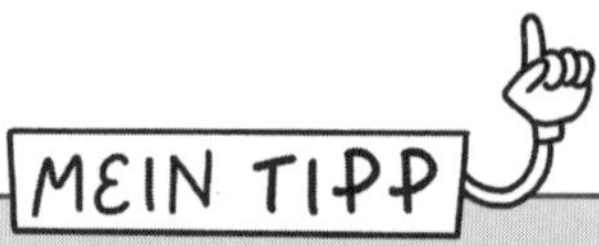

Meiner Erfahrung nach sind kleine Kinder selten von Beginn an Fans von frischen Kräutern. Hacken Sie die Kräuter daher sehr fein und geben Sie sie in den letzten 2 Minuten auf das Omelette, um sie mitstocken zu lassen. Meine Kinder sind neugierig und lieben den Duft von frischem Basilikum, Rosmarin und Co. Sie dürfen allerdings selbst entscheiden, ob sie sich eine Extraladung frische Kräuter über ihr Essen streuen. Respektieren Sie auch die Entscheidung Ihres Kindes, falls es ein Nahrungsmittel nicht probieren möchte. Zeigen Sie ihm gleichzeitig, was Sie selbst besonders lecker finden. Ich wiederhole beim Essen zum Beispiel öfter, wie sehr mir Basilikum schmeckt. Sie sind immer noch das größte Vorbild für Ihren Nachwuchs, das gilt auch beim Essen.

Neun praktische Snacks für unterwegs

Wenn wir unterwegs sind, in der Stadt, in der Natur, beim Wandern oder auf Reisen, habe ich immer etwas zum Snacken für die Kinder und mich dabei. Wichtig dabei ist: Es muss schnell gehen und praktisch sein.

Ich verwende bevorzugt keine Plastikdosen, sondern simple Weckgläser oder Bentoboxen aus Edelstahl. Hin und wieder ist mir ein Glas unterwegs kaputtgegangen, aber das ist mir lieber, als Plastik zu verwenden. Viele der genannten Leckereien eignen sich auch zum Befüllen von Brotdosen für die Kita.

1. **Geröstete Kokoschips**
   Kokoschips in einer Pfanne ohne Öl goldbraun rösten. Optional mit 1 Prise Zimtpulver oder gemahlener Bourbonvanille bestreuen und gut vermischen. Abkühlen lassen und in einen luftdichten Behälter umfüllen.

2. **Nüsse, Nüsse, Nüsse** – in allen Varianten
3. **Hart gekochte Eier** (vgl. S. 312)
4. **Omelette**, in Streifen geschnitten (vgl. S. 313)
5. **Gemüse**
   Prima zum Mitnehmen sind Paprika, Gurken, Möhren, Tomaten und vieles mehr. Auch ziemlich lecker: Tomaten-Mozzarella-Spieße (vgl. S. 312). Dafür eignen sich kleine Snacktomaten und Mini-Mozzarellakugeln – im Handumdrehen ist der Snack fertig.
6. **Obst**
   Fruktosearmes Obst wie Erdbeeren, Brombeeren, Heidelbeeren oder Himbeeren sind perfekt geeignet. Beeren brauchen quasi keine Vorbereitung, nur waschen und fertig! Aber auch fruktosereicheres Obst wie Birnen, Bananen oder Äpfel sind okay. Schnittstellen können Sie mit etwas Zitronensaft bepinseln, um die Braunfärbung zu vermeiden. Ihr Kind »besteht« auf die extrem süßen Weintrauben? Nehmen Sie Trauben-Käse-Spieße mit. Durch den fettreichen Käse wird der Zucker aus den Weintrauben langsamer verstoffwechselt.
7. **Avocado**
   Packen Sie die ganze Frucht, ein scharfes Messer und einen Löffel ein – vor Ort können Sie die Avocado aufschneiden und auslöffeln. Wenn Sie das Fruchtfleisch einschneiden und mit dem Löffel etwas andrücken, können Sie das Mus auch direkt herausdrücken auf eine Maiswaffel oder ein Knäckebrot geben.
8. **Käsewürfel**
   Bieten Sie den Lieblingskäse Ihres Kindes auch mal in Kombination mit Oliven oder Walnüssen auf einem Teller an.
9. **Parmesantaler**
   Den Ofen auf 180 °C (Ober-/Unterhitze) vorheizen. 50 g Parmesan grob reiben und in einem tiefen Teller mit 1 gestrichenen EL Leinsamen vermischen. Die Käsemischung mit einem Esslöffel häufchenweise auf ein mit Backpapier ausgelegtes Blech setzen und etwas flach drücken. Auf mittlerer Schiene des Ofens etwa 7 Minuten backen, dann auskühlen und erhärten lassen.

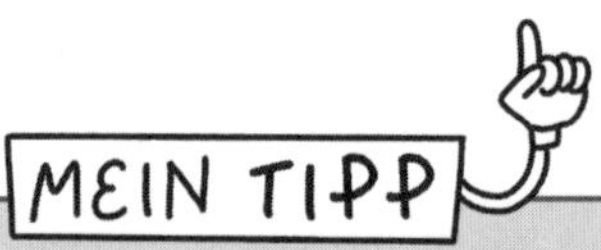

Packen Sie das Essen in ein Glas mit Schraubdeckel, wickeln Sie sicherheitshalber noch eine wiederverwendbare Tüte darum. Falls nötig, denken Sie auch an Zahnstocher, Gabel, Löffelchen und Messer. Wenn Ihr Kind trotzdem gerne mit beiden Händen zugreift: keine Panik. Wer unterwegs ist, hat sowieso immer eine Flasche Wasser dabei, stimmt's? Ein paar Tropfen auf ein Taschentuch oder einen mitgebrachten Waschlappen geben (wir Eltern sind doch immer auf alles vorbereitet!) und die schmutzigen Hände sind Geschichte.

Naschereien

Blitzschnelle Schokomousse

Avocado in einer Schokomousse? Klingt ungewöhnlich, doch wer es einmal ausprobiert hat, schwört darauf! Die cremige Textur der Avocado macht sich ganz wunderbar in einem Dessert.

Zutaten

1 reife Avocado
3 sehr reife Bananen
4–5 EL Kakaopulver (ungesüßter, roher Kakao)
1 TL Walnussöl oder 1 EL Nussmus nach Wahl
1 Prise Zimtpulver
3 EL (Pflanzen-)Milch (zum Beispiel Hafermilch), Kokoscreme oder Sahne (optional – mir schmeckt es besonders gut mit einem Schuss Sahne)
1 EL Chiasamen (optional)

Zubereitung

Die Avocado halbieren, den Kern entfernen und das Fruchtfleisch mit einem Löffel aus der Schale herauslösen. Die Bananen schälen und in grobe Stücke schneiden.

Avocado und Bananen in ein hohes Gefäß oder einen Standmixer geben. Die restlichen Zutaten hinzufügen und alles mit einem Pürierstab oder dem Mixer auf höchster Stufe pürieren, bis eine cremige Masse entstanden ist.

Die Mousse in Dessertschälchen füllen und sofort servieren.

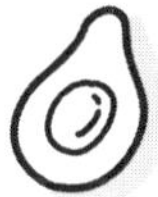

Chiapudding

Dieser Pudding ist nicht nur als Dessert, sondern auch als schnelles Frühstück köstlich. Sie können den Pudding bereits am Vorabend zubereiten.

Zutaten

60 g Chiasamen
500 ml (Pflanzen-)Milch (alternativ: 250 ml Kokosmilch und 250 ml Wasser)
½ TL gemahlene Bourbonvanille
frisches Obst nach Wahl (zum Beispiel ½–1 Banane) oder ein paar tiefgefrorene Beeren

Zubereitung

Alle Zutaten bis auf das Obst in eine Schüssel geben und gut miteinander verrühren. 15 bis 30 Minuten quellen lassen oder einfach über Nacht, dann kann der Pudding auch zum Frühstück verzehrt werden. Den gequollenen Pudding auf Dessertschälchen verteilen. Für das Topping das Obst ggf. klein schneiden und darüberstreuen.

Bananenbrot

Dieses leckere Bananenbrot war der erste »Kuchen«, den ich für meine Kinder gebacken habe. Er eignet sich perfekt, um den ersten oder zweiten Geburtstag Ihres Babys zuckerfrei zu feiern. Wenn ganz kleine Kinder mitessen, empfehle ich, die gehackten Nüsse wegzulassen oder zumindest genauestens zu beobachten, wie Ihr Nachwuchs darauf reagiert.

Zutaten

Butter oder Kokosfett zum Einfetten der Form
100 g weiche Butter (alternativ: 60 g Kokosöl)
2 Eier
3 reife bis sehr reife Bananen
180 g Dinkelmehl
60 g Erdmandelmehl (alternativ: gemahlene Mandeln oder Mandelmehl)
1 TL Natron oder Backpulver
1 Prise Salz
60 g Walnüsse oder Pekannüsse, grob gehackt
1 Banane für die Dekoration (optional) *oder*
etwa 30 g dunkle Schokolade mit mindestens 85 Prozent Kakaoanteil für die Glasur (optional)

Zubereitung

Den Ofen auf 200 °C (Ober-/Unterhitze) vorheizen. Eine Kastenform mit etwas Butter oder Kokosfett einfetten und mit etwas Mehl ausstäuben.

Die Butter mit den Eiern in einer Schüssel mit dem Handmixer verrühren. Die Bananen mit einer Gabel gut zerdrücken und hinzufügen.

Dinkel- und Erdmandelmehl mit Natron oder Backpulver und Salz in einer separaten Schüssel mischen und nach und nach in die Bananenmasse rühren. Zum Schluss die gehackten Nüsse untermengen.

Den Teig in eine Kastenform füllen. Optional als Dekoration die Banane schälen, längs aufschneiden, auf den Teig legen, leicht andrücken und mit etwas Butter bepinseln.

Auf mittlerer Schiene des Ofens etwa 40 Minuten backen. Wenn nach der Garprobe kein Teig mehr am Stäbchen haftet, das Bananenbrot aus dem Ofen nehmen, etwas abkühlen lassen und aus der Form stürzen.

Optional für die Glasur die Schokolade im Wasserbad schmelzen und mit einem Pinsel auf den Kuchen auftragen. Vollständig abkühlen und trocknen lassen.

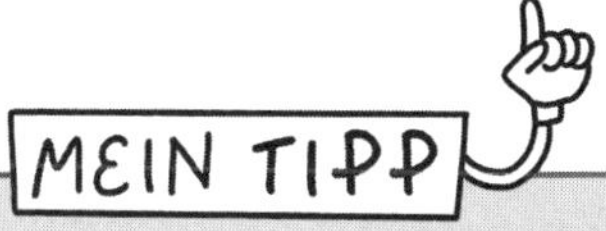

Für Bananenbrot eignen sich hervorragend überreife Bananen, die schon braun und matschig sind. Die Früchte *müssen* aber nicht überreif sein.

Schokoladenkuchen

Den Schokoladenkuchen backen wir in einer Springform mit einem Durchmesser von 24 cm. Sie können den Teig aber auch in einer Kastenform backen, darin bleibt der Kuchen sogar noch etwas länger saftig. Da wir ihn aber sowieso schnell aufessen, ist das für uns kein Entscheidungskriterium.

Zutaten

Butter oder Kokosfett zum Einfetten der Form
4 Eier
1 Prise Salz
2 EL geschmolzenes Kokosöl oder 3 EL weiche Butter
10–12 EL Reissirup
8 EL (Pflanzen-)Milch (ich bevorzuge Hafermilch)
100 g Dinkelmehl
80 g Erdmandelmehl (alternativ: Mandelmehl oder gemahlene Mandeln)
½ TL Backpulver

4 EL Kakaopulver (ungesüßter, roher Kakao)
1 TL Zimtpulver
½–1 TL gemahlene Bourbonvanille

Zubereitung

Den Ofen auf 175 °C (Umluft) vorheizen. Die Kuchenform mit etwas Butter oder Kokosfett einfetten und mit etwas Mehl ausstäuben.

Die Eier trennen. Die Eiweiße mit dem Salz in einer Schüssel zu Eischnee schlagen und in den Kühlschrank stellen. Die Eigelbe zusammen mit allen anderen Zutaten in einer zweiten Schüssel gut verrühren. Zum Schluss den Eischnee vorsichtig unterheben.

Den Teig in die Form geben und auf mittlerer Schiene des Ofens etwa 25 Minuten backen. Wenn nach der Garprobe kein Teig mehr am Stäbchen haftet, den Kuchen aus dem Ofen nehmen und noch lauwarm oder abgekühlt genießen.

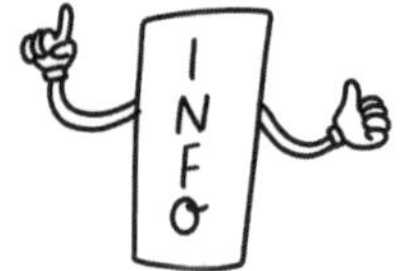

Mehl lässt sich in verschiedene Typen einteilen. Weizenmehl etwa in 405, 550, 812, 1050 und 1600; das hellste Dinkelmehl beginnt bei Type 630, daneben gibt es noch die Typen 812 und 1050. Die Zahlen spiegeln dabei den Ausmahlungsgrad wider. Als Faustregel gilt: Je höher die Zahl, umso mehr Mineralstoffe stecken im Mehl.

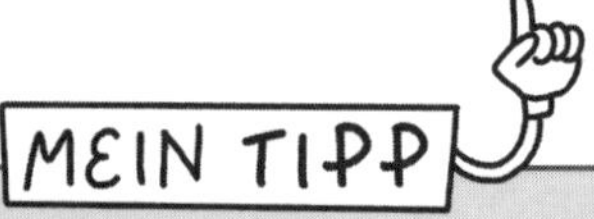

Öfter mal mischen oder grundsätzlich zu einem dunkleren Mehl greifen. Ich verwende häufig das weniger stark ausgemahlene Dinkelmehl Type 1050.

Apfel-Crumble

Ursprünglich stammt die Nachspeise mit Streuseln (»crumbles«) aus England. Man nimmt an, dass dieses süße Gericht während des Zweiten Weltkriegs aus der Not heraus entstanden ist, als Mehl, Zucker und Fett Mangelware waren.

Wir lieben unseren Apfel-Crumble! Er duftet herrlich und ist nicht mehr aus unserer Küche wegzudenken. Das Tolle an dem Rezept: Es ist im Handumdrehen fertig. Und Sie können sich auch von den Jahreszeiten inspirieren lassen und die Äpfel durch andere Früchte ersetzen wie zum Beispiel Aprikosen, Nektarinen, Pflaumen oder Johannisbeeren – es schmeckt garantiert!

Zutaten

15 g weiche Butter + etwas mehr zum Einfetten der Form
etwa 4 Äpfel (500 g oder etwas mehr; ich verwende dafür gerne süßsäuerliche Sorten)
2 TL Wasser
2 TL Zitronensaft
1 TL gemahlene Bourbonvanille

Für die Streusel:
90 g Mehl (ich verwende Dinkelmehl; Sie können auch die Hälfte des Mehls durch gemahlene Nüsse oder Erdmandelmehl ersetzen)
70 g kernige Haferflocken
100 g Butter
1 TL Zimtpulver
3 EL Reissirup (wenn Sie sehr saure Obstsorten verwenden, können Sie etwas mehr Reissirup hinzufügen)
3 EL gehackte Pekan- oder Walnüsse (optional)

Zubereitung

Den Ofen auf 200 °C (Ober-/Unterhitze) vorheizen. Eine runde Tarte- oder Auflaufform mit etwas Butter einfetten.

Die Äpfel schälen, entkernen und in dünne Scheiben schneiden. Die Apfelscheiben gefächert in die Form legen. Butter, Wasser, Zitronensaft und Vanille in einer Schüssel vermischen und über die Äpfel geben. Etwa 10 Minuten auf mittlerer Schiene des Ofens vorbacken. In der Zwischenzeit die Streusel vorbereiten. Dafür in einer Schüssel Mehl, Haferflocken, Butter, Zimt und Reissirup zu kleinen Klümpchen verkneten – entweder mit den Händen oder mit den Knethaken des Handmixers. Die Streusel und optional die gehackten Nüsse über den vorgebackenen Äpfeln verteilen und etwa weitere 15 Minuten im Ofen goldbraun backen. Warm servieren.

Dazu schmeckt ein Klecks frisch geschlagene Sahne oder griechischer Joghurt.

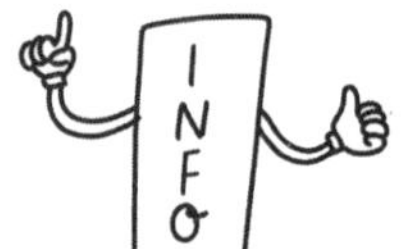

Wussten Sie, dass auch Rezepte unsere zunehmende Zuckersucht widerspiegeln? Wenn Sie sich ein Kuchen-, Keks- oder Cobbler-Rezept aus dem späten 19. Jahrhundert ansehen, werden Sie darin viel weniger Zucker finden als im späten 20. Jahrhundert. Dabei kommen gerade Speisen mit Obst mit sehr wenig zugesetztem Zucker aus – schließlich liefern die Früchte genügend Süße in Form von Fruchtzucker. Außerdem gefällt mir persönlich, dass das herrliche Aroma von reifen Äpfeln, Birnen und Co. deutlicher zur Geltung kommt, wenn man sie nicht mit Zucker übertüncht.

Bananen-Pops

Dieses Dessert ist in unserer Familie sehr beliebt. Mein Sohn fragt häufig danach, meine Tochter ist noch zu klein, würde aber bestimmt auch danach verlangen. Auch unsere kleinen und großen Besucher sind von diesem Rezept angetan. Die Bananen-Pops können Sie ohne großen Aufwand zubereiten. Gefrorene Banane küsst Schokolade – ja, Essen ist Liebe!

Zutaten (für 8–10 Portionen)

2 reife Bananen
4–5 EL Erdnussmus (alternativ: Tahin (Sesammus) oder Cashewmus)
1 Handvoll Erdnüsse, grob gehackt (alternativ: 2 EL Sesamsamen oder Cashewkerne)
1 Prise Salz (optional)
etwa 50 g dunkle Schokolade mit mindestens 85 Prozent Kakaoanteil
1 EL Kokosöl
8–10 Holzeisstiele

Zubereitung

Die Bananen schälen und jeweils in vier bis fünf kleine Stücke schneiden. Jeweils ein Stück auf einen Holzeisstiel spießen und auf einen mit Backpapier ausgelegten Teller setzen. Dann für ein bis anderthalb Stunden in den Gefrierschrank legen.

Das Erdnussmus mit einem Messer auf jedem gefrorenen Bananenhappen verteilen, dann die Pops kurz zurück in den Gefrierschrank stellen.

In der Zwischenzeit die gehackten Nüsse in einer Pfanne kurz anrösten, das sorgt für den Extracrunch. Die Nüsse in eine kleine Schüssel geben und optional leicht salzen (glauben Sie mir, das schmeckt fantastisch).

Die Schokolade mit dem Kokosöl im Wasserbad schmelzen. Die gefrorenen Bananen-Pops in die warme Schokoglasur tauchen und anschließend in die gehackten Nüsse dippen. Die Schokolade wird durch den Temperaturunterschied sehr schnell fest. Ihr Kind und Sie können die Schokobananen also sofort genießen. Die übrigen Portionen einfach im Gefrierschrank bis zur Verwendung aufbewahren.

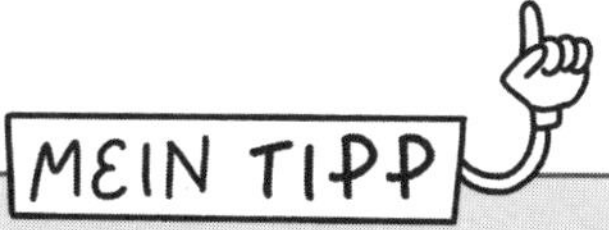

Wer sein Kind mit einer Extraladung Kalzium versorgen möchte, wählt am besten Sesammus (Tahin) und Sesamsamen als Topping. Sesam ist ein echtes Nährstoffwunder, denn er ist besonders reich an Kalzium, Magnesium, Eisen und wichtigen

B-Vitaminen. Oft hat das im Handel erhältliche Sesammus einen leicht bitteren Geschmack. Keine Sorge: Zum einen verwenden Sie nur eine kleine Menge, zum anderen passt es hervorragend zu Schokolade und der Süße der Banane.

Schoko-Bananen-Nicecream

Zu Hause bereiten wir unser Eis gerne selbst zu. Ganz ohne Zucker. Das geht schnell, macht den Kindern Spaß und schmeckt natürlich lecker!

Zutaten

3 Bananen, in Scheiben geschnitten und tiefgefroren
5 EL (Pflanzen-)Milch
1 gehäufter EL Mandelmus
1½ TL Kakaopulver (ungesüßter, roher Kakao)

Zubereitung

Die gefrorenen Bananenscheiben in einen leistungsstarken Standmixer geben. Die restlichen Zutaten hinzufügen und zu einer glatten Masse pürieren – fertig ist die Nicecream!

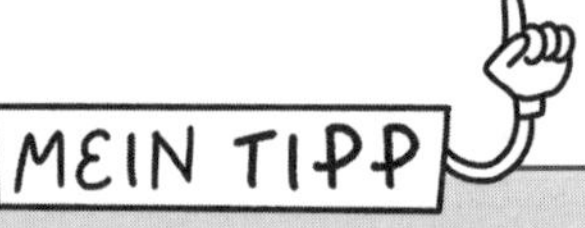

Im Gefrierschrank lassen sich überreife Bananen vor dem Wegwerfen retten. Sobald Sie merken, dass die Schale sich immer stärker verfärbt, ist es Zeit, die Banane in Scheiben geschnitten einzufrieren. Ob als Nicecream oder Backzutat in einem Bananenbrot – sie helfen Ihnen garantiert bald, hungrige Abenteurer und spontane Besucher zu bewirten!

Schoko-Kokos-Bällchen

Viele Kinder lieben Schokoriegel. Doch diese Zuckerbomben sind nicht gerade gesundheitsförderlich. Ein herkömmliches Bounty beispielsweise besteht aus Zucker, Kokosraspel, Glukosesirup, Kakaobutter, Kakaomasse, Magermilchpulver, Emulgatoren, Milchzucker, Butterreinfett, Süßmolkenpulver, Feuchthaltemittel, Salz, natürlichem Vanilleextrakt – eine lange Liste an Zutaten mit viel zu viel Zucker! Also: lieber selbst machen! Die Masse können Sie auch problemlos zu Riegeln formen.

Zutaten (für etwa 22 Bällchen)

200 g Kokosmilch (nur die feste Masse, die in einer regulären 400-ml-Dose enthalten ist – den Rest können Sie beispielsweise in einer Suppe verwenden)
200 g Kokosraspel
etwa 4 EL geschmolzenes Kokosöl
2–3 EL Reissirup
100 g dunkle Schokolade mit mindestens 85 Prozent Kakaoanteil
1 EL Kokosöl (optional)
1 Prise Salz

Zubereitung

Die abgeschöpfte Kokosmilch, Kokosraspel, Kokosöl und Reissirup in einer Schüssel verrühren, bis ein formbarer Teig entsteht. Aus der Kokosmasse mit den Händen etwa walnussgroße Bällchen formen. Diese auf einen mit Backpapier ausgelegten Teller setzen und etwa 45 Minuten in den Gefrierschrank stellen.

Die Schokolade und optional mit 1 EL Kokosöl im Wasserbad schmelzen. Die Bällchen nacheinander mit zwei Gabeln in die Schokolade tauchen, abtropfen und auf dem Teller trocknen lassen.

Bis zum Verzehr im Kühlschrank aufbewahren. Dort halten sie sich etwa drei Tage, sofern sie nicht schon vorher vernascht werden.

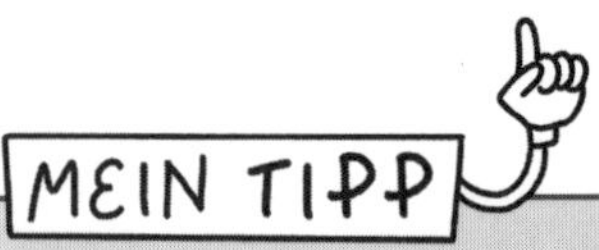

Ich bewahre übrig gebliebene Kokosbällchen am liebsten im Gefrierfach auf. Etwa zehn Minuten vor dem Verzehr die gewünschte Menge herausnehmen und genießen.

DIY-Schokolade

Mit diesem Rezept können Sie den kleinen Kakaohunger stillen. Wenn Sie eine richtig große Schokoladentafel herstellen möchten, empfiehlt sich die Verwendung einer speziellen Schokoladenform und das entsprechende Hochrechnen der Zutatenmenge. Die DIY-Schokolade ist auch ein schönes Mitbringsel für Freunde.

Zutaten

8 EL Kokosöl (alternativ: Kakaobutter)
etwa 4 EL Kakaopulver (ungesüßter, roher Kakao)
Nach Wahl:
1 Prise gemahlene Bourbonvanille
einige Spritzer Reissirup
gehackte Walnüsse
gehackte Pistazien
Kokoschips oder -raspel

Zubereitung

Das Kokosöl im Wasserbad bei geringer Hitze schmelzen. Den Kakao hinzufügen und gut verrühren, damit sich keine Klümpchen bilden. Optional weitere Zutaten nach Wahl unterrühren, um den Geschmack der Schokolade abzurunden.

Die flüssige Schokolade in einen Eiswürfelbehälter füllen. In den Kühlschrank oder Gefrierschrank stellen und fest werden lassen. Dann selbst vernaschen oder hübsch verpackt verschenken.

Mango-Lassi

Dieses Lassi können Sie ganz klassisch mit Mango, aber auch mit regionalem, saisonalem Obst wie Erdbeeren oder Himbeeren zubereiten. Vor allem im Sommer schmeckt das Lassi herrlich erfrischend!

Zutaten

1 frische Mango, grob geschnitten oder 200 g gefrorene Mangostücke
400 ml Naturjoghurt (zum Beispiel mit 3,5 Prozent Fett oder griechischer Joghurt)
400 ml (Pflanzen-)Milch

Zubereitung

Alle Zutaten in einen Standmixer geben oder mit dem Pürierstab in einem hohen Gefäß pürieren. Wenn Ihr Kind es lieber flüssiger mag, fügen Sie noch etwas Wasser oder (Pflanzen-)Milch hinzu.

Getränke

Zauberwasser

Ungezuckerte Getränke wie Wasser und Tee sind die besten Durstlöscher. Doch nicht immer haben wir Lust auf Wasser pur. Da bringt ein Zauberwasser mit frischem Obst oder Gemüse und Kräutern willkommene Abwechslung. Mit an Bord: eine Extraportion Vitamine, Antioxidantien sowie sekundäre Pflanzenstoffe.

Im Grunde können Sie alles, was Ihrem Kind schmeckt, nach Lust und Laune ins Wasser mischen. Hier sind ein paar unserer Favoriten:

- Gurkenscheiben und frische Minze, optional: einige Spritzer Zitronensaft
- halbierte Erdbeeren und Orangenscheiben
- Blaubeeren und halbierte Erdbeeren
- Wassermelonenstückchen

- Zitronenscheiben und ein kleiner Zweig frischer Rosmarin
- Zitronen- und Orangenscheiben

Sie benötigen nur eine Glaskaraffe oder ein anderes Gefäß. Suchen Sie sich mit Ihrem Kind eine leckere Geschmacksrichtung aus. Waschen Sie die entsprechenden Früchte, Gemüse und Kräuter. Schneiden Sie diese ggf. in Scheiben oder grobe Stücke, sodass sie gut in Ihre Flasche passen. Bei Biozitronen und -orangen können Sie die Früchte samt Schale verwenden. Gießen Sie die Karaffe mit Leitungs- oder Mineralwasser auf. Lassen Sie das Zauberwasser etwa zwei Stunden im Kühlschrank ziehen, damit das Wasser den Geschmack der Zutaten annimmt.

ANHANG

Sie fragen – ich antworte. FAQ zum Umgang mit Zucker und anderen Süßungsmitteln

Sie und Ihre Kinder essen keinen Zucker?
Genau. Wir essen keinen Industriezucker und auch keine Fertigprodukte, die zugesetzten Zucker enthalten. Zu Hause gelingt uns das konsequent, auswärts ist es mit Kindern eine große Herausforderung. Etwa dann, wenn man sich mit dem Nachwuchs durch den Zuckerdschungel kämpfen muss.

Inwiefern?
Im Kindergarten, zum Beispiel, lagen schon einmal Süßigkeiten (wie ein Schokoadventskalender) im Fach. Ehe man sich's versieht, ist die bunte Verpackung samt Inhalt schon in den Händen vom Kind gelandet. Auch gemeinsame Ausflüge mit anderen Kindern und Kindergeburtstage sind eine Herausforderung. Da muss man sich als Eltern zum einen entspannen. Zum anderen kann man sich aber auch darauf vorbereiten. Dazu gehört für mich, dass ich eine Kleinigkeit an zuckerfreiem Essen zu solchen Treffen oder Einladungen mitbringe. So ist auf jeden Fall eine Auswahl da. Und die Gastgeber freuen sich immer über ein nettes Mitbringsel und ein bisschen Entlastung.

Und mit was süßen Sie dann?
Mit Reissirup (Glukose), frischen Früchten und Gewürzen, die die Süße verstärken, zum Beispiel Ceylon-Zimt. Reissirup ist etwa halb so süß wie Zucker, man kann damit also das Geschmacksempfinden gut auf »weniger süß« trainieren. Reissirup wird aus fermentiertem, gekochtem Reis hergestellt und ist eine Mischung aus komplexen Kohlenhydraten, Maltose und Glukose. Die Süße wird im Körper etwas langsamer freigesetzt, sodass die Leber nicht so belastet wird wie bei der Zufuhr von reiner Glukose. Schauen Sie beim Einkauf genau hin: Die Zutatenliste sollte

nur Reis und Wasser enthalten. Natürlich sollte man auch ein Süßungsmittel ohne Fruktose besser nicht in größeren Mengen konsumieren, denn auch dies kann Insulinschwankungen herbeiführen, wenn auch weniger stark. Insgesamt gilt daher für meine Kinder und mich das Motto: So wenig »süß« wie möglich.

Aber warum ist Zucker eigentlich problematisch?
Zucker (Saccharose) besteht aus zwei Molekülen, und zwar je zur Hälfte aus Glukose (Traubenzucker) und Fruktose (Fruchtzucker). Im Glukose-Fruktose-Gemisch des Haushaltszuckers addieren sich die negativen Auswirkungen.[233] So setzt Glukose im Dünndarm das Hormon GIP frei, das unter anderem für die Entwicklung einer Fettleber verantwortlich ist und eine Insulinresistenz fördert. Auch Fruktose wird mit zahlreichen negativen Auswirkungen in Verbindung gebracht:

- Ein Fruktoseüberschuss wird unter anderem von unserer Leber verstoffwechselt, und dies belastet sie ziemlich. Während sie die viele Fruktose umwandelt, bleibt für ihre anderen Funktionen nicht viel Energie übrig. Dies führt zur vermehrten Produktion von Harnsäure, die wiederum Insulinresistenz fördert und mit der eine ganze Reihe von Stoffwechselkrankheiten verbunden ist.
- Fruktose führt zu einer Umwandlung der überschüssigen Energie in Fett, den Triglyceriden. Die Fettzellen haben dabei die Leber als bevorzugtes Ziel auserkoren und lagern sich dort gemütlich ein. Die immer fetter werdende Leber kann nun zusätzliches Fett weder speichern noch verbrennen, sodass sie es als sogenanntes VLDL-Cholesterin in das Blutkreislaufsystem schickt. Verzehrt man große Mengen an Fruchtzucker und bewegt sich gleichzeitig wenig, sind Fettleber und Insulinresistenz vorprogrammiert.
- Fruktose trickst unsere Appetitmechanismen aus. Für gewöhnlich reguliert unser Körper ziemlich streng die Glukosemenge im Blut. Wenn wir Glukose zu uns nehmen, registriert das unser Körper und meldet: »Bitte aufhören zu essen. Jetzt. Sofort!« Fruktose tut das aber nicht.
- Ein Übermaß an Fruktose kann suchtähnliches Verhalten auslösen.
- Fruktose ist doppelt so süß wie Glukose. Das gewöhnt uns an einen süßen Geschmack. Und weil wir aufgrund der beschriebenen Mecha-

nismen nicht so einfach aufhören können, fruktosereiche Produkte zu konsumieren, ist das ein ziemlich fettes (im wahrsten Sinne) Geschäft für die Lebensmittelindustrie. Sie setzt daher gerne auf Zucker, Fruktose-Glukose-Sirupe und andere süßende Stoffe als Geschmacksträger.

Zusammengefasst bedeutet das: Zucker macht uns fett, wir können nicht aufhören, gesüßte Produkte zu konsumieren – und wollen immer mehr davon.

Behebt denn der Ersatz von Fruktose durch Glukose das Problem?
Nein. Ich bin immer dafür, so wenig wie möglich zu süßen. Nach aktuellem Wissensstand befürworte ich die sehr mäßige Verwendung von Reissirup als süßender Substanz, etwa beim Backen. Manche Studien lassen vermuten, dass einige der gesundheitlichen Auswirkungen von Fruktose nicht vollständig von den Folgen von Glukose oder (Haushalts-)Zucker – dem Zwitterwesen aus Fruktose *und* Glukose – zu unterscheiden sind. Studien dazu sind natürlich schwer umzusetzen, da wir selten Fruktose oder Glukose isoliert zu uns nehmen.

Wichtig ist: Es gibt nachweislich große gesundheitliche Probleme, die ein hoher Zuckerkonsum verursacht. Im Kern geht es immer wieder darum, naturbelassene Lebensmittel zu essen. So oft wie möglich. Punkt. (Und nein, der braune Rohrohrzucker oder Kokosblütenzucker sind nicht gesünder als klassischer Zucker!)

Apropos natürlich. Was ist mit anderen Süßungsmitteln? Stevia ist doch gesund, oder?
Ich verwende keine weiteren Süßungsmittel. Viele alternative Süßungsmittel sind absolut nicht gesundheitsförderlich, da ist viel Halbwissen im Umlauf. Der Süßstoff aus der südamerikanischen Pflanze *Stevia rebaudiana* ist etwa 300-mal süßer als Zucker, enthält keine Kalorien und verursacht keine Karies. Trotzdem ist Stevia für mich keine risikofreie Wunderpflanze. So ist ungewiss, ob kalorienfreie Süßungsmittel wie Stevia die Kalorienzufuhr wirklich reduzieren oder unbeabsichtigte Stoffwechselwirkungen hervorrufen können. Mir ist bekannt, dass viele Foodblogger und Ernährungscoaches in ihren Rezepten – auch in denen für Kin-

der – explizit Steviagranulat empfehlen. Ich bin da aber sehr skeptisch. Mir fehlen dazu aussagekräftige Langzeitstudien. Und solange dazu keine Ergebnisse von unabhängigen Forschern vorliegen, kann ich diesen Süßstoff nicht für Kinder empfehlen. Auch wenn die Werbung uns etwas anderes weismachen will: Die industriell aufgearbeiteten Extrakte der Steviapflanze sind ebenso wenig ein Naturprodukt wie klassische Süßstoffe. Auch die Verbraucherzentralen bewerten Stevia aktuell sehr kritisch.

Und wie viel Zucker darf mein Kind dann essen?
Babys sowie Kleinkinder bis zwei Jahre sollten *gar keinen* zugesetzten Zucker konsumieren. Wird Ihr Kind älter, beträgt das obere Limit den Empfehlungen nach drei bis maximal sechs Teelöffel (12,5 bis 25 Gramm) zugesetzten Zucker am Tag. Mit zunehmender Bewegung der Kinder oder Jugendlichen kann sich die Grenze nach oben verschieben. Wie gesagt, es handelt sich um ein Limit. Je weniger Zucker, desto besser. Mehr dazu lesen Sie in Kapitel 1.

Und was empfiehlt die Weltgesundheitsorganisation genau?
Seit 2015 empfiehlt die WHO, dass der Zuckerkonsum am besten nur 5 Prozent der gesamten Kalorienbilanz betragen sollte. Konkret spricht die WHO drei Empfehlungen aus:

1. In jedem Lebensalter sollten Verbraucher ihren Konsum von zugesetztem Zucker nach Möglichkeit reduzieren.
2. Kinder und Erwachsene sollten maximal 10 Prozent der Gesamtenergie über freie Zucker aufnehmen.
3. Eine weitere Reduzierung auf maximal 5 Prozent wird empfohlen. Aufgrund dieser Empfehlung sowie meiner zahlreichen Gespräche mit unabhängigen Wissenschaftlern bin ich davon überzeugt, dass 5 Prozent zugesetzter Zucker das angestrebte Limit sein sollte; das sind bei Kindern ganz konkret 12,5 Gramm (bzw. drei Teelöffel). Bei uns klappt das wirklich gut. Meine kleine Tochter isst mit einem Jahr noch gar keinen Zucker. Mein vierjähriger Sohn nähert sich der 5-Prozent-Marke lediglich, wenn wir zum Beispiel im Sommer mal ein Eis essen. Bei Kindergeburtstagen und anderen Feiern, die wir nicht selbst ausrichten, gehe ich davon aus, dass er die 5 Prozent locker knackt.

Aber ich will meinem (älteren) Kind doch auch mal was gönnen. Muss es immer nur Apfel statt Schokolade oder süßem Popcorn beim Kinobesuch sein?
Ich finde, wir alle sollten solche Gedankenmuster hinterfragen. Zum einen bedeutet industrielles Essen nicht, dass ich meinem Kind etwas »gönne«. Im Gegenteil. Nach Möglichkeit würde ich immer etwas Selbstgemachtes (zum Beispiel Energieriegel) oder eine gesündere Alternative (zum Beispiel dunkle Schokolade) einpacken. Inzwischen kann man auch in vielen Kinos leckere Nüsse kaufen. Und wenn das partout nicht geht, gibt es eben mal eine Ausnahme. Ich möchte vor allem darauf aufmerksam machen, dass in so vielen Lebensmitteln Zucker steckt, in denen man es nicht vermutet. Sogar in solchen, die als gesund gelten, wie etwa Müsli, Fruchtjoghurt, Brot, Aufstrich oder Tomatensoße. In dieser alltäglichen Zuckertretmühle steckt ein viel größeres Gesundheitsrisiko, als in einer Portion süßem Popcorn oder einem Schokoriegel beim gelegentlichen Kinobesuch.

Leben wir in einer überzuckerten Gesellschaft?
Ich setze mich jedenfalls gerne für ein Umdenken ein: Muss das Frühstück aus einem Dessert aka stark gezuckerten Frühstücksflocken bestehen? Muss es wirklich jeden Tag einen süßen Nachtisch zu Hause oder in der Kita geben? Ich meine, nein. In meiner Kindheit jedenfalls sah es so aus: Nur an Tagen, an denen es Suppe gab, stand hinterher auch ein Pudding auf dem Tisch. Am Wochenende aßen wir selbst gebackenen Kuchen, oft aus Nüssen oder Hefeteig mit Obst. Heutzutage erlebe ich, dass bereits kleinsten Kindern immer wieder Zucker in allen Facetten angeboten wird. Ich finde, wir alle können unseren Kindern ruhig mal einen anderen Geschmack als »süß« zutrauen. Eine Zeit lang aß mein Sohn gerne griechischen Joghurt mit Walnüssen und einigen Tropfen Reissirup, danach wollte er lieber Tomate-Mozzarella mit Olivenöl naschen.

Wenn ich ihm immer nur etwas Süßes anbiete, kann mein Kind ja viele andere leckere Sachen gar nicht entdecken. Das fände ich schade. Verschiedene Geschmackserlebnisse sind ein Reichtum, mit dem wir unsere Kinder beschenken können und sollten.

Ich muss auf meine Ausgaben achten. Ist ein zuckerfreies Leben nicht sehr teuer?

Ein Totschlagargument gegen natürliches Essen, das immer wieder aus dem Ärmel gezaubert wird, lautet: »Gesunde Ernährung ist aufwendig – und kostet vor allem viel Geld.« Schon mal gehört? Das muss absolut nicht sein:

- Für hochwertige Lebensmittel müssen Sie nicht tief in die Tasche greifen. Teures Superfood ist für eine gesunde Ernährung absolut nicht notwendig. Was soll das überhaupt sein, ein »Superfood«? Jedes naturbelassene »Food« ist doch »super«! Wichtig ist die Kombination aus verschiedenen Nahrungsmitteln. Einen gesundheitlichen Mehrwert liefert exotisches Superfood im Vergleich zu heimischen Gemüse und Früchten keineswegs. Häufig ist Superfood zudem mit Schadstoffen belastet und im Vergleich zu Gemüse und Früchten aus unseren Breitengraden sehr teuer. Exotische Lebensmittel bergen zudem ein gewisses Risiko, Überempfindlichkeitsreaktionen bzw. Allergien auszulösen.

  Der kostengünstigere Leinsamen ist zum Beispiel die heimische Version des Chiasamens. Dabei handelt es sich um eine »Lightversion«, denn Chiasamen sind reicher an Antioxidantien und enthalten mehr Omega-3-Fettsäuren. Ich empfehle, die Samen abwechselnd zu verwenden. Als Topping für Salate und Müslis eignen sich geschrotete Leinsamen, bei Puddings und Marmelade bevorzuge ich jedoch die quellfähigen Chiasamen. Die exotische Wunderfrucht Gojibeere aus China können Sie getrost im Regal stehen lassen. Heimische Erdbeeren, Himbeeren, Heidelbeeren, Brombeeren und rote oder schwarzen Johannisbeeren haben es wirklich in sich: Bei minimalem Kaloriengehalt bieten sie ein Kraftpaket an Vitaminen, Ballast- und Mineralstoffen sowie Pflanzenfarbstoffen.
- Zahlreiche Studien zeigen, dass man sich auch preisgünstig gesund ernähren kann – sofern nicht nur Bioprodukte im Einkaufskorb landen. Die Lebensmittelpreise sind hierzulande vergleichsweise niedrig. Derzeit geben Verbraucher nur 10 bis 14 Prozent ihres Einkommens für Lebensmittel aus. Das ist deutlich weniger, als die Menschen früher aufwenden mussten – und viel weniger als in anderen Ländern.
- Studien offenbarten leider auch, dass gesünderes Essen insgesamt teurer wird. Dies ließ sich etwa in Großbritannien, Frankreich, Neusee-

land und den USA beobachten. Der Preisanstieg für gesunde Lebensmittel mit hohem Nährwert ist dabei überproportional größer, als der für Nahrungsmittel mit hohem Energie-, aber niedrigem Nährstoffgehalt, beispielsweise stark gezuckerte und fettreiche Produkte.
- Wer Softdrinks und andere gezuckerte Getränke durch (fast) kostenloses Leitungswasser ersetzt, kann diese Ersparnis für andere Lebensmittel ausgeben, die satt machen.
- Zu Hause können Sie vollwertige Speisen gut zum Mitnehmen vorbereiten. So sparen Sie außerdem Geld und müssen unterwegs keine teuren Snacks kaufen.

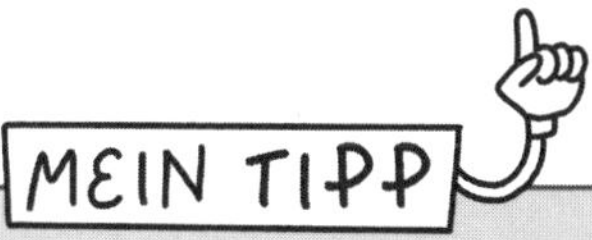

Es lohnt sich immer, beim Einkauf die Augen offen zu halten. Gekühlte Produkte, die bald das Mindesthaltbarkeitsdatum erreichen, werden oft günstiger angeboten, ebenso Brot vom Vortag.

Also für immer zuckerfrei?

Wer bei diesem Gedanken gerade Schweißausbrüche bekommt: keine Panik! Begeben Sie sich auf die zuckerfreie Reise und probieren Sie es aus. Mit Ihnen zusammen kann Ihr Kind viele tolle Geschmäcke und echte Nahrungsmittel kennenlernen. Sicherlich werden Sie nicht jeden Schokoriegel bei Tante Erna oder jedes Gummibärchen auf dem Schulweg vermeiden können. Und an Geburtstagen mit Freunden werden Sie sicher auch selbst einmal ein süßes Dessert im Restaurant oder einen Kuchen im Café naschen. Entspannen Sie sich! Das Allerwichtigste ist, dass Sie sich bewusst machen, wo sich in Ihrem *täglichen* Leben Zucker versteckt. Das ist es, was ich mit diesem Buch erreichen möchte. Zu Hause und in der übersüßen Umwelt so oft es geht zuckerfrei zu leben, ist eines der besten Geschenke, die Sie Ihrem Kind machen können. Davon bin ich als Mutter und Journalistin, die sich seit Jahren mit allen Facetten der Zuckerindustrie beschäftigt, überzeugt. Kinder sind etwas

Wunderbares. Ihre Neugier, ihre Begeisterungsfähigkeit und ihre Freude lassen uns die Welt oft mit anderen Augen sehen. Tauchen Sie ein in die reiche Welt des Geschmacks. Nehmen Sie Ihre kleinen und großen Kinder mit auf die zuckerfreie Reise – entdecken, staunen und genießen Sie zusammen. Viel Spaß dabei!

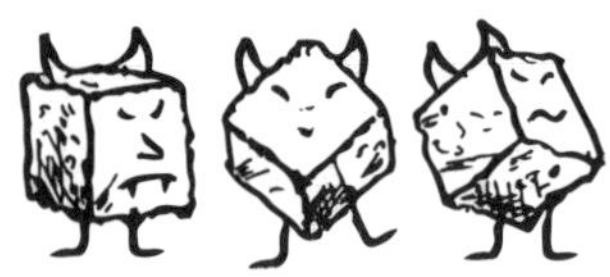

Zuckerfrei einkaufen: Einkaufsliste und hilfreiche Apps

Die folgenden Lebensmittel habe ich IMMER im Haus. Ich kaufe sie vorzugsweise in Bioqualität und regional. Sie eignen sich wunderbar für einen schnellen zuckerfreien Start.

Frische(s) Obst, Gemüse und Kräuter

- Verschiedene Obstsorten
  - vor allem Beeren der Saison
  - Avocados
- Verschiedene Gemüsesorten der Saison
- Zwiebeln
- Knoblauch
- Ingwer
- Süßkartoffeln
- Basilikum

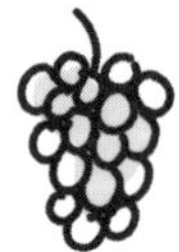 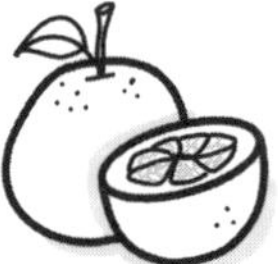 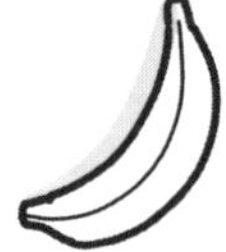

Für den Kühlschrank

- Bioeier
- (Pflanzen-)Milch
- Kefir
- (Pflanzen-)Sahne
- Naturjoghurt* (mindestens 3,5 Prozent Fett)
- Griechischer Joghurt (10 Prozent Fett)
- Käse
- Zitronensaft

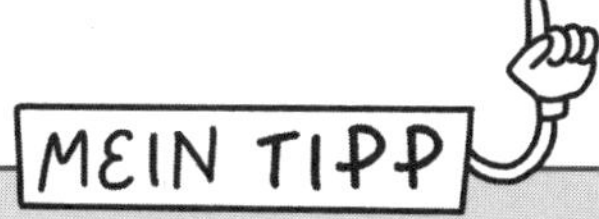

Es muss nicht immer Kuhmilch sein. Probieren Sie einmal ungezuckerte Pflanzenmilch oder Produkte aus Schaf- oder Ziegenmilch.

Für den Gefrierschrank

- Gemüse*, bevorzugt proteinreich und grün
  - Grüne Bohnen
  - Brokkoli
  - Spinat
  - Erbsen
- Obst*
  - Vor allem Beeren
- Gehackte Kräuter
- Fisch
  - (Wild-)Lachs
- Weißes Fleisch
  - Hühnerbrust
- Selbst gemachte Hühnerbrühe

MEIN TIPP

Achten Sie darauf, wirklich »reines« Tiefkühlgemüse und -obst zu kaufen und keine Fertigmischungen. Diesen ist oft Zucker oder ein anderes Süßungsmittel zugesetzt.

Für den Vorratsschrank

- Tee, bevorzugt lose
  - Gewürztee (zum Beispiel Chai-Schoko)
  - Rooibos
  - Honeybush
  - Fenchel
  - Kamille
  - Thymian
  - Grüner Tee (für Erwachsene)
- Geschälte Tomaten/stückige Tomaten*
- Kokosmilch*
- Proteinreiche Hülsenfrüchte*
  - Kichererbsen
  - Kidneybohnen
  - Weiße Bohnen
  - Rote Linsen
  - Braune Linsen
- Getreide
  - Hirse
  - (Vollkorn-)Reis
  - Dinkel
  - Haferflocken (zart sowie kernig)
- Pseudogetreide
  - Amaranth (gepufft)
  - Quinoa
- Mehl
  - Dinkelmehl
  - Hafermehl (glutenfrei)
  - Kokosmehl (glutenfrei)
  - Buchweizenmehl
- Backzutaten
  - Trockenhefe
  - Backpulver
  - Natron
- Nüsse und Samen
  - Walnüsse
  - Paranüsse
  - Mandeln
  - Kokoschips
  - Leinsamen
  - Flohsamen
  - Chiasamen
- Gesunde Fette und Öle
  - Leinöl oder Leindotteröl
  - Olivenöl extra nativ
  - Nussöle, zum Beispiel Kokosöl, Walnussöl
  - Avocadoöl
  - Ghee (geklärte Butter/ Butterschmalz)
  - Butter (keine Margarine!)

- Zum Würzen und Süßen
  - Reissirup
  - Nussmus/Nussbutter*, zum Beispiel Sesammus (Tahin), Mandelmus, Cashewmus, Erdnussbutter (alles ungesalzen)
  - Dunkle Schokolade* (mindestens 85 Prozent Kakaoanteil, besser noch mehr, bevorzugt fair gehandelt)
  - Dunkles Kakaopulver (schwach entölt, bevorzugt fair gehandelt)
  - Zimt
  - Echte Bourbonvanille
  - Salz
  - Kreuzkümmel
  - Senf*
  - Apfelessig
  - Tamari (glutenfreie Sojasoße)
  - Sojasoße*

* Achten Sie darauf, dass diese Zutaten *wirklich* zuckerfrei sind. Beim Einkauf müssen Sie manchmal Detektiv spielen, denn allzu oft gibt es die mit dem Sternchen gekennzeichneten Produkte auch mit dem süßen Stoff.

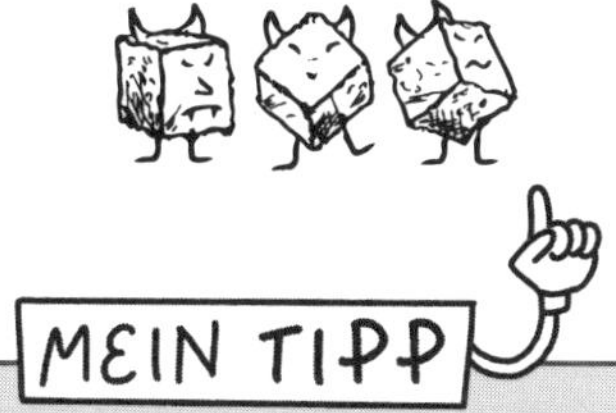

Viele Schokoladenkenner sprechen nur Bitterschokolade die alleinige Daseinsberechtigung zu. Das kann ich sehr gut nachvollziehen. Für mich ist alles andere nämlich auch keine »echte« Schokolade. Meist habe ich nur eine Tafel mit 92 Prozent Kakaoanteil vorrätig, die eine gute Weile hält. Ich nasche eben nur, wenn ich wirklich Lust darauf habe. Die Tafel liegt übrigens nicht auf Augenhöhe meiner Kinder, nicht mal auf meiner eigenen. Sollten Sie merken, dass es Ihrem Kind (oder Ihnen) schwerfällt, sich auf wenige Stücke zu beschränken, rate ich dazu, erst einmal komplett auf Schokolade zu verzichten oder eine zuckerfreie Schokolade mit einem sehr hohen Kakaoanteil zu probieren.

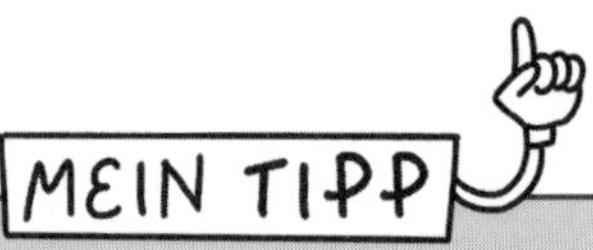

Ich verwende meist gemahlene Bourbonvanille – damit geht es schnell und unkompliziert. Benutzen Sie gerne auch ganze Vanilleschoten, aus denen Sie das Mark auskratzen. Machen Sie unbedingt einen Bogen um Vanillepaste, darin befindet sich oft bis zu 60 Prozent Zucker. Die echte Vanille ist zu 100 Prozent zuckerfrei. Garantiert!

Hilfreiche Apps für den zuckerfreien Einkauf

Sie haben vergessen, hinter welchen Bezeichnungen Zucker stecken kann? Sie wissen nicht, ob sich Acesulfam-Aspartamsalz[234] für Ihr Kind eignet? Sie wollen schnell entscheiden, ob Blätterteig A oder Blätterteig B gesünder ist? Kein Stress! Sie sind nicht allein. Für solche Fälle sind inzwischen einige Apps auf dem Markt, die Sie sich kostenfrei auf Ihr Mobiltelefon herunterladen können. Um alle Funktionen nutzen zu können, benötigen Sie ein Smartphone mit Kamera. Ich habe verschiedene Apps getestet und kann diese empfehlen:

- **AOK Gesund Einkaufen:** Sehr übersichtlich und kinderleicht zu bedienen. Mithilfe der Kamera Ihres Mobiltelefons können Sie den Barcode eines Produkts scannen. Innerhalb weniger Sekunden erfahren Sie, ob und wie viel Zucker in dem Lebensmittel steckt. Dazu weist eine Nährwertampel entsprechenden Fett-, Zucker- und Salzanteil aus und ein Würfelzuckerrechner berechnet sowohl die Anzahl der Zuckerwürfel in einem Produkt als auch im gesamten Einkauf. Insgesamt stehen Ihnen nach Angaben der AOK 185.000 aktuelle Lebensmittel zum Produktvergleich in der App zur Auswahl. Die Daten stammen von CodeCheck. Haben Sie noch etwas mehr Zeit? In kurzen »Ernährungstipps« erfahren Sie Wissenswertes zu Zucker, Fett und Salz. Zudem können Sie unter dem Menüpunkt »Zucker« noch einmal nachlesen, warum er so schädlich ist und wie die Empfehlungen der WHO lauten.

- **CodeCheck:** In einer umfassenden Datenbank führt CodeCheck Produktinformationen mit den Einschätzungen renommierter Experten wie Greenpeace, dem BUND, der Verbraucherzentrale oder der Verbraucher Initiative e. V. zusammen. Auch hier können Sie mit dem Smartphone den Barcode eines Produkts scannen. Eine Nährwertampel zeigt an, wie hoch der Fett-, Zucker- und Salzgehalt eines Produkts ist. Die App liefert auch Vorschläge zu gesünderen Alternativen.

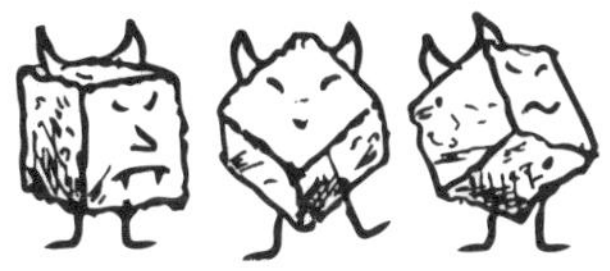

Fragebogen zu Essgewohnheiten: eine Momentaufnahme

Sie möchten Ihr Kind bzw. Ihre Familie endlich zuckerfrei oder zumindest zuckerarm ernähren, wissen aber nicht genau, womit Sie am besten starten sollen? Überlegen Sie zunächst, welche Lebensmittel, Gerichte und Getränke Ihr Kind (oder die ganze Familie) mag und besonders gerne konsumiert. Welche dagegen nicht? Beantworten Sie dann die folgenden Fragen. So erhalten Sie einen schnellen Überblick, welche zuckerreichen Lebensmittel Ihre Familie in welchen Situationen verbraucht.

Kopieren Sie sich diese Buchseite(n) gerne. So können Sie den Fragebogen ohne Umstände auch in einigen Wochen noch einmal durchgehen und mögliche Veränderungen schnell erkennen. Wenn Ihr Kind schon älter ist, lassen Sie es ruhig selbst die Fragen beantworten. Vielleicht hat es ja eine andere Sicht auf das Essen, die Ihnen bisher nicht bekannt war. Dann können Sie sich gemeinsam darüber austauschen und eventuell auch festgefahrene Situationen in Ernährungsfragen lösen.

Steckt in einem der bevorzugten Lebensmittel oder im Lieblingsgericht zugesetzter Zucker? Dann versehen Sie dieses mit einem Sternchen (*).

Mein Kind mag ...	Mein Kind mag nicht ...	Lieblingsgerichte/ Lieblingsgetränke

Allgemein

- Welche Mahlzeiten essen Sie gemeinsam als Familie?
- Wie viel Zeit nehmen Sie sich etwa für die gemeinsamen Mahlzeiten?
- Wie viele Mahlzeiten isst Ihr Kind am Tag? Wie viele große (Frühstück, Mittagessen, Abendessen) und kleinere (Zwischenmahlzeiten, Snacks) sind das insgesamt über den Tag verteilt?
- Was und wie viel trinkt Ihr Kind am Tag?
- Wann isst oder trinkt Ihr Kind besonders viel gezuckerte Produkte? Zu Hause, bei Freunden, unterwegs auf dem Schulweg, aus Langeweile, bei Stress?
- Würden Sie Ihr Kind eher als normal-, unter- oder übergewichtig beschreiben? Falls Sie sich unsicher sind: Fragen Sie Ihren Kinderarzt. Im Internet finden Sie zudem viele Programme, mit denen Sie berechnen können, ob Ihr Kind ein gesundes Gewicht hat.
- Was fällt Ihnen generell bezüglich der Essgewohnheiten Ihrer Familie auf?
- Was fällt Ihnen speziell an den Essgewohnheiten Ihres Kindes auf?

Frühstück

- Frühstückt Ihr Kind morgens? Hat es genügend Zeit dafür? Ist die Atmosphäre eher entspannt oder hektisch?
- Was wird gefrühstückt? Ist das Frühstück eher süß (Marmelade, Müsli, Obst etc.) oder herzhaft (Eier, Käse etc.)?

Snacks/Naschereien

- Isst Ihr Kind gerne zwischen den Mahlzeiten?
- Isst es regelmäßig so viel zwischendurch, dass es zu den eigentlichen Mahlzeiten keinen Hunger mehr hat?
- Welche Snacks konsumiert Ihr Kind regelmäßig? Sind das überwiegend naturbelassene Lebensmittel (wie Nüsse, Obst, Joghurt etc.) oder stark verarbeitete Produkte (mit mehr als fünf Zutaten in der Zutatenliste)?
- Wann und wie oft gibt es pro Woche Süßigkeiten? Sind diese im Haushalt vorrätig? Wenn ja, wo bewahren Sie diese auf? In welchen Süßigkeiten steckt besonders viel Zucker? (Schauen Sie auf die Nährwerttabelle → Kohlenhydrate, davon Zucker, berechnet auf 100 Gramm.)

Ernährungsprotokoll

Datum: ....

Uhrzeit	Was und wie viel habe ich/hat mein Kind gegessen?	Was und v getrunken

Markieren Sie auch im Folgenden alle Speisen und Getränke, die Zucker enthalten, mit einem Sternchen (*).

…iel habe ich/hat mein Kind	Wo (zum Beispiel zu Hause, unterwegs) und zu welchem Anlass (zum Beispiel Frühstück, Schulpause)?

Anstatt eines Nachworts: Meine zehn wichtigsten Zuckerfrei-Ernährungstipps für Klein und Groß

1. Wasser und ungesüßte Tees sind die besten Durstlöscher zu jeder Tageszeit.
2. Esst echtes Essen, Leute! Genießen Sie mit Ihrer Familie so viel naturbelassenes Essen wie möglich und verzichten Sie weitgehend auf industriell hergestellte Nahrungsmittel. Naturbelassenes Essen kommt ohne zugesetzten Zucker und Inhaltsstoffe aus, für die Sie ein Chemiestudium benötigen, um sie zu verstehen.
3. Frisches Obst sollte immer Ihre erste Wahl sein, insbesondere Beeren. Fruchtsäfte und Trockenfrüchte sollten Sie vermeiden, denn beides enthält konzentrierten Fruchtzucker – und zwar ohne die tollen Ballaststoffe aus der frischen Frucht.
4. Sie wollen Zucker beim Einkauf vermeiden? Merken Sie sich diese Faustregel: *Hinter Silben wie »-ose«, »-dex«, »-sirup«, »-saft« oder »-süße« steckt Zucker.*
5. Lassen Sie quietschbunte Kinderlebensmittel links liegen! So schonen Sie nicht nur die Gesundheit Ihres Kindes, sondern auch den Geldbeutel.
6. Sie würden ja gerne kochen, *aber* ... es muss richtig schnell gehen? Sorgen Sie für einen stets gefüllten Gefrierschrank mit etwas Gemüse, Obst und Kräutern. Das ist echtes Fast Food: fertig geschnitten und sofort einsatzbereit.
7. Keine Angst vor Fett! Gesunde Fette wie einfach und mehrfach ungesättigte Fettsäuren sind supergesund. Enthalten sind sie in Nüssen jeder Art (zum Beispiel Walnüssen und Paranüssen) und Samen (wie Lein- oder Chiasamen). Für kleine Kinder eignet sich Nussmus besonders gut. Daneben Avocado, Olivenöl extra nativ und Öle mit einem hohen Anteil an Omega-3-Fettsäuren sowie etwas maßvoller fetten Käse und Butter anbieten.
8. Keine Süßigkeiten kaufen und zu Hause lagern. Was nicht da ist, wird auch nicht vermisst. Zack, so einfach ist das. (Sie wissen schon: Einen trockenen Alkoholiker würden Sie auch nicht in eine Bar schicken.)

Ihr Kind wird vermutlich zugesetzten Zucker und Süßigkeiten durch Kita- und Schulfreunde, bei Geburtstagsfeiern und anderen Gelegenheiten kennenlernen. Verwechseln Sie selbst Süßes nie mit Zuneigung. Wie kein anderer können Sie Ihrem Kind stattdessen etwas schenken, das es im Gegensatz zu Zucker *wirklich* braucht: bedingungslose Liebe.

9. Sie sind der Zucker-Gatekeeper. Sie bestimmen mindestens bis zum Teenageralter, welche naturbelassenen Lebensmittel auf den Tisch kommen. Ihr kompetentes Kind bestimmt, wie viel es davon isst.
10. Die gemeinsame Essenszubereitung macht Spaß und ist wichtige Familienzeit. Wenn Ihr Kind zum ersten Mal an einer Zitrone leckt, den Hefeteig mit einem Tuch »schlafen« legt, stolz den Brotteig knetet – das sind Momente, die Sie nie vergessen werden (und die Sie beim Aufreißen der Plastikfolie einer Fertigpizza garantiert nicht erleben).

Ich habe natürlich nicht die geringste Ahnung, wie Ihre Lebensumstände aussehen – ob Sie Kinder haben und wie viele, ob Sie viel oder wenig arbeiten, wie viel Zeit Sie für sich haben, ob Sie und Ihr Kind eher schnell oder langsam zunehmen … In diesem Buch habe ich meine persönlichen Erfahrungen aufgeschrieben, aber auch die Erkenntnisse meiner Recherchen. Ich hoffe, es macht Ihnen nichts aus, dass ich diese mit Ihnen teile. Gesundheit und Genuss sind glücklicherweise kein Gegensatzpaar. Ich wünsche Ihnen einen leckeren zuckerfreien Start!

PS: Gerne möchte ich erfahren, wie es Ihnen ergangen ist und ob Ihnen meine Anregungen weitergeholfen haben. Vielleicht wollen Sie sich aber auch Luft machen, weil in der Kita oder Schule Ihres Kindes für gezuckerte Produkte geworben wird? Besuchen Sie mich auf meiner Webseite www.mariannefalck.de und melden Sie sich gerne per E-Mail bei mir zuckerfrei@mariannefalck.de – ich freue mich sehr, von Ihnen zu hören!

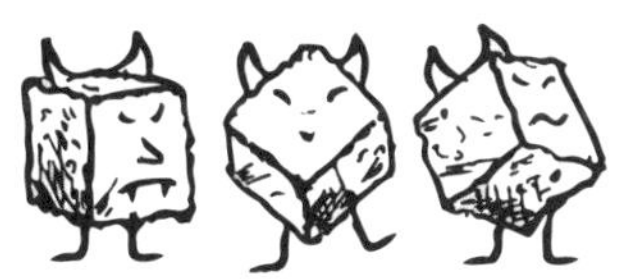

Dank

Bei der Arbeit an diesem Buch habe ich von dem Wissen vieler Menschen profitiert und ich danke allen, die mir von ihren Erfahrungen erzählten und mit mir ihre Forschungsergebnisse teilten und diskutierten.

Ich bedanke mich

bei Imke Rösing, Laura Weber und Hanna Leitgeb von meiner Agentur, die dieses Buch von den ersten Schritten an begleitet haben,

bei meinen Lektorinnen Sabrina Kiefer und Jessica Hein für die unkomplizierte Zusammenarbeit und ihren umsichtigen Blick aufs große Ganze in Rekordzeit sowie bei allen Verlagsmitarbeitern, die dieses Buch möglich gemacht haben,

bei Nadine Roßa, nicht nur für ihre treffenden Illustrationen, sondern auch für unseren vergnüglichen Gedankenaustausch von A wie Alltagswahnsinn über M wie Mutterliebe bis Z wie Zucker,

bei Silke Schwartau und Armin Valet von der Verbraucherzentrale Hamburg sowie Sabine Hülsmann und Daniela Krehl von der Verbraucherzentrale Bayern für ihre wertvollen Hinweise,

bei Silvia Liebrich, Astrid Viciano und Hendrik Loven für ihr kritisches Feedback – und die stets kollegiale Zusammenarbeit,

bei allen, die meine Kinder so liebevoll betreut haben, damit ich dieses Buch überhaupt schreiben konnte – ohne euch wäre dieses Buch gar nicht möglich gewesen,

bei meiner Familie für ihre Liebe und ihr großes Verständnis, wenn ich monatelang jedes Wochenende am Schreibtisch saß – danke, ihr seid großartig,

bei allen Kindern – ihr inspiriert mich jeden Tag. Bleibt neugierig!

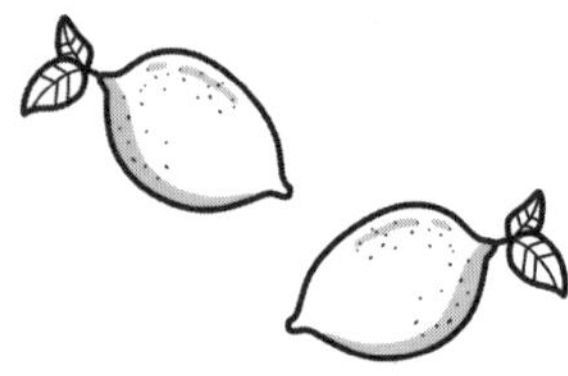

Literatur- und Film-Empfehlungen

Bode, Tilo: *Die Essensfälscher: Was uns die Lebensmittelkonzerne auf den Teller lügen*. Frankfurt a. M.: S. Fischer, 2010.

Boss-Teichmann, Claudia: *Achtung, Zucker!: Die schlimmsten Zuckerfallen und die besten Alternativen*. Düsseldorf: Verbraucherzentrale NRW, 2017.

Falck, Marianne, Gronauer, Almut, Loven, Hendrik: *Die süße Verführung der Zuckerlobby*. DokThema. BR, 2016.

Gameau, Damon, *Voll verzuckert – That Sugar Film*, Dokumentarfilm. Universum Film GmbH, 2015.

Grimm, Hans-Ulrich: *Garantiert gesundheitsgefährdend: Wie uns die Zucker-Mafia krank macht*. München: Droemer, 2013.

Juul, Jesper: *Essen kommen – Familientisch – Familienglück*. Basel: Beltz, 2017.

Lustig, Robert: *Die bittere Wahrheit über Zucker: Wie Übergewicht, Diabetes und andere chronische Krankheiten entstehen und wie wir sie besiegen können*. München: riva, 2016.

Moss, Michael: *Das Salz-Zucker-Fett-Komplott: Wie die Lebensmittelkonzerne uns süchtig machen*. München: Ludwig, 2014.

Teicholz, Nina: *The big fat surprise: why butter meat and cheese belong in a healthy diet*. New York: Simon & Schuster, 2015.

Weigert, Vivian: *Stillen: Das Begleitbuch für eine glückliche Stillzeit, alles Wichtige auf einen Blick; plus Stillanleitung zum Herausnehmen*. München: Kösel, 2010.

Wilson, Bee: *Essen lernen: Wo unsere Ernährungsgewohnheiten herkommen und wie wir sie ändern können*. Berlin: Suhrkamp, 2017.

Wilson, Sarah: *Goodbye Zucker: Zuckerfrei glücklich in 8 Wochen*. München: Goldmann, 2015.

Yudkin, John, Lustig, Robert: *Pur, weiß, tödlich: Warum der Zucker uns umbringt – und wie wir das verhindern können*. Lünen: systemed Verlag, 2018.

Quellen

1 »Ein Aspekt davon [der Ernährung der DDR-Bürger] war eine einseitige, kalorienreiche Ernährung mit zu wenig Obst und Gemüse und überdurchschnittlich viel – überwiegend fettem – Schweinefleisch (96 kg pro Kopf und Jahr) und Zucker (43 kg) – ein Phänomen, das primär einer mangelhaften Versorgung geschuldet war.« Konrad Adenauer Stiftung: *DDR – Mythos und Wirklichkeit. Gesundheitssystem und Lebenserwartung.* https://www.kas.de/web/ddr-mythos-und-wirklichkeit/gesundheitssystem-und-lebenserwartung (abgerufen 10. Oktober 2019).
Heute entspringt die ganz legale Täuschung der Verbraucher dem Gedanken der Gewinnmaximierung der Lebensmittelhersteller. Vgl. dazu: Bode, Tilo: *Die Essensfälscher: Was uns die Lebensmittelkonzerne auf die Teller lügen.* Frankfurt a. M.: S. Fischer, 2010.

2 Aufgrund von Devisenmangel strich die Parteiführung 1977 den beliebten (echten) Kosta-Kaffee. Stattdessen wurde nun eine Art Kaffeemischung verkauft, bestehend aus 51 Prozent Bohnenkaffee sowie 49 Prozent Hülsenfrüchten und Getreide, versetzt mit ein wenig Zichorie. Der Kaffeemix kam bei der Bevölkerung geschmacklich gar nicht gut an (übrigens auch nicht in den Gastrobetrieben, denn die Kaffeemaschinen gingen reihenweise kaputt – die Körnung passte nicht). Der nimmermüde DDR-Volksmund meldete sich wie so oft mit Sarkasmus. Schnell hatte der Kaffeemix den Spitznamen »Erichs Krönung« weg.

3 Coca-Cola-Journey-Redaktion: »30 Jahre Mauerfall: Wie die Coke einfach rüberflog«. *Coca-Cola Journey*. 4.11.2016. https://www.coca-cola-deutschland.de/stories/25-jahre-mauerfall-warum-die-coke-einfach-rueberflog (abgerufen 10. Oktober 2019).

4 World Health Organization (WHO): »Guideline: Sugars Intake for Adults and Children.« World Health Organization 2015.
https://apps.who.int/iris/bitstream/handle/10665/149782/9789241549028_eng.pdf;jsessionid=0581C2FCD2E1A0141C64DB28CD6B7024?sequence=1 (abgerufen 10. Oktober 2019).

5 Nestle, Marion: »WHO tries added sugar guideline again: 10% of daily calories!«. *Food Politics*. 6.3.2014. https://www.foodpolitics.com/2014/03/who-tries-added-sugar-guideline-again-10-of-daily-calories (abgerufen 10. Oktober 2019).

6 Sibbald, Barbara: »Sugar industry sour on WHO Report«. *CMAJ*. 168(12), 2003, S. 1585. www.cmaj.ca/content/168/12/1585.1 (abgerufen 10. Oktober 2019). Eilperin, Juliet: »U.S. Sugar Industry Targets New Study«. *Washington Post*. 23.4.2003. https://www.washingtonpost.com/archive/politics/2003/04/23/us-sugar-industry-targets-new-study/5fe410ab-9f87-4e10-afbe-91cb2f2e6d05/?noredirect=on&utm_term=.f6af082873a9 (abgerufen 10. Oktober 2019).

7 Ernst, J.B. et. al. für Deutsche Adipositas-Gesellschaft e. V. (DAG), Deutsche Diabetes Gesellschaft e. V. (DDG), Deutsche Gesellschaft für Ernährung e. V. (DGE): »Konsensuspapier Quantitative Empfehlung zur Zuckerzufuhr in Deutschland«. Bonn 2018. https://www.dge.de/fileadmin/public/doc/ws/stellungnahme/Konsensuspapier_Zucker_DAG_DDG_DGE_2018.pdf (abgerufen 10. Oktober 2019). DGE: »Empfehlung zur maximalen Zuckerzufuhr in Deutschland«. DGE aktuell. 23/2018, 20.12.2018. www.dge.de/presse/pm/empfehlung-zur-maximalen-zuckerzufuhr-in-deutschland (abgerufen 10. Oktober 2019).

8 Kurz bevor die WHO im Jahr 2012 ihre Empfehlungen veröffentlichte, erklärte mir Dr. Francesco Branca, Direktor des WHO Instituts für gesunde Ernährung und Entwicklung, Folgendes: »Es gibt einen klaren gesundheitlichen Nutzen, wenn man den Zuckerkonsum auf unter 5 Prozent einschränkt. Ganz klar zeigt sich das bei Karies und Fettsucht. Aufgrund der Menge vorhandener Belege ziehen wir es derzeit vor, die

5 Prozent als ›zusätzliche‹ Empfehlung zu bezeichnen. 5 Prozent sind ideal, 10 Prozent realistisch.«

9 Konsensuspapier DAG, DDG, DGE (2018), S. 20; Imamura, Fumiaki, O'Connor, Laura et al.: »Consumption of Sugar Sweetened Beverages, Artificially Sweetened Beverages, and Fruit Juice and Incidence of Type 2 Diabetes: Systematic Review, Meta-Analysis, and Estimation of Population Attributable Fraction«. *British Journal of Sports Medicine*. 50(8), 2016, S. 496–504; InterAct Consortium et al.: »Consumption of Sweet Beverages and Type 2 Diabetes Incidence in European Adults: Results from EPIC-InterAct«. *Diabetologia*. 56(7), 2013, S. 1520–1530.

10 Robert-Koch-Institut (RKI): »Konsum zuckerhaltiger Erfrischungsgetränke bei Kindern und Jugendlichen in Deutschland – Querschnittergebnisse aus KiGGS Welle 2 und Trends«. *Journal of Health Monitoring*. 3(1), 2018. DOI 10.17886/RKI-GBE-2018-007 (abgerufen 10. Oktober 2019).

11 Informationskreis Mundhygiene und Ernährungsverhalten, www.imeonline.de. Im Impressum ist ersichtlich, dass die Zuckerlobby diesen Tarnverein betreibt.

12 *DIE ZEIT* berichtete zuerst über diesen Tarnverein, u. a. hier:
»Zuckerlobby betreibt Tarnverein für Zahngesundheit«. *ZEIT ONLINE*. 19.10.2016. www.zeit.de/wirtschaft/2016-10/zuckerlobby-tarnverein-zahngesundheit (abgerufen 11. Oktober 2019); Fuchs, Christian: »Die Mogelpackung«. DIE ZEIT. Nr. 44/2016, 20.10.2016. www.zeit.de/2016/44/lobbyismus-tarnverein-gesundheitswirtschaft (abgerufen 11. Oktober 2019).

13 ZWP Online (Wissenschaft und Forschung): »Studie zum Zuckerkonsum: Risiko für Zähne und den Geldbeutel«. 18.8.2017. www.zwp-online.info/zwpnews/dental-news/wissenschaft-und-forschung/hoher-zuckerkonsum-verursacht-zahnbehandlungskosten-in-milliardenhoehe (abgerufen 11. Oktober 2019). »Die sogenannte frühkindliche Karies ist in Deutschland ein teilweise zunehmendes Krankheitsphänomen und wird von zuckerhaltigen Speisen und Getränken ausgelöst«, erklärt zudem die Bundeszahnärztekammer. E-Mail-Kommunikation, 12.8. 2019.

14 Die TV-Dokumentation »Die süße Verführung der Zuckerlobby« (BR) entstand zusammen mit meinen geschätzten Kollegen Almut Gronauer und Hendrik Loven im Jahr 2016.

15 Malhotra, A. et al.: »It is time to bust the myth of physical inactivity and obesity: you cannot outrun a bad diet«. *British Journal of Sports Medicine*. 49(15), 2015, S. 967–968. www.bjsm.bmj.com/content/49/15/967 (abgerufen 11. Oktober 2019).

16 Wissenschaftler vom Institut für Ernährung und Gesundheitsförderung der Arizona State University ließen 81 stark übergewichtige Frauen, die bisher Sportmuffel waren, drei Monate lang dreimal wöchentlich für jeweils 30 Minuten auf einem Laufband trainieren. Die Probandinnen wurden während dieser Zeit von den Forschern beaufsichtigt. Ihre Ernährung änderten sie nicht. Das Ergebnis nach zwölf Wochen: Insgesamt hatten die Probandinnen trotz regelmäßigen Trainings nur wenig Körperfett verloren. 55 von ihnen bekamen sogar einen noch höheren Körperfettanteil als vor der Studie. Die Wissenschaftler vermuteten, dass diejenigen, die zunahmen, nach dem Sport besonders viel gegessen haben müssen. Als sogenannte »Kompensierende« gaben sie scheinbar ihrem Heißhunger nach oder glaubten, dass sie sich zur Belohnung nach dem schweißtreibenden Workout eine (große) Portion Essen gönnen könnten. Sawyer, Brandon J. et al.: »Predictors of Fat Mass Changes in Response to Aerobic Exercise Training in Women«. *Journal of Strength and Conditioning Research*. 29(2), 2015. https://journals.lww.com/nsca-jscr/Fulltext/2015/02000/Predictors_of_Fat_Mass_Changes_in_Response_to_Aerobic_Exercise_Training_in_Women (abgerufen 11. Oktober 2019).

17 Carroll, Aaron E.: »To Lose Weight, Eating Less Is Far More Important Than Exercising More«. *The New York Times*. 15.6.2015. https://www.nytimes.com/2015/06/16/upshot/

to-lose-weight-eating-less-is-far-more-important-than-exercising-more.html (abgerufen 11. Oktober 2019).

18 foodwatch: »Sechs bittere Wahrheiten über süße Getränke: Wie Cola & Co. die Gesundheit schädigen«. Pressemitteilung. 25.5.2016. www.foodwatch.org/de/presse/pressemitteilungen/2016/sechs-bittere-wahrheiten-ueber-suesse-getraenke-wie-cola-co-die-gesundheit-schaedigen (abgerufen 11. Oktober 2019).

19 WHO (Newsroom): »Tenfold increase in childhood and adolescent obesity in four decades: new study by Imperial College London and WHO«. 11.10.2017. https://www.who.int/news-room/detail/11-10-2017-tenfold-increase-in-childhood-and-adolescent-obesity-in-four-decades-new-study-by-imperial-college-london-and-who (abgerufen 11. Oktober 2019).

20 Alzheimer geht ebenfalls mit einer, das Gehirn betreffenden Insulinresistenz einher. Die Aufnahme von Glukose sinkt dabei im Gehirn.

21 RKI: »Gesundheitsberichterstattung des Bundes. KIGGS Welle 2 – Erste Ergebnisse aus Querschnitt und Kohortenanalyse«. *Journal of Health Monitoring*. März 2018, Ausgabe 1. www.rki.de/DE/Content/Gesundheitsmonitoring/Gesundheitsberichterstattung/GBEDownloadsJ/Journal-of-Health-Monitoring_01_2018_KiGGS-Welle2_erste_Ergebnisse.pdf?__blob=publicationFile (abgerufen 11. Oktober 2019).

22 Charité: »Zucker-Entzug lässt Tumorzellen absterben«. Pressemitteilung. 3.9.2013. www.charite.de/service/pressemitteilung/artikel/detail/neuartiger_therapieansatz_gegen_krebs_entdeckt (abgerufen 11. Oktober 2019).

23 Crawford, Amy: »Increasing evidence of a strong connection between sugar and cancer«. *Medical Xpress*. 20.3.2019. https://medicalxpress.com/news/2019-03-evidence-strong-sugar-cancer.html (abgerufen 11. Oktober 2019).

24 Meyer Cancer Center: »Sugar scares me«. 14.3.2016. https://meyercancer.weill.cornell.edu/news/2016-03-14/sugar-scares-me (abgerufen 11. Oktober 2019).

25 Deutsches Krebsforschungsinstitut: »Krebsmythen: Irrtümer Missverständnisse und Geschäftemacherei«. *Krebsinformationsdienst*. 4.12.2013. www.krebsinformationsdienst.de/vorbeugung/risiken/mythen.php (abgerufen 11. Oktober 2019).

26 Cancer Research UK (Science blog): »Sugar and cancer – what you need to know«. 15.5.2017. https://scienceblog.cancerresearchuk.org/2017/05/15/sugar-and-cancer-what-you-need-to-know (abgerufen 11. Oktober 2019).

27 aerzteblatt.de: »Mehr Todesfälle durch Diabetes in Deutschland als erwartet«. 9.11.2017. https://www.aerzteblatt.de/nachrichten/83377/Mehr-Todesfaelle-durch-Diabetes-in-Deutschland-als-erwartet (abgerufen 11. Oktober 2019).

28 Diabetesinformationsdienst München: »Typ-2-Diabetes Prävention«. 21.6.2018. https://www.diabetesinformationsdienst-muenchen.de/erkrankungsformen/typ-2-diabetes/praevention/index.html (abgerufen 11. Oktober 2019). Neben den aufgezählten Veränderungen im Lebensstil können nach Angaben des Diabetesinformationsdienst München auch bestimmte Medikamente hilfreich sein, die Vorbeugung von Typ-2-Diabetes zu unterstützen. Doch *nicht alle* Menschen profitieren davon, wenn sie ihren Lebensstil verändern. Das zeigte auch die Tübinger TULIP-Studie. Etwa 20 bis 25 Prozent der Betroffenen sprechen darauf nur ungenügend an, sie sind sogenannte Non-Responder. Genetische Faktoren spielen wohl hierbei eine wichtige Rolle.

29 Lean, Michael EJ. et al.: »Primary care-led weight management for remission of type 2 diabetes (DiRECT): an open-label, cluster-randomised trial«. *The Lancet*. 391(10120), 10.2.2018, S. 541–551. https://www.thelancet.com/journals/lancet/article/PIIS0140-6736(17)33102-1/fulltext?elsca1=tlpr.(abgerufen 11. Oktober 2019). Hierzu eine Einschätzung der Deutschen Gesellschaft für Ernährung: »DiRECT-Studie: Lebensstilintervention kann Diabetes mellitus Typ 2 rückgängig machen«. https://www.dge.de/wissenschaft/weitere-publikationen/fachinformationen/direct-studie (abgerufen 11. Oktober 2019).

30 McCombie, Louise et al.: »Beating type 2 diabetes into remission«. *BMJ*. 2017, 358:j4030. https://doi.org/10.1136/bmj.j4030 (abgerufen 11. Oktober 2019).

31 Ed Bradley im Interview mit Eric Clapton, Nachrichtenmagazin, *60 Minutes* (CBS). 1999. https://www.youtube.com/watch?v=kVPmfMDFS9A (abgerufen 11. Oktober 2019).

32 Ahmed, Serge H. et. al.: »Intense Sweetness Surpasses Cocaine Reward«. *PLoS One*. 1; 2(8), 2007, e698. https://doi.org/10.1371/journal.pone.0000698 (abgerufen 11. Oktober 2019).

33 Campagna, Irene: »Süchtig nach Zucker«. *Spektrum der Wissenschaft, Gehirn & Geist*. Nr. 01/2018.

34 Leibniz-Institut für Präventätionsforschung und Epidemiologie – BIPS: »Wer als Kind viel Zucker und Fett konsumiert, trinkt als Jugendlicher häufiger Alkohol«. Pressemitteilung. 16.11.2018. https://www.bips-institut.de/no_cache/aktuelles/presse/einzelansicht/artikel/wer-als-kind-viel-zucker-und-fett-konsumiert-trinkt-als-jugendlicher-haeufiger-alkohol.html?fbclid=IwAR0ElPaPnMXCv0t-VrKAEvwwx969K2lX8fapMy7_q24yJtugF6i8-pnraqY (abgerufen 11. Oktober 2019).

35 WHO: »Global status report on alcohol and health« 2018, S. 264. https://apps.who.int/iris/bitstream/handle/10665/274603/9789241565639-eng.pdf?ua=1 (abgerufen 11. Oktober 2019).

36 foodwatch: »So zuckrig sind ›Erfrischungsgetränke‹ in Deutschland – immer noch«. *Marktstudie 2018*. September 2018. https://www.foodwatch.org/fileadmin/Themen/Zucker__Fett_und_Co/Dokumente/Web_Marktstudie_Zuckergetraenke_2018__2_.pdf (abgerufen 11. Oktober 2019).

37 Kuzawa, Christopher W. et al.: »Metabolic costs and evolutionary implications of human brain development«. *Proc Natl Acad Sci USA (PNAS)*. 111(36), 2014, S. 13010–13015. https://doi.org/10.1073/pnas.1323099111 (abgerufen 11. Oktober 2019).

38 Wirtschaftliche Vereinigung Zucker (WVZ): »Fragen und Antworten zu Zucker«. http://www.zuckerverbaende.de/ernaehrung/ernaehrungsfakten/fragen-und-antworten-zu-zucker.html (abgerufen 11. Oktober 2019).

39 In den letzten Wirtschaftsjahren war der Weißzuckerwert recht konstant: 33,9 kg (2013/14), 35,4 kg (2014/15) und 34,0 kg (2015/16). Doch 2017/18 zeigt der Weißzucker mit 36,7 kg einen Aufwärtstrend. Bundesanstalt für Landwirtschaft und Ernährung (BLE): »Bericht zur Markt- und Versorgungslage Zucker«. März 2019, S. 18 sowie E-Mail-Kommunikation mit BMEL 2018 und 2019.

40 BLE ebd.

41 Verband der Getreide-, Mühlen- und Stärkewirtschaft (VGMS): »Isoglukose und Glukose-Fruktose-Sirup: Fragen und Antworten«. 29.9.2017 sowie E-Mail-Kommunikation vom 5.12.2018.

42 European Starch Industry Association (Starch Europe): »Market Data Confirms no Increase in Isoglucose Sales since End of EU Sugar and Isoglucose Quotas«. 19.9.2018. https://starch.eu/blog/2018/09/19/market-data-confirms-no-increase-in-isoglucose-sales-since-end-of-eu-sugar-and-isoglucose-quotas (abgerufen 11. Oktober 2019).

43 European Starch Industry Association (Starch Europe): »The End of EU Sugar Production Quotas and its Impact on Sugar Consumption in the EU«. Juni 2017. https://starch.eu/blog/2017/06/20/starch-europe-position-on-the-end-of-eu-sugar-and-isoglucose-production-quotas (abgerufen 11. Oktober 2019).

44 Lustig, Robert H. et al.: »The toxic truth about sugar«. *Nature*. 482 (2012), S. 27–29. https://www.nature.com/articles/482027a (abgerufen 12. Oktober 2019).

45 Lustig, Robert H. et al.: »Isocaloric fructose restriction and metabolic improvement in children with obesity and metabolic syndrome«. *Obesity*. 24(2), 2016, S. 453–460. https://doi.org/10.1002/oby.21371 (abgerufen 12. Oktober 2019).

46 Bunim, Juliana: »Obese Children's Health Rapidly Improves With Sugar Reduction Unrelated to Calories«. University of California San Francisco. 27.10.2015. https://www.ucsf.edu/news/2015/10/136676/obese-childrens-health-rapidly-improves-sugar-reduction-unrelated-calories (abgerufen 12. Oktober 2019).

47 Sie sind schwanger? Herzlichen Glückwünsch! Mein Tipp: Experten der Sporthochschule Köln (Informations- und Serviceportal Sport und Schwangerschaft) beantworten Ihre Fragen rund um Bewegung und Sport. Ein Online-Coaching-Team unterstützt Sie persönlich, und das kostenlos. Weitere Infos: www.dshs-koeln.de/sport-und-schwangerschaft (abgerufen 12. Oktober 2019).

48 Diese Angaben gelten nur bei Normalgewicht vor der Schwangerschaft, bei einer wünschenswerten Gewichtsentwicklung während der Schwangerschaft (Körpergewichtszunahme von zwölf Kilogramm bis Ende der Schwangerschaft) und bei unverminderter körperlicher Aktivität. www.dge.de/wissenschaft/referenzwerte/energie (abgerufen 12. Oktober 2019).

49 Diabetesinformationsdienst München: »Schwangerschaftsdiabetes: Risikofaktoren«. https://www.diabetesinformationsdienst-muenchen.de/erkrankungsformen/schwangerschaftsdiabetes/risikofaktoren/index.html (abgerufen 12. Oktober 2019).

50 Deutsche Diabetes Gesellschaft: »Warum nicht gleich der zuverlässige Test? DDG rät zum Glukosetoleranztest bei Risikoschwangerschaften«. Pressemitteilung.13.3.2017. https://www.deutsche-diabetes-gesellschaft.de/presse/ddg-pressemeldungen/meldungen-detailansicht/article/warum-nicht-gleich-der-zuverlaessige-test-ddg-raet-zum-glukosetoleranztest-bei-risikoschwangerschaf.html (abgerufen 12. Oktober 2019).

51 Deutscher Hebammenverband: »Stellungnahme zum Routinescreening auf Gestationsdiabetes«. Oktober 2011. https://www.hebammen-nrw.de/cms/fileadmin/redaktion/Aktuelles/pdf/DHV_Stellungnahme_zum_Routinescreening_auf_Gestationsdiabetes.pdf (abgerufen 12. Oktober 2019).

52 WHO: »Guiding principles for complementary feeding of the breastfed child«. 2003. http://www.who.int/nutrition/publications/guiding_principles_compfeeding_breastfed.pdf (abgerufen 12. Oktober 2019).

53 Bundesinstitut für Risikobewertung (BfR): »Nationale Stillkommission diskutiert Wege zu einem standardisierten Stillmonitoring für Deutschland«. Mitteilung Nr. 035/2017, 13.12.2017. https://www.bfr.bund.de/cm/343/nationale-stillkommission-diskutiert-wege-zu-einem-standardisierten-stillmonitoring-fuer-deutschland.pdf (abgerufen 12. Oktober 2019).

54 Still-Lexikon: »Empfehlungen der WHO für die Ernährung gestillter Kinder«. Siehe: WHO Guiding principles for complementary feeding of the breastfed child. 2003. https://www.still-lexikon.de/empfehlungen-der-who-fuer-die-ernaehrung-gestillter-kinder (abgerufen 12. Oktober 2019).

55 Frauenärzte im Netz: »Vorteile für Mutter und Kind«. 22.5.2018. https://www.frauenaerzte-im-netz.de/schwangerschaft-geburt/stillen/vorteile-fuer-kind-und-mutter (abgerufen 12. Oktober 2019).

56 Still-Lexikon: »Wer (nicht) stillen kann«. 2017. https://www.still-lexikon.de/wer-nicht-stillen-kann (abgerufen 12. Oktober 2019).

57 Netzwerk Gesund ins Leben: »Auswahl von Säuglings(milch)nahrungen: Ernährung und Bewegung von Säuglingen und stillenden Frauen – Handlungsempfehlungen«. 19.8.2016. https://www.gesund-ins-leben.de/inhalt/auswahl-von-saeuglings-milch-nahrungen-29745.html (abgerufen 12. Oktober 2019).

58 208 Lobbyisten entsprechen dabei 104 Vollzeitstellen im Dienst des Zuckers. E-Mail-Kommunikation mit CEO/Erik Wesselius, 3.5.2019.

59 Lesenswert dazu ist auch die Einschätzung von LobbyControl, einer Initiative für Transparenz und Demokratie: https://www.lobbycontrol.de/2017/10/lobbyismus-in-deutschland-und-europa-die-machtfrage (abgerufen 12. Oktober 2019).

60 Richtlinie 2006/125/EG der Kommission vom 5.12.2006 über Getreidebeikost und andere Beikost für Säuglinge und Kleinkinder: https://eur-lex.europa.eu/legal-content/DE/TXT/?uri=celex%3A32006L0125 (abgerufen 12. Oktober 2019).

61 Hier noch mal zum Nachrechnen: 1 g Zucker enthält 4,1 kcal. 7,5 g Zucker pro 100 kcal entsprechen 30,75 kcal aus Zucker in 100 kcal Energie und damit 30 Prozent Zucker.

62 Lobbydokumente liegen der Autorin vor.

63 Einen Berichterstatter kann man sich als eine Art Projektleiter vorstellen: Das Europäische Parlament kann zu jedem Gesetzesvorschlag der EU-Kommission Änderungsvorschläge einbringen. Hierzu wird ein Europaabgeordneter zum Berichterstatter ernannt. Er arbeitet sich in das betreffende Thema ein und bereitet eine Entscheidungsvorlage für das Plenum vor.

64 Das sind die Einwände: http://www.europarl.europa.eu/doceo/document/TA-8-2016-0015_DE.html?redirect (abgerufen 12. Oktober 2019).

65 https://www.bebivita.de/fileadmin/media/DE/product/article_pdf/1312-01.pdf (abgerufen 12. Oktober 2019). https://www.bebivita.de/fileadmin/media/DE/product/article_pdf/1024.pdf (abgerufen 12. Oktober 2019). https://www.hipp.de/fileadmin/redakteure/produkt/artikel_pdf/4810-01.pdf (abgerufen 12. Oktober 2019).

66 RKI: »DEGS: Studie zur Gesundheit Erwachsener in Deutschland«, 2008-2011. 3.9.2019. www.degs-studie.de (abgerufen 12. Oktober 2019).

67 Effertz, Tobias et al.: »The costs and consequences of obesity in Germany: a new approach from a prevalence and life-cycle perspective«. *Eur J Health Econ*. 17(9), 2016, S. 1141-1158. Mehr über die teuren Gesundheitsausgaben für direkte medizinische Kosten der Typ-2-Diabetes lesen Sie ab S. 21 in: Deutsche Diabetes Gesellschaft (DDG) und diabetesDE – Deutsche Diabetes-Hilfe: »Deutscher Gesundheitsbericht Diabetes 2019«. https://www.deutsche-diabetes-gesellschaft.de/fileadmin/Redakteur/Stellungnahmen/Gesundheitspolitik/20181114gesundheitsbericht_2019.pdf (abgerufen 12. Oktober 2019).

68 Bundesministerium für Bildung und Forschung: »Der Haushalt des Bundesministeriums für Bildung und Forschung«. 2018. https://www.bmbf.de/de/der-haushalt-des-bundesministeriums-fuer-bildung-und-forschung-202.html (abgerufen 12. Oktober 2019).

69 Wirtschaftliche Vereinigung Zucker e. V. (WVZ) https://www.zuckerverbaende.de/wir-ueber-uns/wirtschaftliche-vereinigung-zucker.html (abgerufen 12. Oktober 2019).

70 Im Ernährungs- und Agrarbereich wimmelt es nur so von Interessenkonflikten. Wie Tissen beherrschen auch andere den Seitenwechsel. So war Matthias Berninger erst Parlamentarischer Staatssekretär im Bundesministerium für Verbraucherschutz, Ernährung und Landwirtschaft, später Lobbyist für Mars und Mitverhinderer der Ampelkennzeichnung.

71 Lidl: »Positionspapier für bewusste Ernährung«. https://www.lidl.de/de/asset/other/170125_Positionspapier_Bewusste_Ernährung.pdf (abgerufen 12. Oktober 2019).

72 Tweet von BMEL mit eingebettetem Nestlé-Video, 3.6.2019. https://twitter.com/bmel/status/1135553266476040192 (abgerufen 12. Oktober 2019).

73 Verbraucherzentrale Hamburg: »Hat Nestlé bei der Reduktion von Zucker, Fett und Salz zu viel versprochen?« 19.6.2019. https://www.vzhh.de/themen/lebensmittel-ernaehrung/hat-nestle-bei-der-reduktion-von-zucker-fett-salz-zu-viel-versprochen (abgerufen 12. Oktober 2019).

74 Rewe: »Wort gehalten: Rewe hat bereits 100 zuckerreduzierte Eigenmarkenprodukte in den Regalen«. Pressemitteilung. 25.1.2019. https://www.rewe-group.com/de/newsroom/pressemitteilungen/1696-bereits-100-zuckerreduzierte-eigenmarkenprodukte-in-rewe-regalen (abgerufen 12. Oktober 2019).

75 ALDI: »Mit ALDI ›einfach besser leben‹ – Discounter positionieren sich als Partner für bewusste Ernährung«. Pressemitteilung. 3.1.2019 https://www.presseportal.de/pm/112096/4156697 (abgerufen 12. Oktober 2019).

76 Dorlach, Tim: »Zu fettig, zu süß – wie Chile Lebensmittel verbannt«. *ZEIT ONLINE.* 5.5.2018. https://www.zeit.de/wissen/gesundheit/2018-04/lebensmittelkennzeichnung-chile-ungesunde-lebensmittel-gesundheitsministerium/komplettansicht (abgerufen 12. Oktober 2019).

77 Bollinger, Bryan et al.: »Calorie Posting in Chain Restaurants«. *American Economic Journal: Economic Policy.* 3(1), 2011, S. 91–128. https://doi.org/10.1257/pol.3.1.91 (abgerufen 12. Oktober 2019).

78 Der Großteil der europäischen Staaten setzt auf eine Steuer auf zuckerhaltige Getränke. Nur wenige europäische Länder wie Ungarn und Norwegen besteuern derzeit auch Lebensmittel mit hohem Zuckergehalt. Vgl. World Cancer Research Fund International, NOURISHING framework: »Health-related food taxes«. Mai 2019. https://www.wcrf.org/sites/default/files/3_Use%20Economic%20Tools_May2019.pdf (abgerufen 12. Oktober 2019).

79 Am Beispiel Großbritannien: Scheelbeek, Pauline F.D. et al.: »Potential impact on prevalence of obesity in the UK of a 20% price increase in high sugar snacks: modelling study«. *BMJ.* 2019;366:l4786. https://doi.org/10.1136/bmj.l4786 (abgerufen 12. Oktober 2019). Am Beispiel Deutschland: Effertz, Tobias: »Die Auswirkungen der Besteuerung von Lebensmitteln auf Ernährungsverhalten, Körpergewicht und Gesundheitskosten in Deutschland«. 2017. https://www.deutsche-diabetes-gesellschaft.de/fileadmin/Redakteur/Studie-gesunde-MwSt.pdf (abgerufen 12. Oktober 2019).

80 52 Prozent befürworten eine Steuer auf besonders zuckerhaltige Getränke, wie aus einer Umfrage der Verbraucherorganisation foodwatch 2018 hervorging. Bei einer Umfrage im Jahr 2016 hatten nur 40 Prozent eine Zuckersteuer für gut befunden. https://www.aerzteblatt.de/nachrichten/95082/Knappe-Mehrheit-der-Deutschen-befuerwortet-Zuckersteuer (abgerufen 12. Oktober 2019).

81 Auch bekannt als Reformulierung oder Reduktionsstrategie.

82 E-Mail-Kommunikation mit BMEL Pressestelle, 25.03.2019/10.04.2019.

83 Rundfunk Berlin-Brandenburg ARD-Mittagsmagazin: »CDU-Bundestagsabgeordneter Monstadt fordert Zuckersteuer«. 13.3.2019. https://www.presseportal.de/pm/51580/4217080 (abgerufen 12. Oktober 2019).

84 Zitiert nach: Zinkant, Kathrin: »Bitte, bitte etwas gesünder«. *Süddeutsche Zeitung.* 17.10.2018. https://www.sueddeutsche.de/gesundheit/ernaehrung-bitte-bitte-etwas-gesuender-1.4173760 (abgerufen 12. Oktober 2019).

85 foodwatch: »2000 Ärzte fordern Maßnahmen gegen Fehlernährung«. 2.5.2018. https://www.foodwatch.org/de/aktuelle-nachrichten/2018/2000-aerzte-fordern-massnahmen-gegen-fehlernaehrung (abgerufen 12. Oktober 2019). In einem offenen Brief wurden vier konkrete Maßnahmen gegen Fehlernährung gefordert: Eine verständliche Lebensmittelkennzeichnung in Form einer Nährwertampel, Beschränkungen der an Kinder gerichteten Lebensmittelwerbung, verbindliche Standards für die Schul- und Kitaverpflegung sowie steuerliche Anreize für die Lebensmittelindustrie, gesündere Rezepturen zu entwickeln.

86 ZDF, frontal21: »Zu viel Zucker. Selbst Babybrei ist häufig zu süß«. 4.9.2018. https://www.facebook.com/Frontal21/videos/1949069015159579/?v=1949069015159579 (abgerufen 12. Oktober 2019).

87 Dr. Diana Sonntag leitet die Gesundheitsökonomie am Mannheimer Institut für Public Health der Universität Heidelberg. Stiftung Kindergesundheit, Freundeskreis: »Deutschland verschenkt Billionen«. Pressemitteilung. 12.3.2018. https://idw-online.de/de/news?print=1&id=690727 (abgerufen 12. Oktober 2019).

88 The Nanny State Index 2019. http://nannystateindex.orgs (abgerufen 12. Oktober 2019).

89 Antwort der Bundesregierung auf die Kleine Anfrage der Abgeordneten Nicole Maisch u. a. und der Fraktion BÜNDNIS 90/DIE GRÜNEN – Drucksache 18/12463 – »Reformulierungsstrategie in Deutschland – Aktueller Stand und weiteres Vorgehen der Bundesregierung«. Drucksache 18/12791. 21.6.2017. https://dip21.bundestag.de/dip21/btd/18/127/1812791.pdf (abgerufen 12. Oktober 2019).

90 Bundesparteitag der SPD in Berlin, Wirtschaftliche Vereinigung Zucker e.V. bezahlt für Standmiete und Ausstellerfläche, 2017, S. 3. https://www.spd.de/fileadmin/Dokumente/Parteiorganisation/Finanzen/Sponsoring/Gesamtuebersicht_-_Nettoeinnahmen_von_Ausstellern_und_Sponsoren_2017.pdf (abgerufen 12. Oktober 2019).

91 Wirtschaftliche Vereinigung Zucker e.V. (WVZ) sponsert den Parteitag der CDU, 2016. https://www.cdu.de/cdupt16/aussteller (abgerufen 12. Oktober 2019). WVZ sponsert die Bundesdelegiertenkonferenz der Grünen, 2018. https://cms.gruene.de/uploads/documents/Transparenzliste_BDK_Leipzig_2018.pdf (abgerufen 12. Oktober 2019).

Auf den Webseiten von FDP und CSU finden sich keine Angaben zu Ausstellern und Sponsoren der letzten Parteitage. Die Linkspartei nimmt nach eigenen Angaben keine Standgebühren auf Parteitagen, die AfD vermietetet nach eigenen Angaben keine Stände auf Parteitagen. https://www.abgeordnetenwatch.de/blog/2017-03-02/wie-viel-lobbyisten-fur-einen-stand-auf-einem-parteitag-zahlen (abgerufen 12. Oktober 2019).

92 WVZ: »Weißbuch Zucker Hintergründe – Positionen – Empfehlungen«. 2017, S. 13. https://www.schmecktrichtig.de/wp-content/uploads/2017/12/2017_Weissbuch_Zucker.pdf (abgerufen 12. Oktober 2019).

93 Luke, Amy, Cooper, Richard S.: »Physical activity does not influence obesity risk: time to clarify the public health message«. *International Journal of Epidemiology*. 42(6), 2013, S. 1831–1836. https://doi.org/10.1093/ije/dyt159 (abgerufen 12. Oktober 2019).

94 WVZ: »Weißbuch Zucker«, S. 13.

95 Zur Erklärung: Dem tatsächlichen Stand der Wissenschaft entspricht dies nicht. Zwar haben »Kalorien aus Zucker oder Fruktose per se keine gewichtssteigernde Wirkung«, erklärt Prof. Dr. Andreas Pfeiffer, Leiter der Abteilung Klinische Ernährung am Deutschen Institut für Ernährungsforschung, Potsdam-Rehbrücke. Eine Mitschuld bei der Entwicklung von Übergewicht könne man aber nicht länger leugnen. E-Mail-Kommunikation mit Prof. Pfeiffer, 30.4.2019 und Gießelmann, Kathrin: »Zuckerstoffwechsel: Kalorien sind nicht alle gleich«. *Deutsches Ärzteblatt*. 115(17), 2018, S. A-818/B-697/C-697. https://www.aerzteblatt.de/archiv/197626/Zuckerstoffwechsel-Kalorien-sind-nicht-alle-gleich (abgerufen 12. Oktober 2019).

96 Proctor, Robert N.: »Unwissen ist Macht«. *Süddeutsche Zeitung*. 17.5.2010. https://www.sueddeutsche.de/kultur/propaganda-der-tabakindustrie-unwissen-ist-macht-1.259551 (abgerufen 13. Oktober 2019).

97 Kearns, Cristin E. et al.: »Sugar industry sponsorship of germ-free rodent studies linking sucrose to hyperlipidemia and cancer: An historical analysis of internal documents«. *PLoS Biol*, 15(11), S. e2003460. https://doi.org/10.1371/journal.pbio.2003460 (abgerufen 13. Oktober 2019).

98 Moss, Michael: *Das Salz-Zucker-Fett-Komplott: Wie die Lebensmittelkonzerne uns süchtig machen*. München: Ludwig Verlag, 2014.

99 Beruhend auf eigenen Recherchen, der Kommunikation mit Daniel Öhmann im Oktober 2016 und Corporate Europe Observatory (CEO): »A spoonful of sugar. How the food lobby fights sugar regulation in the EU«. 2016, S. 12.

100 Falck, Marianne, Gronauer, Almut, Loven, Hendrik: *Die süße Verführung der Zuckerlobby*. (DokThema). BR, 2016.

101 Nestle, Marion: »Food Industry Funding of Nutrition Research: The Relevance of History for Current Debates«. *JAMA Internal Medicine*. 176(11), 2016, S. 1685–1686. https://doi.org/10.1001/jamainternmed.2016.5400 (abgerufen 13. Oktober 2019).

102 Falck, Marianne, Gronauer, Almut, Loven, Hendrik: *Die süße Verführung der Zuckerlobby*. (DokThema). BR, 2016.

103 Deutsches Institut für Ernährungsforschung (DIfE): »Finanzielle Interessenkonflikte können Studien zu zuckerhaltigen Erfrischungsgetränken beeinflussen«. Pressemitteilung. 2.1.2014. http://www.dife.de/presse/pressemitteilungen/?id=1259 (abgerufen 13. Oktober 2019).

104 Bis zur Drucklegung des Buches lag keine Antwort der Wirtschaftlichen Vereinigung Zucker vor. Zum Hintergrund: Journalisten setzen Ansprechpartnern bei Unternehmen, Verbänden, Parteien usw. für gewöhnlich eine zeitliche Frist für eine Stellungnahme. Wenn Pressesprecher nicht termingerecht antworten können, sollten sie Journalisten zumindest ankündigen, wann diese mit genaueren Informationen rechnen können.

105 ARD: *Hart aber fair*, 30.8.2016. https://www.daserste.de/information/talk/hart-aber-fair/sendung/der-feind-in-meinem-essen-wie-ungesund-sind-zucker-und-co-100.html (abgerufen 13. Oktober 2019).

106 aerzteblatt. de: »Mehrere Verbände beenden Mitgliedschaft in der Plattform Ernährung und Bewegung«. 18.9.2018. https://www.aerzteblatt.de/nachrichten/97967/Mehrere-Verbaende-beenden-Mitgliedschaft-in-der-Plattform-Ernaehrung-und-Bewegung (abgerufen 13. Oktober 2019).

107 Die vier Thesen von foodwatch zu den zentralen Strategien der Regulierungsabwehr habe ich um eine weitere These ergänzt. foodwatch: »Der Coca-Cola Report«. 2018, S. 91–95. https://www.foodwatch.org/uploads/media/2018-04_Coca-Cola-Report_foodwatch.pdf (abgerufen 13. Oktober 2019).

108 Eine Erhebung des Marktforschungsinstituts Kantar Emnid für Fidelity International ergab 2018, dass Gesundheit und Familie den Deutschen mit Abstand am wichtigsten sind. https://www.fidelity.de/static/germany/media/pdf/presse/verantwortungsbarometer_deutschland-2018.pdf (abgerufen 13. Oktober 2019). Als Antwort auf die Frage »Was gehört für Sie zu einem guten Leben?« nannten 2017 knapp 90 Prozent der Deutschen eine gute Gesundheit an erster Stelle. Das zeigte eine GfK-Studie. https://www.gfk.com/fileadmin/user_upload/dyna_content/DE/documents/Press_Releases/2017/20171121_GfK_PM_Gutes_Leben_dfinal.pdf (abgerufen 13. Oktober 2019).

109 Das Statistische Bundesamt stützt sich dabei auf Zahlen des Mikrozensus 2017. Die Zahl der übergewichtigen Menschen über 18 Jahren stieg damit im Vergleich zu 2005 um 3 Prozent. Der Anteil der adipösen Deutschen ist in dieser Zeit um 2 Prozent gestiegen.

110 Gassmann, Michael, Andre, Franziska: »Wenn der nächste Supermarkt hinter den sieben Bergen liegt«. *Die Welt*. 2.10.2017. https://www.welt.de/wirtschaft/article169243523/Wenn-der-naechste-Supermarkt-hinter-den-sieben-Bergen-liegt.html (abgerufen 13. Oktober 2019).

111 Das Netzwerk wird vom Bund gefördert. Der Konsens wurde, beginnend mit einem Auftaktworkshop im BMEL mit 55 Vertretern verschiedener Organisationen und Multiplikatoren aus dem Bereich Schwangerschaft, Stillzeit, Geburt und junge Familie, erarbeitet und später veröffentlicht. Koletzko, B. et al.: »Säuglingsernährung und Ernährung der stillenden Mutter«. *Monatsschrift Kinderheilkunde*. 158(7), 2010, S. 679-689. https://doi.org/10.1007/s00112-010-2240-2 (abgerufen 13. Oktober 2019).

112 EUROPEAN FOOD SAFETY AUTHORITY (efsa) Panel on Dietetic Products, Nutrition and Allergies (NDA): »Scientific Opinion on the appropriate age for introduction of complementary feeding of infants«. *EFSA Journal*. 7(12), 2009, S. 1423. https://efsa.onlinelibrary.wiley.com/doi/pdf/10.2903/j.efsa.2009.1423 (abgerufen 13. Oktober 2019).

113 EFSA: »Öffentliche Konsultation: angemessenes Alter für die Einführung von Beikost bei Säuglingen«. 17.4.2019. http://www.efsa.europa.eu/de/press/news/190417 (abgeru-

fen 13. Oktober 2019); EFSA: »Alter für die Einführung von Beikost bei Säuglingen«. 2019. http://www.efsa.europa.eu/sites/default/files/Complementary_Feeding_PLS_DE_PDF.pdf (abgerufen 13.Oktober 2019).

114 Interview mit Aleyd von Gartzen, August/September 2019.

115 In der Interessenerklärung müssen EFSA-Experten aktuelle sowie bis zu fünf Jahre zurückliegende Aktivitäten aufführen.

116 E-Mail-Kommunikation mit einem Pressesprecher der EFSA, September 2019.

117 First Steps Nutrition Trust: »The EFSA consultation on the appropriate age for introduction of complementary feeding into an infant's diet«. Mai 2019. https://static1.squarespace.com/static/59f75004f09ca48694070f3b/t/5ceedc8cb208fcb7492f1443/1559157905574/EFSA_consultation_statement_May19.pdf (abgerufen 13. Oktober 2019). Die britische Organisation setzt sich für eine gesunde Ernährung in den ersten fünf Lebensjahren von Kindern ein.

118 Statista: »Babynahrung«. https://de.statista.com/outlook/40120000/137/babynahrung/deutschland (abgerufen 13. Oktober 2019).

119 E-Mail-Kommunikation mit The Nielsen Company GmbH, Marketing, 12.8.2019.

120 Rund ums Baby: »Zucker im abendbrei«. 9.6.2017. https://www.rund-ums-baby.de/hipp_elternservice/Zucker-im-abendbrei_39331.htm (abgerufen 13. Oktober 2019).

121 Wilson, Bee: *Essen lernen: Wo unsere Ernährungsgewohnheiten herkommen und wie wir sie ändern können*. Berlin: Suhrkamp, 2017.

122 Bundesernährungsministerin Julia Klöckner will bis Ende 2019 Zucker und andere süßende Zutaten in Baby- und Kindertees aus dem Verkehr ziehen. Bis Redaktionsschluss lag hierzu jedoch keine rechtlich bindende Empfehlung vor.

123 Prof. Dr. Kreiß ist Autor des Buches *Werbung – nein danke: Warum wir ohne Werbung viel besser leben könnten*. München: Europa Verlag, 2016.

124 Laut einer Studie waren 2017 mit Manuel Neuer, Lukas Podolski und Thomas Müller drei Profis und 2018 mit Manuel Neuer und Thomas Müller zwei Nationalspieler unter den ersten zehn vertreten. Podolski war 2016 aus der Nationalmannschaft zurückgetreten und deshalb vermutlich nicht mehr in der Top Ten vertreten. iconkids & Youth international research GmbH: »Trend Tracking Kids®2018. Ergebnisse zu High Interest Themen bei 6- bis 19-jährigen Kindern und Jugendlichen in Deutschland«. Juni 2018.

125 new business, Interview mit Bianca Grindel, Head of Crosskids bei Crossmedia: »Im Digitalen schwer erreichbar«. 13.8.2018. https://www.crossmedia.de/news/im-digitalen-schwer-erreichbar (abgerufen 13. Oktober 2019).

126 Effertz, Tobias, Wilcke, Ann-Christin: »Do television food commercials target children in Germany?« *Public Health Nutrition*. 15(8), 2012, S. 1466–1473.

127 182 von 301 Webseiten (60,54 Prozent) beinhalteten zumindest ein direkt dem Kindermarketing zurechenbares Element (Advergames, Promotional Characters, [weitere] Kinderansprache, Downloads und Apps). Erweitert man die Kindermarketingdefinition um Aktionen, Advercation (ohne Rezepte) und Gewinnspiele sind es sogar 250 Webseiten. Präsentation von Tobias Effertz, Universität Hamburg, AOK-Bundesverband, Berlin. 3.5.2017. »Kindermarketing für Lebensmittel im Internet«. Effertz, Tobias: *Kindermarketing: Analyse und rechtliche Empfehlungen*. Frankfurt a. M.: Lang, 2008.

128 EU-Pledge-Mitglieder: https://eu-pledge.eu/our-members (abgerufen 13. Oktober 2019).

129 E-Mail-Kommunikation mit EU-Pledge-Sekretariat, 2.11.2018. Darin heißt es etwa: »In der Studie wird nicht klar unterschieden, was primär an Kinder und an Eltern gerichtet ist, da Webseiten in Betracht gezogen werden, die sprachlich sowohl Kinder als auch Eltern anvisieren. Dieser Ansatz ist verwirrend.« Meine Einschätzung dazu: »Solange *auch* Kinder anvisiert werden, sind das ganz klar sprachliche Botschaften, die ebenfalls für Kinder gelten – und damit natürlich in eine wissenschaftliche Analyse aufgenommen werden müssen.«

130 AOK Bundesverband: »Gesundheitsexperten kritisieren Kindermarketing der Lebensmittelindustrie und fordern Werbeverbot im Internet«. Pressemitteilung. 3.5.2017. https://www.aok-bv.de/presse/pressemitteilungen/2017/index_18508.html (abgerufen 13. Oktober 2019).

131 Medienpädagogischer Forschungsverbund Südwest: »miniKIM – Kleinkinder und Medien, 2014«. http://www.mpfs.de/studien/minikim-studie/2014 (abgerufen 13. Oktober 2019).

132 Cancer Research UK, Thomas, Christopher et al.: »Under Pressure: New evidence on young people's broadcast marketing exposure in the UK«. März 2018. https://www.cancerresearchuk.org/sites/default/files/under_pressure_-_a_study_of_junk_food_marketing_and_young_peoples_diets_0.pdf (abgerufen 13. Oktober 2019).

133 Harvard School of Public Health: »We Repeat: Butter is Not Back«. 30.6.2016. https://www.hsph.harvard.edu/nutritionsource/2016/06/30/we-repeat-butter-is-not-back (abgerufen 13. Oktober 219).

134 The Seven Countries Study: »About the Study«. https://www.sevencountriesstudy.com/about-the-study (abgerufen 13. Oktober 2019). Wright, C. Michael: »Biographical notes on Ancel Keys and Salim Yusuf: Origins and significance of the Seven Countries Study and the INTERHEART Study«. *Journal of Clinical Lipidology*. 5(6), 2011, S. 434–440. http://ish-world.com/data/uploads/keys_yusuf_article.pdf (abgerufen 13. Oktober 2019).

135 Pett, K. D. et al.: »Ancel Keys and the Seven Countries Study: An Evidence-based Response to Revisionist Histories«. White Paper commissioned by True Health Initiative. 1.8.2017. https://www.truehealthinitiative.org/wp-content/uploads/2017/07/SCS-White-Paper.THI_.8-1-17.pdf (abgerufen 13. Oktober 2019).

136 Zu den prominentesten Kritikern von Keys gehört Nina Teicholz. Teicholz' Darstellung von Keys' Sieben-Länder-Studie war ebenfalls Gegenstand zahlreicher Analysen. Einen guten Überblick liefert Nestle, Marion: »Never a dull moment: the BMJ's attack on the Dietary Guidelines Advisory Committee report. *Food Politics*. 28.9.2015. https://www.foodpolitics.com/2015/09/never-a-dull-moment-the-bmjs-attack-on-the-dietary-guidelines-advisory-committee-report (abgerufen 13. Oktober 2019). Teicholz bezieht hier Stellung: https://ninateicholz.com/faqs/regarding-controversies (abgerufen 13. Oktober 2019). Den im *Guardian* veröffentlichten Artikel von Leslie, Ian: »The Sugar Conspiracy«. 7.4.2016. https://www.theguardian.com/society/2016/apr/07/the-sugar-conspiracy-robert-lustig-john-yudkin (abgerufen 13. Oktober 2019) sieht Nestle ebenfalls kritisch: »Another ongoing saga: the legacy of Ancel Keys«. *Food Politics*. 30. 8. 2017. https://www.foodpolitics.com/2017/08/another-ongoing-saga-the-legacy-of-ancel-keys (abgerufen 13. Oktober 2019). Auch bei meiner Recherche zu dieser Diskussion blieben Fragen offen.

137 Teicholz, Nina: *The big fat surprise. why butter, meat and cheese belong in a healthy diet*. New York: Simon & Schuster, 2015, S. 20.

138 Teicholz, Nina: »The science of saturated fat: a big fat surprise about nutrition?« *The Independent*. 26.8.2014. https://www.independent.co.uk/life-style/health-and-families/features/the-science-of-saturated-fat-a-big-fat-surprise-about-nutrition-9692121.html (abgerufen 13. Oktober 2019).

139 Kearns, C. E. et al.: »Sugar Industry and Coronary Heart Disease Research: A Historical Analysis of Internal Industry Documents«. *JAMA Intern Med*. 176(11), 2016, S. 1680–1685. https://doi.org/10.1001/jamainternmed.2016.5394 (abgerufen 13. Oktober 2019).

140 Fernandez, Elizabeth: »Sugar Papers Reveal Industry Role in Shifting National Heart Disease Focus to Saturated Fat«. University of California San Francisco. 12.9.2016. https://www.ucsf.edu/news/2016/09/404081/sugar-papers-reveal-industry-role-shifting-national-heart-disease-focus (abgerufen 13. Oktober 2019).

141 McGandy, R. B. et al.: »Dietary Fats, Carbohydrates and Atherosclerotic Vascular Disease«. *N Engl J Med.* 277(5), 1967, S. 245–247. https://www.ncbi.nlm.nih.gov/pubmed/5339699 (abgerufen 13. Oktober 2019).

142 Kearns, zitiert nach Wittig, Frank: »Wissenschaftsbetrug: Wie die Zuckerlobby die Welt täuschte«. *[W] wie Wissen*, SWR, 5.1.2017. https://www.daserste.de/information/wissen-kultur/w-wie-wissen/zuckerlobby-102.html (abgerufen 13. Oktober 2019).

143 Es floss eine Summe an die Forscher, die 2016, also zum Zeitpunkt der Aufdeckung, 50.000 US-Dollar entsprochen hätte.

144 The Sugar Association: »The Sugar Association Statement on Kearns JAMA Study«. 12.9.2016. https:// www.sugar.org/resources/releases/the-sugar-association-statement-on-kearns-jama-study/ (abgerufen 13. Oktober 2019).

145 Meach, Rachel: »From John Yudkin to Jamie Oliver: A Short but Sweet History on the War against Sugar«. In: Meach, Rachel: *Proteins, Pathologies and Politics: Dietary Innovation and Disease from the Nineteenth Century.* London: Bloomsbury Academic, 2018. https://www.ncbi.nlm.nih.gov/books/NBK542158 (abgerufen 13. Oktober 2019).

146 Powerbase: »World Sugar Research Organisation«. http://powerbase.info/index.php/World_Sugar_Research_Organisation (abgerufen 13. Oktober 2019).

147 Hass, H. B.: »What's New in Sugar Research?«. The American Society of Sugar Beet Technologists. Volume VIII, Part 1. 1954, S. 21. https://www.assbt-proceedings.org/ASSBT1954Proceedings/ASSBTVol8p15to22WhatsNewinSugarResearch.pdf (abgerufen 13. Oktober 2019).

148 Kahn, Joel: »The Posthumous Assassination of Dr. Ancel Keys«. *Huffpost.* 19.12.2016. https://www.huffpost.com/entry/the-posthumous-assassination-of-dr-ancel-keys_b_58581561e4b0d5f48e165198 (abgerufen 13. Oktober 2019).

149 BLE/DGE: *Das beste Essen für Kinder - Empfehlungen für die Ernährung von Kindern.* 4. Aufl. 2018; Office of Disease Prevention and Health Promotion (ODPHP): »Dietary Guidelines 2015–2020. Executive Summary«. https://health.gov/dietaryguidelines/2015/guidelines/executive-summary (abgerufen 13. Oktober 2019).

150 EFSA: »Trans-Fettsäuren: EFSA-Gremium überprüft Aufnahme über die Nahrung und gesundheitliche Auswirkungen«. 31.8.2004. https://www.efsa.europa.eu/de/press/news/040831 (abgerufen 13. Oktober 2019).

151 Te Morenga, Lisa, Montez, Jason M.: »Health effects of saturated and trans-fatty acid intake in children and adolescents: Systematic review and meta-analysis«. *PLoS One.* 12(11), 2017, S. e0186672. doi.org/10.1371/journal.pone.0186672 (abgerufen 13. Oktober 2019). Hierbei handelt es sich um eine systematische Übersichtsarbeit (»review«) mit hoher Aussagekraft.

152 Ende des 19. Jahrhunderts wollte der amerikanische Chemiker W. O. Atwater herausfinden, wie viel Energie in unseren Nahrungsmitteln steckt. Dazu erfand er ein spezielles Gerät, den Bombenkalorimeter. In einem mit temperiertem Wasser gefüllten Stahlcontainer ließ er eine sogenannte Bombe ein, in der eine Sauerstoffatmosphäre unter einem Druck von 20 bis 30 Bar herrscht. In diesem abgeschlossenen Gefäß verbrannte Atwater bei Sauerstoffüberdruck verschiedene Lebensmittel. Je nachdem, wie stark sich das umliegende Wasser erwärmte, leitete er daraus ab, wie viel Energie (Brennwert) ein Lebensmittel enthält. So stellte Atwater fest, dass Fett 9,3 Kilokalorien pro Gramm liefert, Kohlenhydrate und Proteine jeweils 4,1 Kilokalorien pro Gramm.

153 Novotny, Janet A. et al.: »Discrepancy between the Atwater factor predicted and empirically measured energy values of almonds in human diets«. *The American Journal of Clinical Nutrition.* 96(2), 2012, S. 296–301. https://doi.org/10.3945/ajcn.112.035782 (abgerufen 13. Oktober 2019). Der bisherige Atwater-Wert, der mithilfe des Bombenkalorimeters ermittelt wurde, ging von einer deutlich höheren Kalorienzahl aus.

154 Baer, David J. et al.: »Walnuts Consumed by Healthy Adults Provide Less Available Energy than Predicted by the Atwater Factors«. *The Journal of Nutrition.* 146(1), 2016, S. 9–13. https://doi.org/10.3945/jn.115.217372 (abgerufen 13. Oktober 2019).

155 Tognon, G. et al.: »Mediterranean diet, overweight and body composition in children from eight European countries: Cross-sectional and prospective results from the IDEFICS study«. *NMCD.* 24(2), 2014, S. 205–213. https://www.nmcd-journal.com/article/S0939-4753%2813%2900115-4/fulltext (abgerufen 13. Oktober 2019). Insbesondere jüngere Bewohner verzehren immer mehr tierische Produkte und fettreiche Lebensmittel, gleichzeitig sinkt die Aufnahme pflanzlicher Lebensmittel. Das belegt auch diese Studie: Casini, L. et al.: »Food habits«. *Appetite.* 68, 2013, S. 21–29. https://doi.org/10.1016/j.appet.2013.04.009 (abgerufen 13. Oktober 2019).

156 DGE: »Kohlenhydrate, Ballaststoffe«. https://www.dge.de/wissenschaft/referenzwerte/kohlenhydrate-ballaststoffe (abgerufen 13. Oktober 2019).

157 ODPHP: »Dietary Guidelines 2015–2020. Appendix 7. Nutritional Goals for Age-Sex Groups Based on Dietary Reference Intakes and Dietary Guidelines Recommendations«. https://health.gov/dietaryguidelines/2015/guidelines/appendix-7 (abgerufen 13. Oktober 2019).

158 Auszug aus: Ludwig, David S. et al.: »Dietary fat: From foe to friend?«. *Science.* 362(6416), 2018, S. 764–770. https://doi.org/10.1126/science.aau2096 (abgerufen 13. Oktober 2019). Die Autoren listen im Original sieben Punkte auf.

159 Monteiro, Carlos Augusto et al.: »The UN Decade of Nutrition the NOVA food classification and the trouble with ultra-processing«. *Public Health Nutrition.* 21(1), 2018, S. 5–17. https://doi.org/10.1017/S1368980017000234 (abgerufen 14. Oktober 2019). In vielen Studien wurde ein Zusammenhang zwischen dem Konsum hochverarbeiteter Lebensmittel mit einer hohen Energiedichte und einem größeren Risiko, übergewichtig zu werden, belegt. Die nachgewiesene Abnahme der Nährstoffdichte für Proteine bei hochverarbeiteten Lebensmitteln führt in der Konsequenz zu einer erhöhten Energieaufnahme aus schlechten Kohlenhydraten und Fetten. Vgl. dazu auch: Niggemeier, Claudia: *Untersuchungen zum Einfluss von Lebensmittelverarbeitung und -verarbeitungsgrad auf die Energie-, Nährstoff- und Zusatzstoffzufuhr von Kindern, Jugendlichen und Erwachsenen.* Dissertation, Universität Paderborn. 2017. https://d-nb.info/1136955054/34 (abgerufen 14. Oktober 2019). »Die Lebensmittelindustrie sollte durch Produktreformulierungen ernährungsphysiologisch günstigere Lebensmittel produzieren. Auf Verbraucherebene ist eine Veränderung der Proportionen des täglichen Speiseplans sinnvoll, sodass der Anteil frischer Lebensmittel erhöht und (hoch)verarbeiteter Lebensmittel reduziert wird.«

160 Bundesvereinigung der Deutschen Ernährungsindustrie (BVE): »Konsumententrends«. https://www.bve-online.de/themen/verbraucher/konsumententrends (abgerufen 14. Oktober 2019). »Die Herstellung von Fertiglebensmitteln ist in Deutschland in den letzten zehn Jahren konstant gewachsen. Heute wird ein Jahresumsatz von rund 4 Mrd. Euro erreicht. Die Produktion verteilt sich auf rund 70 Betriebe und schafft 15.700 Arbeitsplätze. Im Vergleich zu 2008 hat sich der Jahresumsatz der Betriebe mehr als verdoppelt (+ 252 Prozent).« E-Mail-Kommunikation mit der Bundesvereinigung der Deutschen Ernährungsindustrie (BVE), 27.6.2019.

161 Aus verschiedenen Gründen halten einige Wissenschaftler die Betonung von Kohlenhydraten in den Ernährungsempfehlungen für problematisch. Um nur ein Beispiel zu nennen: In einer wichtigen Interventionsstudie schneidet die Empfehlung zu einem hohen Kohlenhydratanteil in der Nahrung nicht gut ab. In der spanischen PREDIMED-Studie mit 7447 Teilnehmern mit erhöhtem Risiko für kardiovaskuläre Probleme traten Herzinfarkt, Schlaganfall und daraus folgende Sterblichkeit messbar seltener bei jenen auf, die für eine Mittelmeerdiät mit hohem Konsum von Olivenöl und Nüssen zufällig ausgewählt worden waren. Die Vergleichsgruppe ernährte sich mit fettreduzierten Milch-

produkten und höchstens zwei Esslöffeln Olivenöl, dafür mit mehr Brotprodukten, Reis und Kartoffeln – ähnlich, wie es die DGE empfiehlt. Sie schnitt so viel schlechter ab, dass die Studie wegen der überzeugenden Vorteile der fettreicheren Variante sogar abgebrochen wurde: https://www.nejm.org/doi/full/10.1056/NEJMoa1200303#t=article (abgerufen 14. Oktober 2019).

162 Simpson, Stephen J., Raubenheimer, David: *The nature of nutrition: a unifying framework from animal adaptation to human obesity*. Princeton: Princeton UP, 2012, S. 27–28; Kast, Bas: *Der Ernährungskompass: Das Fazit aller wissenschaftlichen Studien zur Ernährung*. München: C. Bertelsmann, 2018.

163 Oswald, Andreas: »Esst mehr Eiweiß«. *Tagesspiegel*. 28.5.2018. https://www.tagesspiegel.de/gesellschaft/panorama/gesunde-ernaehrung-esst-mehr-eiweiss/22607312.html (abgerufen 14. Oktober 019). Einen guten Überblick dazu liefert: Simpson, Stephen J. et al.: »Putting the Balance Back in Diet«. *Cell*. 161(1), 2015, S. 18–23. https://doi.org/10.1016/j.cell.2015.02.033 (abgerufen 14. Oktober 2019). Auch diese Studie erklärt eine erhöhte Kalorienaufnahme mit der Proteinhebeltheorie: Hall, K. D. et al.: »Ultra-Processed Diets Cause Excess Calorie Intake and Weight Gain: An Inpatient Randomized Controlled Trial of Ad Libitum Food Intake«. *Cell Metabolism*. 30(1), 2019, S. 67–77. https://doi.org/10.1016/j.cmet.2019.05.008 (abgerufen 14. Oktober 2019).

164 Darauf weist etwa B. Kast in seinem »Ernährungskompass« am Beispiel von BBQ-Chips hin.

165 Roser, Max, Ritchie, Hannah: »Food per Person«. Our World in Data, 2019. https://ourworldindata.org/food-per-person (abgerufen 14. Oktober 2019).

166 Über die positiven Effekte von Protein berichten Mariya Markova et al. Die LeguAN-Studie zeigt, dass eine sechswöchige hochproteinhaltige Ernährung zu einer Verbesserung des Glukosestoffwechsels, der Körperzusammensetzung sowie des Leberfettgehalts bei Typ-2-Diabetikern beiträgt. »Proteinreiche Ernährung für die Gesundheit«. *Ernährung im Fokus*. 16, 2018, S. 190–195. https://www.bzfe.de/_data/files/eif_2016_07-08_proteinreiche-ernaehrung_leguan-projekt.pdf (abgerufen 14. Oktober 2019).

167 Martínez Steele, Euridice et al.: »Ultra-processed foods protein leverage and energy intake in the USA«. *Public Health Nutrition*. 21(1), 2018, S. 114–124. doi.org/10.1017/S1368980017001574 (abgerufen 14. Oktober 2019).

168 Alle Werte beziehen sich auf Empfehlungen der DGE: https://www.dge.de/wissenschaft/referenzwerte/protein (abgerufen 14. Oktober 2019).

169 Verbraucherzentrale Schleswig-Holstein: »Extrawurst für Kinder im Check: Viel Fett und ungesunde Zusatzstoffe«. Pressemitteilung. 8.10.2018. https://www.verbraucherzentrale.sh/pressemeldungen/lebensmittel/extrawurst-fuer-kinder-im-check-viel-fett-und-ungesunde-zusatzstoffe-30568 (abgerufen 14. Oktober 2019).

170 Das Forschungsinstitut für Kinderernährung (FKE) in Dortmund existiert nicht mehr. Seit Anfang 2017 werden die Arbeiten des ehemaligen FKE im neuen Forschungsdepartment Kinderernährung (FKE) in der Klinik für Kinder- und Jugendmedizin im St.-Josef-Hospital, Bochum weitergeführt.

171 Düren, Melanie, Kersting, Mathilde: »Das Angebot an Kinderlebensmitteln in Deutschland«. *Ernährungs-Umschau*. 50, 1, 2003, S. 16–21.

172 Grimm, Hans-Ulrich: »Zitronensäure: Auf den Zahn gefühlt.« *UGB-Forum*. 5/11, S. 256–257. https://www.ugb.de/lebensmittel-im-test/zitronensaeure-auf-den-zahn-gefuehlt/?zitronensaeure-citronensaeure (abgerufen 14. Oktober 2019); sowie »330 | Zitronensäure«. Dr. Watson Der Food Detektiv. http://www.food-detektiv.de/e_nummer_ausgabe.php?id=5 (abgerufen 14. Oktober 2019).

173 BfR: »Hohe Gehalte an Zitronensäure in Süßwaren und Getränken erhöhen das Risiko für Zahnschäden«. Aktualisierte Stellungnahme Nr. 006/2005 des BfR, 9.1.2004. https://mobil.bfr.bund.de/cm/343/hohe_gehalte_an_zitronensaeure_erhoehen_das_risiko_fuer_zahnschaeden.pdf (abgerufen 14. Oktober 2019).

174 E-Mail-Kommunikation mit der Pressestelle des BfR, 03.07.2019.

175 Grimm, Hans-Ulrich: »Zitronensäure«. ebd.

176 Zusatzstoffe-online.de: »E 330/Citronensäure«.14.10.2019. https://www.zusatzstoffe-online.de/zusatzstoffe/113.e330_citronens%E4ure.html (abgerufen 14. Oktober 2019).

177 WHO: »Incentives and disincentives for reducing sugar in manufactured foods (2017)«. http://www.euro.who.int/en/health-topics/disease-prevention/nutrition/publications/2017/incentives-and-disincentives-for-reducing-sugar-in-manufactured-foods-2017 (abgerufen 14. Oktober 2019).

178 BMEL: »Deutschland, wie es isst – Der BMEL-Ernährungsreport 2019«. Januar 2019. https://www.bmel.de/SharedDocs/Downloads/Broschueren/Ernaehrungsreport2019.pdf;jsessionid=59B29FA724B54B94C34B819A358998D1.2_cid288?__blob=publicationFile (abgerufen 14. Oktober 2019).

179 WHO: »Incentives and disincentives for reducing sugar in manufactured foods (2017)«. ebd. Die Tatsache, dass Zucker eine relativ billige Zutat ist, stellt zwar keinen direkten Anreiz für seine Verwendung dar, bedeutet jedoch auch, dass es keinen Grund gibt, ihn *nicht* zu verwenden.

180 Verbraucherzentralen: »Versteckte Süßmacher«. Bundesweite Markterhebung, Juni 2013.

181 Corporate Europe Observatory: »A red light for consumer information«. 10. 6. 2010. https://corporateeurope.org/en/red-light-consumer-information (abgerufen 14. Oktober 2019).

182 Lebensmittelverband Deutschland: »Ampelkennzeichnung«. https://www.lebensmittelverband.de/de/lebensmittel/kennzeichnung/ampel (abgerufen 14. Oktober 2019).

183 Süßstoff Verband e. V.: »Süßstoffe – Zuckeraustauschstoffe – Zucker: Drei Wege zum süßen Geschmack«. https://www.suessstoff-verband.info/suessstoff-wissen/suessstoffe-ueberblick (abgerufen 14. Oktober 2019).

184 Wirtschaftsvereinigung Alkoholfreie Getränke e. V. (wafg): »Entwicklung des Pro-Kopf-Verbrauchs von alkoholfreien Getränken nach Getränkearten 2012–2018«. https://www.wafg.de/fileadmin/dokumente/pro-kopf-verbrauch.pdf (abgerufen 14. Oktober 2019).

185 BfR: »Bewertung von Süßstoffen und Zuckeraustauschstoffen«. Hintergrundinformation Nr. 025/2014 des BfR, 1.7.2014. https://mobil.bfr.bund.de/cm/343/bewertung_von_suessstoffen.pdf (abgerufen 14. Oktober 2019).

186 Toews, Ingrid et al.: »Association between intake of non-sugar sweeteners and health outcomes: systematic review and meta-analyses of randomised and non-randomised controlled trials and observational studies«. *BMJ*. 2019;364:k4718. https://doi.org/10.1136/bmj.k4718 (abgerufen 14. Oktober 2019).

187 Auch mit Diabetes und weiteren Krankheiten werden Süßstoffe assoziiert. Azad, Meghan B. et al.: »Nonnutritive sweeteners and cardiometabolic health: a systematic review and meta-analysis of randomized controlled trials and prospective cohort studies«. *CMAJ*. 189(28), 2017, S. E929–E939. https://doi.org/10.1503/cmaj.161390 (abgerufen 14. Oktober 2019).

188 Young, Jordan et al.: »Low-calorie sweetener use, weight, and metabolic health among children: A mini-review«. *Pediatric Obesity*. 14(8), 2019, S. e12521. https://doi.org/10.1111/ijpo.12521 (abgerufen 14. Oktober 2019).

189 Rother, Kristina et al.: »Prevalence of Artificial Sweetener Consumption«, Folie, 2019. Aktuelle Umfragen des National Health and Nutrition Examination Survey (NHANES) belegen, dass der Konsum von Süßstoffen in den letzten 20 Jahren zugenommen hat: bei Kindern um 200 Prozent, bei Erwachsenen um 54 Prozent, bei Schwangeren um 50 Prozent. Sylvetsky, Allison C. et al.: »Trends in Low-Calorie Sweetener Consumption Among Pregnant Women in the United States«. *Current Developments in Nutrition*. 3(4), 2019, S. nzz004. https://doi.org/10.1093/cdn/nzz004 (abgerufen 14. Oktober 2019).

190 Azad, Meghan B. et al.: »Association Between Artificially Sweetened Beverage Consumption During Pregnancy and Infant Body Mass Index«. *JAMA Pediatrics.* 2016;170(7):662–670. doi:10.1001/jamapediatrics.2016.0301 (abgerufen 14. Oktober 2019).

191 Zudem kamen Forscher zu dem Ergebnis, dass künstliche Süßstoffe auf lange Zeit zu einer Gewichtszunahme führen können und das Risiko für Adipositas, Diabetes Typ 2, Bluthochdruck und Herzerkrankungen steigen kann. Zuckerersatzstoffe stehen im Verdacht, den Stoffwechsel, die Zusammensetzung der Darmbakterien und den Appetit zu beeinflussen. Azad, Meghan B. et al.: »Nonnutritive sweeteners and cardiometabolic health: a systematic review and meta-analysis of randomized controlled trials and prospective cohort studies«. *CMAJ.* 189(28), 2017, S. E929–E939. https://doi.org/10.1503/cmaj.161390 (abgerufen 14. Oktober 2019).

192 Lobach, Alexandra R. et al.: »Assessing the in vivo data on low/no-calorie sweeteners and the gut microbiota«. *Food and Chemical Toxicology.* 124, 2019, S. 385–399. https://doi.org/10.1016/j.fct.2018.12.005 (abgerufen 14. Oktober 2019).

193 Mandrioli, Daniele et al.: »Relationship between Research Outcomes and Risk of Bias, Study Sponsorship, and Author Financial Conflicts of Interest in Reviews of the Effects of Artificially Sweetened Beverages on Weight Outcomes: A Systematic Review of Reviews«. *PLoS One.* 8.9.2016. https://doi.org/10.1371/journal.pone.0162198 (abgerufen 14. Oktober 2019).

194 tagesschau.de: »Coca-Cola: Weniger Zucker, mehr Gewinn«, 23.7.2018. https://web.archive.org/web/20180725205317/https://www.tagesschau.de/wirtschaft/boerse/coca-cola-109.html (abgerufen 14. Oktober 2019).

195 The Coca-Cola Company: »The Coca-Cola Company. beverages for life«. *Annual Review.* 2017, S. 9. https://www.coca-colacompany.com/content/dam/journey/us/en/private/fileassets/pdf/2018/TCCCAR17.pdf (abgerufen 14. Oktober 2019).

196 Nestle, Marion: Industry-funded study of the week: artificial sweeteners and the microbiome«. *Food politics.* 4.3.2019. https://www.foodpolitics.com/2019/03/industry-funded-study-of-the-week-artificial-sweeteners-and-the-microbiome (abgerufen 14. Oktober 2019).

197 Verbraucherzentrale Hamburg: »Vegetarisch-vegane Produkte auf dem Prüfstand«. 8.11.2017. https://www.vzhh.de/themen/lebensmittel-ernaehrung/ernaehrungstrends/vegetarisch-vegane-produkte-auf-dem-pruefstand (abgerufen 14. Oktober 2019).

198 Industriell gefertigte Lebensmittel schneiden in Ernährungsstudien unabhängiger Forscher immer wieder schlecht ab. Etwa: Schnabel, Laure et al.: »Association Between Ultraprocessed Food Consumption and Risk of Mortality Among Middle-aged Adults in France«. *JAMA Intern Medicine.* 179(4), 2019, S. 490–498. doi.org/10.1001/jamainternmed.2018.7289 (abgerufen 14. Oktober 2019).

199 »Wir haben starke Beweise dafür gefunden, dass Menschen aufgrund ihrer ungesunden Ernährungsgewohnheiten und ihres Bewegungsmangels über einen längeren Zeitraum hinweg ein ernsthaftes Risiko haben, an Typ-2-Diabetes zu erkranken und eine signifikante Abnahme der Gehirnfunktion, wie Demenz und Gehirnschrumpfung, erleiden können«, fasst Professor Nicolas Cherbuin die zentralen Ergebnisse der Studie zusammen. Er betont auch: »Der Schaden ist so gut wie irreversibel, sobald eine Person die Lebensmitte erreicht hat. Wir fordern alle auf, sich so früh wie möglich gesund zu ernähren und in Form zu bleiben – am besten in der Kindheit, aber mit Sicherheit im frühen Erwachsenenalter.« Cherbuin, Nicolas: »Brain health decline linked to unhealthy lifestyle choices«. Australian National University. 13.6.2019. https://rsph.anu.edu.au/news-events/news/brain-health-decline-linked-unhealthy-lifestyle-choices (abgerufen 16. Oktober 2019).

200 Verbraucherzentralen: »Versteckte Süßmacher«. Bundesweite Markterhebung, Juni 2013.

201 Amtsblatt der Europäischen Gemeinschaft: »Verordnung (EG) Nr. 1924/2006 DES EUROPÄISCHEN PARLAMENTS UND DES RATES über nährwert- und gesund-

heitsbezogene Angaben über Lebensmittel«. 30.12.2006. https://eur-lex.europa.eu/legal-content/DE/TXT/PDF/?uri=CELEX:32006R1924&from=DE (abgerufen 16. Oktober 2019).

202 Verbraucherzentrale: »REWE Beste Wahl Typ Cappuccino ohne Zuckerzusatz/REWE Cappuccino ungesüßt«. 20.3.2014. https://www.lebensmittelklarheit.de/produkte/rewe-beste-wahl-typ-cappuccino-ohne-zuckerzusatzrewe-cappuccino-ungesuesst (abgerufen 16. Oktober 2019).

203 Europäisches Parlament: »Parlamentarische Anfragen«. 31.5.2011. http://www.europarl.europa.eu/sides/getAllAnswers.do?reference=E-2011-004429&language=DE (abgerufen 16. Oktober 2019).

204 Zühlsdorf, Anke, Spiller, Achim: »Verbraucherwahrnehmung von Lebensmittelverpackungen«. Januar 2015. https://www.lebensmittelklarheit.de/sites/default/files/downloads/Begleitforschung%25202014_Ergebnisbericht_12.01.2015.pdf (abgerufen 16. Oktober 2019).

205 Verbraucherzentrale Hamburg: »Health Claims«. 26.1.2015. https://www.vzhh.de/themen/lebensmittel-ernaehrung/health-claims (abgerufen 16. Oktober 2019).

206 WHO: »WHO Regional Office for Europe nutrient profile model«. 2015. http://apps.who.int/iris/handle/10665/152779 (abgerufen 16. Oktober 2019).

207 Armin Valet, Interview/E-Mail-Kommunikation, November 2018.

208 foodwatch: »Marktcheck Kinderlebensmittel«. Recherche April 2011 – Februar 2012. https://www.foodwatch.org/fileadmin/_migrated/content_uploads/2012-07-06_foodwatchMarktcheckKinderlebensmittel_ger_01.pdf (abgerufen 16. Oktober 2019).

209 Der »Marktcheck« ist von 2012, eine aktuellere Erhebung gibt es dazu nicht.

210 Gerhard Berssenbrügge, Vorstandsvorsitzender Nestlé Deutschland AG: »Antwortschreiben von Nestlé«. 13.7.2012. https://www.foodwatch.org/uploads/media/Antwortschreiben_Nestle_zur_E-Mail-Kampagne_von_Foodwatch_01.pdf (abgerufen 16. Oktober 2019).

211 Ausgelobte Zutaten sind laut Zutatenliste: Getreide (32,6 Prozent Vollkornweizenmehl, Reismehl), **Zucker**, Sonnenblumenöl, **Glukosesirup**, **Maltodextrin**, Vitamine und Mineralstoffe (Calciumcarbonat, Niacin, Pantothensäure, Eisen, Vit. D, Vit. B6, Thiamin [Vit. B1], Riboflavin [Vit. B2], Folsäure), Maisstärke, Salz, Zimt, Emulgator (Lecithine), Antioxidationsmittel (stark tocopherolhaltige Extrakte), geröstetes **Gerstenmalzextrakt**, natürliches Aroma, Farbstoff (Annatto). Fett gedruckt sind die süßenden Zutaten.

212 Berssenbrügge, Gerhard: » Antwortschreiben von Nestlé«.

213 Eine lesenswerte Analyse dieser »Frühstücksfrage« nimmt R. Rubin in folgendem Artikel vor: »Does Skipping Breakfast Lead to Weight Loss or Weight Gain?«. *JAMA*. 321(19), 2019, S. 1857–1858. https://doi.org/10.1001/jama.2019.2927 (abgerufen 16. Oktober 2019).

214 foodwatch: »So zuckrig sind ›Erfrischungsgetränke‹ in Deutschland – immer noch«. Marktstudie. September 2018. https://www.foodwatch.org/uploads/media/2018-09-21_foodwatch-Marktstudie-Zuckergetraenke_01.pdf (abgerufen 16. Oktober 2019).

215 Die Großtagespflege stellt ein besonderes Modell in der Kindertagespflege dar. Mindestens zwei Tagespflegepersonen schließen sich zusammen, indem sie gemeinsam Räume anmieten und zeitgleich mehr als fünf Kinder betreuen. In einigen Bundesländern muss mindestens eine Tagesmutter oder ein Tagesvater zur pädagogischen Fachkraft ausgebildet sein, wenn mehr als neun Kinder betreut werden. Und sind die Kinder älter als drei Jahre, kann die Gruppe auch größer sein. Gesellschaftlich ist dieses Modell nach wie vor umstritten. Einer der Hauptgründe: die häufig unzureichende fachliche Qualifizierung.

216 DGE: »DGE-Qualitätsstandard für die Verpflegung in Tageseinrichtungen für Kinder«. 5. Aufl. 2014. https://www.in-form.de/fileadmin/Dokumente/Materialien/Fit-Kid_Qualitaetsstandard_KITA_Aufl-5.pdf (abgerufen 16. Oktober 2019).

217 BMEL: »Verpflegung in Kindertageseinrichtungen. Ergebnisse einer bundesweiten Studie«. 2016. https://www.kita-schulverpflegung.nrw/sites/default/files/migration_files/media239081A.pdf (abgerufen 16. Oktober 2019).

218 Allerdings vertritt die US-amerikanische Academy of Nutrition and Dietetics hier eine deutlich andere Position als die DGE. Die amerikanische Fachgesellschaft findet, dass vegane Ernährung für *alle* Lebensabschnitte geeignet sein kann. Academy of Nutrition and Dietetics: »Position of the Academy of Nutrition and Dietetics: Vegetarian Diets«. *J Acad Nutr Diet.* 116, 2016, S. 1970–1980.

219 DGE: »Position der Deutschen Gesellschaft für Ernährung – Vegane Ernährung«. Kurzfassung. 12.4.2016. https://www.dge.de/wissenschaft/weitere-publikationen/dge-position/vegane-ernaehrung; umfassende FAQ-Position: https://www.dge.de/?id=522 (abgerufen 16. Oktober 2019).

220 DGE: »Empfehlung zur maximalen Zuckerzufuhr in Deutschland«. DGE aktuell. 23/2018, 20.12.2018. https://www.dge.de/presse/pm/empfehlung-zur-maximalen-zuckerzufuhr-in-deutschland (abgerufen 16. Oktober 2019).

221 BLE/DGE: *Das beste Essen für Kinder – Empfehlungen für die Ernährung von Kindern.* 4. Aufl. 2018. https://www.ble-medienservice.de/1447/das-beste-essen-fuer-kinder-empfehlungen-fuer-die-ernaehrung-von-kindern (abgerufen 16. Oktober 2019).

222 Felber, J. et al.: »Ergebnisse einer S2k-Konsensuskonferenz der Deutsche Gesellschaft für Gastroenterologie, Verdauungs- und Stoffwechselkrankheiten (DGVS), gemeinsam mit der Deutschen Zöliakie-Gesellschaft (DZG) zur Zöliakie, Weizenallergie und Weizensensitivität.« *Zeitschrift Gastroenterol.* 52, 2014, S. 711-743. https://www.dgvs.de/wp-content/uploads/2016/11/DGVS_Empfehlung_fuer_Zoeliakie.pdf (abgerufen 16. Oktober 2019).

223 Ziegler, Jochen U. et al.: »Wheat and the irritable bowel syndrome – FODMAP levels of modern and ancient species and their retention during bread making«. *Journal of Functional Foods.* 25, 2016, S. 257–266. https://doi.org/10.1016/j.jff.2016.05.019 (abgerufen 16. Oktober 2019).

224 aertzeblatt.de: »Glutenfreie Kost für gesunde Menschen eher schädlich«. 4.5.2017. https://www.aerzteblatt.de/nachrichten/74509/Glutenfreie-Kost-fuer-gesunde-Menschen-eher-schaedlich (abgerufen 16. Oktober 2019). Müller, Thomas: »Glutenfreie Ernährung mit bitterem Nachgeschmack«. Ärzte Zeitung online. 13.3.2018. https://www.aerztezeitung.de/medizin/fachbereiche/ernaehrungsmedizin/article/958794/ernaehrung-glutenfreie-ernaehrung-bitterem-nachgeschmack.html (abgerufen 16. Oktober 2019).

225 Eine vegane Ernährung sieht die DGE jedoch sehr kritisch. Allerdings vertritt die US-amerikanische Academy of Nutrition and Dietetics hier eine deutlich andere Position als die DGE. Die Fachgesellschaft findet, dass vegane Ernährung ebenfalls für alle Lebensabschnitte geeignet sein kann, auch für Schwangere, Stillende, (Klein-)Kinder und Jugendliche. Academy of Nutrition and Dietetics: »Position of the Academy of Nutrition and Dietetics: Vegetarian Diets«. *J Acad Nutr Diet.* 116, 2016, S. 1970–1980. Die DGE kommentiert dies in Punkt 22: DGE: »Ausgewählte Fragen und Antworten zu veganer Ernährung«. 2016. https://www.dge.de/wissenschaft/weitere-publikationen/faqs/vegane-ernaehrung (abgerufen 16. Oktober 2019).

226 Lebensmittel Praxis: »LP. Verkauf Süßwaren und salzige Snacks – Praxiswissen für besseren Verkauf«. 12, 2013, S. 16.

227 Bryan, Christopher et al.: »A values-alignment intervention protects adolescents from the effects of food marketing«. *Nature Human Behaviour*, 3, 2019, S. 596-603. https://doi.org/10.1038/s41562-019-0586-6 (abgerufen 16. Oktober 2019). Sowie Bryan, Christopher et al.: »Harnessing adolescent values to motivate healthier eating«. *Proc Natl Acad Sci USA (PNAS).* 113(39), 2016, S. 10830–10835. https://doi.org/10.1073/pnas.1604586113 (abgerufen 16. Oktober 2016).

228 Das gilt übrigens auch für ältere Kinder. Ich habe bereits öfter erlebt, dass Kinder im Teenageralter verschiedene Gemüse- und Obstsorten nicht kannten. Selbst Mitarbeiter von Supermärkten fragen mich beim Scannen der Produkte an der Kasse völlig ahnungslos: »Was ist *das?*« (In diesem Fall: Fenchel.)

229 Eine sehr lesenswerte Übersicht über Worte, die den Appetit verderben, hat Jesper Juul in seinem Buch: *Essen kommen*. Basel: Beltz, 2017, S. 152–154, zusammengestellt.

230 Einen interessanten Vergleich des Wasserverbrauchs unterschiedlicher Lebensmittel liefert das water footprint network: »Water footprint of crop and animal products: a comparison«. https://waterfootprint.org/en/water-footprint/product-water-footprint/water-footprint-crop-and-animal-products sowie https://waterfootprint.org/en/resources/interactive-tools/product-gallery (abgerufen 16. Oktober 2019).

231 Im Zusammenhang mit Amaranth, Quinoa und Buchweizen werden verschiedene gesundheitliche Risiken diskutiert. Bei Amaranth und Quinoa insbesondere durch die darin enthaltenen Gerbstoffe und Saponine; bei Buchweizen geht es um ein möglicherweise erhöhtes allergenes Potenzial. Die DGE und das BfR können aufgrund fehlender Daten »keine verlässliche Aussage darüber treffen, ob diese auch für Säuglinge und Kleinkinder geeignet wären«. Für gesunde Kinder und Erwachsene existieren keine Warnhinweise. DGE: »Beim BfR nachgefragt: Pseudogetreide in der Säuglings- und Kleinkindernährung«. DGEinfo. Januar 2016, S.5–7. https://www.dge.de/wissenschaft/weitere-publikationen/fachinformationen/amaranth-quinoa-buchweizen-kinderernaehrung (abgerufen 16. Oktober 2019).

232 Die spannende Beobachtung ist hier nachzulesen: Rennard, Barbara O. et al.: »Chicken Soup Inhibits Neutrophil Chemotaxis *In Vitro*«. *CHEST*. 118(4), 2000, S. 1150–1157. https://doi.org/10.1378/chest.118.4.1150 (abgerufen 16. Oktober 2019). Eine andere interessante Studie zeigt, dass heiße Hühnerbrühe wirksamer als heißes Wasser ist, um den Selbstreinigungsmechanismus der Bronchien zu unterstützen: Saketkhoo, Kiumars et al.: »Effects of Drinking Hot Water, Cold Water, and Chicken Soup on Nasal Mucus Velocity and Nasal Airflow Resistance«. *CHEST*. 74(4), 1978, S. 408–410. https://doi.org/10.1016/S0012-3692(15)37387-6 (abgerufen 16. Oktober 2019).

233 Und eben weil sich im Glukose-Fruktose-Gemisch des Haushaltszuckers die Wirkung des Hormons GIP mit der Fruktosetoxizität addiert, beschreibt Prof. Dr. med. Andreas Pfeiffer den Zucker als »Double-Hit-Agent«. Gießelmann, Kathrin: »Zuckerstoffwechsel: Kalorien sind nicht alle gleich«. *Deutsches Ärzteblatt*. 115(17), 2018, A-818/B-697/C-697.

234 Acesulfam-Aspartamsalz ist eine chemische Verbindung der Süßstoffe Aspartam (E 951) und Acesulfam-K (E 950). Es ist 350-mal süßer als Zucker.

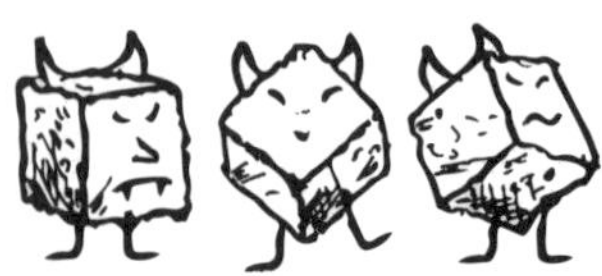